临床重症医学综合救护

韩成龙　主编

中国纺织出版社有限公司

图书在版编目(CIP)数据

临床重症医学综合救护 / 韩成龙主编. -- 北京：中国纺织出版社有限公司, 2022.4

ISBN 978-7-5180-9354-0

Ⅰ. ①临… Ⅱ. ①韩… Ⅲ. ①险症—急救 Ⅳ. ①R459.7

中国版本图书馆 CIP 数据核字(2022)第 027684 号

责任编辑：樊雅莉　　责任校对：高　涵　　责任印制：王艳丽

中国纺织出版社有限公司出版发行

地址：北京市朝阳区百子湾东里 A407 号楼　邮政编码：100124

销售电话：010—67004422　传真：010—87155801

http://www.c-textilep.com

中国纺织出版社天猫旗舰店

官方微博 http://weibo.com/2119887771

三河市宏盛印务有限公司印刷　各地新华书店经销

2022 年 4 月第 1 版第 1 次印刷

开本：787×1092　1/16　印张：13

字数：302 千字　定价：88.00 元

编 委 会

前　言

急危重症医学是一门主要面对急性伤病及危重症患者展开识别、评估、判断、处置及紧急救治的学科。由于急危重症患者的病情危重且复杂,熟悉并掌握常见急危重症的诊断和抢救,对于挽救患者生命、保障身体健康是极其重要的。急救医学是一门跨专业的学科,既有相对的独立性,又有一定的综合性,其水平高低直接反映医护人员的综合素质,也是反映一个医院、一个城市甚至一个国家卫生技术和管理水平的重要标志。为此,我们特组织从事急救及危重症救治的医护人员,共同编写了本书。

本书共分六章,内容涉及临床各系统常见急危重症的诊断、救治措施及护理,具体包括神经系统重症、循环系统重症、呼吸系统急危重症、骨科重症、产科重症及 ICU 重症监护。

本书在编写过程中,借鉴了诸多急危重症相关临床书籍与文献,在此表示衷心的感谢。由于本书各位编者均身负急诊与危重症临床救护工作,编写时间仓促,难免有疏漏及不足之处,恳请广大读者见谅,并给予批评指正,以便更好地总结经验,达到共同进步、提高医护人员临床救护水平的目的。

编　者
2022 年 1 月

目　　录

第一章 神经系统重症

第一节 重症脑血管病

脑血管病是最常见的神经系统疾病,其中很多类型可能危及患者生命,被称为重症脑血管病(severe cerebrovascular diseases,SCVD)。如何界定 SCVD? G. Broessner 等提出了一个简单的标准:Hunt & Hess 分级Ⅲ～Ⅴ级的蛛网膜下隙出血(SAH);脑出血并格拉斯哥昏迷指数评分(GCS)≤10 分;神经功能缺损评分(NIHSS)≥15 分且需要神经内科重症监护病房(NCU)治疗的复杂脑梗死。

《中国重症脑血管病管理共识 2015》将重症脑血管病的标准定义为:急性意识障碍(GCS≤8 分);严重神经功能障碍(NIHSS≥17 分);需要气管插管和(或)机械通气;血流动力学不稳定;全面强直阵挛发作和(或)全身发作的癫痫持续状态(SE);全身脏器功能障碍。

一、蛛网膜下隙出血

(一)概述

SAH 分为创伤性和非创伤性,非创伤性多见于脑动脉瘤破裂。动脉瘤性蛛网膜下隙出血(aneurysmal SAH,aSAH)占非创伤性 SAH 的 80%,我国发病率约为 2/10 万人,远低于西方国家。未经治疗的患者 1 个月内的死亡率可达 70%,NCU 医生应对此保持充分警惕。

SAH 的病因:①动脉瘤,囊性动脉瘤占绝大多数,还可见高血压、动脉粥样硬化所致的梭形动脉瘤、夹层动脉瘤,极少数情况下可由感染导致;②血管畸形,约占 SAH 的 10%,多见于青年人;③其他,如烟雾病、颅内肿瘤、血液病等。对于 aSAH 患者,至关重要的急性期治疗是处理责任动脉瘤;未开展动脉瘤血管内介入治疗的神经内科,应尽早将患者转至相应手术科室。

(二)临床表现

1. 年龄、性别

SAH 在任何年龄均可发病,aSAH 好发于 30～60 岁,女性多于男性;血管畸形多见于青少年。

2. 起病形式

突然起病,数秒钟或数分钟内发生。发病前多有诱因,如剧烈运动、情绪激动、用力、排便、咳嗽、饮酒等。约 1/3 患者动脉瘤破裂前数日或数周有头痛、恶心、呕吐等症状。

3. 典型症状

突然发生的剧烈头痛、恶心、呕吐和脑膜刺激征,伴或不伴局灶体征。

(1)头痛:患者常描述为"有生以来最为严重的头痛",表现为突发、剧烈雷击样、爆裂样头痛,呈持续性或持续进行性加重,部位与动脉瘤破裂部位有关。常伴随呕吐、短暂意识障碍、项背部疼痛、畏光等。

(2)脑膜刺激征:多数患者发病后数小时内出现脑膜刺激征,以颈强直最明显,Kernig 征、Brudzinski 征也可为阳性。

(3)眼部症状:眼底检查可见视网膜出血、视盘水肿;眼球活动障碍可提示动脉瘤所在位置。

(4)意识及精神症状:如谵妄、兴奋、幻觉等,发生率约25%。需要注意的是,对于老年、体弱患者,头痛、脑膜刺激征等临床表现常不典型,而精神症状较突出。

(5)其他:约20%的aSAH患者并发癫痫发作,部分患者可能出现局灶神经功能缺损体征,如动眼神经麻痹、失语、单瘫或轻偏瘫、感觉障碍等。

4. 动脉瘤定位与临床表现

(1)颈内动脉海绵窦段动脉瘤可出现前额及眼部疼痛、血管杂音、突眼,以及第Ⅲ、第Ⅳ、第Ⅴ和第Ⅵ对颅神经损害所致眼球活动障碍。

(2)颈内动脉-后交通动脉瘤常表现为动眼神经受损症状。

(3)大脑中动脉血管瘤可表现为偏瘫、失语和抽搐等。

5. 常见并发症

(1)再出血:是最主要的急性严重并发症,病死率约为50%;再出血发生得越早,预后越差。SAH后24小时内再出血发生率为4.0%~13.6%,发病1个月内再出血风险约为30%。入院时昏迷、高龄、女性、收缩压超过170mmHg的患者与动脉瘤再破裂出血有关。

(2)脑积水:15%~25%的SAH患者会出现,其中包括急性梗阻性脑积水和迟发性交通性脑积水。急性梗阻性脑积水(发病72小时内出现),是因血液进入脑室系统和蛛网膜下隙形成血凝块阻碍脑脊液循环通路所致,轻者表现为嗜睡、精神运动迟缓和记忆损害,重者出现头痛、呕吐、意识障碍等。临床评分较差的病例更易出现急性梗阻性脑积水。迟发性交通性脑积水(发病后2~3周),是因蛛网膜颗粒对脑脊液吸收障碍所致,脑脊液压力正常。典型临床三联征表现为:认知功能障碍、步态不稳及尿便障碍。

(3)脑血管痉挛:多开始于发病第3~第5天,第5~第14天为高峰期,发病2~4周逐渐缓解。特点是意识状态改变和局灶性神经功能缺损。严重者会发生脑梗死,这种源于血管痉挛的临床恶化或影像学新发梗死被定义为迟发性脑缺血(delayed cerebral ischemia,DCI),发病率约为36%,是SAH患者预后不良重要的独立危险因素之一。

(4)系统并发症:消化道出血、心律失常、急性肺水肿等。

6. 临床分级

判断疾病严重程度,采用Hunt-Hess分级;判断预后,采用世界神经外科联盟(WFNS)量表(表1-1)。Hunt-Hess分级Ⅰ~Ⅱ级为轻型SAH,患者症状较轻,病死率低;而Ⅳ级以上者,意识障碍程度及脑损伤严重,治疗策略及预后与轻症患者有较大差别,即使积极救治,病死率仍高。

表1-1　Hunt-Hess分级和WFNS量表

分级	Hunt-Hess 分级	WFNS 量表
Ⅰ	无症状或有轻微头痛,轻度颈项强直	GCS 15 分,无运动障碍
Ⅱ	中至重度头痛,颈项强直,颅神经麻痹	GCS 13~14 分,无运动障碍
Ⅲ	轻度局灶性神经障碍,嗜睡或意识错乱	GCS 13~14 分,有神经功能缺损
Ⅳ	昏迷,中至重度偏瘫,去大脑强直早期	GCS 7~12 分,有或无运动障碍
Ⅴ	深昏迷,去大脑强直,濒死	GCS 3~6 分,有或无运动障碍

(三)辅助检查

1. 头颅 CT

头颅 CT 是 SAH 的首选检查,能显示 SAH 出血部位及程度。出血部位对病因诊断具有指导性意义;出血程度的评估可参考改良 Fisher 量表(表 1-2),分级与脑血管痉挛发生率有相关性。CT 诊断的敏感性与检查时间密切相关,一般认为 SAH 发病后 12 小时内,CT 敏感度高达 98%～100%;24 小时内逐渐降至 93%;6 天内降至 57%～85%;出血 10 天后或出血量较少时,CT 检查可为阴性。

表 1-2　改良 Fisher 量表

分数	CT 表现	血管痉挛风险(%)
0	未见出血或仅脑室内出血或实质内出血	3
1	仅见基底池出血	14
2	仅见周边脑池或侧裂池出血	38
3	广泛 SAH 伴脑实质出血	57
4	基底池和周边脑池、侧裂池较厚积血	57

2. 腰椎穿刺

对于临床怀疑 SAH 的患者,CT 检查已明确诊断,腰椎穿刺不作为临床常规检查;如果 CT 结果为阴性或不能确定时,需行腰椎穿刺脑脊液(CSF)检查。均匀血性 CSF 是 SAH 特征性表现;如出血已有一段时间,则 CSF 可表现出均一黄变。

3. CT 血管成像(CTA)和磁共振血管成像(MRA)

CTA 和 MRA 主要用于筛查和随访,为数字减影血管造影术(DSA)不能进行及时检查时的替代方法。CTA 检查更为快捷、损伤小,适用于危重患者,且对较大动脉瘤的灵敏度接近 DSA,且可补充 DSA 的结果(如确定动脉瘤壁的钙化、瘤腔内血栓、瘤体与出血的关系及动脉瘤位置与骨性结构的关系等)。MRA 检查无须使用对比剂,不接受放射线,对直径 3～15 mm 动脉瘤检出率达 84%～100%,但其空间分辨率较差,对瘤颈及载瘤动脉显示欠清晰。

4. 数字减影血管造影术

DSA 是诊断颅内动脉瘤的金标准,但 20%～25% 的 SAH 患者 DSA 不能发现出血来源或原因。首次 DSA 阴性的患者,应在发病后 2～4 周再次行 DSA 检查,增加阳性率。

5. 经颅多普勒(TCD)

动态监测颅内大动脉流速、脉动指数(PI)可监测 SAH 后脑血管痉挛情况。

(四)鉴别诊断

1. 高血压性脑出血

也可出现血性脑脊液,但此时应有明显局灶性体征。原发性脑室出血、尾状核出血等可无明显局灶性体征,但 CT、DSA 检查可以鉴别。

2. 脑肿瘤

约 1.5% 的脑肿瘤可发生瘤卒中,形成瘤内或瘤旁血肿时可合并 SAH,结合患者病史、CSF 瘤细胞及影像学检查可以鉴别。

3. 其他

如颅内感染、偏头痛、中毒等,部分症状与 SAH 类似,易造成误诊。

(五)治疗

SAH诊断及处理流程,见图1-1。急性期治疗目的:防治再出血,减少并发症,治疗原发病和预防复发。

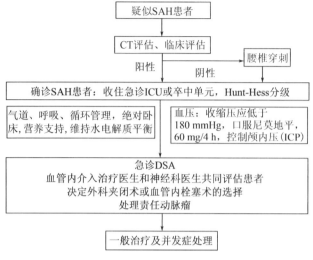

图1-1 SAH诊治的一般流程

1.一般处理

(1)保持生命体征平稳,必要时收住NCU,密切监测生命体征和病情变化;保持呼吸道通畅。

(2)降颅压主要使用渗透性脱水剂,甘露醇、高渗盐水(如3%、10% NaCl),辅助使用利尿剂,如呋塞米,可酌情选用白蛋白。

(3)保持安静,绝对卧床4～6周,避免用力和情绪波动,保持大便通畅。烦躁、头痛者,酌情给予镇静镇痛治疗。

(4)其他:抬高床头,防止误吸及吸入性肺炎,营养治疗,维持水电解质平衡;防治深静脉血栓;稳定血糖等。

2.预防再出血

(1)控制血压:防止血压过高导致再出血,同时维持脑灌注压(CPP)。动脉瘤处理前可将收缩压控制在140～160 mmHg;动脉瘤处理后,可参考患者发病前的基础血压来修正,以高于基础血压的20%左右为宜。应在血压监测下给予静脉泵注短效降压药(乌拉地尔、尼卡地平等),避免使用硝普钠。

(2)止血治疗:抗纤溶药物(氨基己酸、氨甲苯酸等)虽可能减少再出血,但可能增加SAH患者缺血性卒中的发生,故使用应谨慎。新近研究认为早期治疗动脉瘤结合短程(<72小时)抗纤溶药物应用,同时预防脑低灌注和血管痉挛,是较好的急性期治疗策略。

(3)破裂动脉瘤的治疗:动脉瘤夹闭或血管内治疗是预防SAH再出血最有效的方法,手术方式应根据患者病情特点而定。Hunt-Hess分级≤Ⅲ级时,应在发病3天内治疗;分级Ⅳ、Ⅴ级的患者,无论是否处理破裂动脉瘤,预后均较差,一般认为,经内科治疗病情好转后,可行延迟性(10～14天)血管内或手术治疗。

3.防治脑血管痉挛和迟发性脑缺血(DCI)

(1)监测DCI:①每日行神经系统检查,观察新出现的神经功能缺损或意识水平改变;

②床旁 TCD 监测,颅内大动脉流速降低、血流灌注(PI)指数升高,提示脑血管痉挛的发生;③CT或 MR 灌注成像,局部脑区灌注降低有提示作用。有研究认为,CT 灌注成像检查发现脑血流量(cerebral blood flow,CBF)<35 mL/(100 g·min)和对比剂平均通过时间(mean transit time,MTT)>5.5 s 是预测 DCI 发生的阈值。

(2)防治 DCI:维持正常血容量,避免脑低灌注;应早期使用尼莫地平改善脑血管痉挛;罂粟碱对于减轻脑血管痉挛有可靠效果,可联合应用;若患者已存在 DCI,可在参考基线血压及评估心脏功能的前提下给予诱导高血压治疗;少量多次(如每周 2 次,每次 10～20 mL)行腰椎穿刺释放脑脊液可能减轻脑血管痉挛,但应警惕脑疝、颅内感染和再出血的风险。

4. 脑积水处理

SAH 急性期的症状性脑积水,可行脑脊液外引流术;慢性症状性脑积水,应行永久脑脊液分流术。

5. 癫痫的防治

中国专家共识不主张预防使用抗癫痫药物,如果患者有明确癫痫发作,应给予抗癫痫治疗,若无癫痫复发,维持治疗 3 个月后停用抗癫痫药物。

二、重症脑出血

(一)概述

脑出血(intracranial hemorrhage,ICH)是指非外伤性脑实质内出血,占全部脑卒中的20%～30%。其死亡率较高,30 天内病死率为 40.4%,其中主要是大容积 ICH 患者。下文重点关注大容积脑出血伴意识障碍(GCS≤8 分)的重症脑出血患者。

ICH 最常见的病因是高血压导致颅内细小动脉破裂出血,约 70% 高血压 ICH 发生在基底节区,脑叶、脑干、小脑齿状回部位的出血各约占 10%。非高血压 ICH 的病灶多位于皮质下,病因包括淀粉样血管病变、动-静脉血管畸形、血液病、抗凝治疗等。

(二)临床表现

1. 一般表现

常见于中老年患者,活动或情绪激动时突然起病,迅速出现局灶性神经功能缺损,伴有头痛和呕吐等高颅压症状,症状多于数分钟到数小时内达到高峰。

2. 意识障碍

(1)幕上脑出血患者的意识水平与中线结构的移位程度密切相关:移位 4～6 mm 可出现嗜睡,移位 6～8 mm 可出现昏睡,超过 8～9 mm 可出现昏迷。

(2)幕下脑出血患者的意识水平与脑干受累程度密切相关。所以意识障碍的程度可笼统地反映脑出血的严重程度,无论出血部位位于基底节区、丘脑,或是脑干、小脑,无论出血量多少,只要患者出现意识障碍,就属于神经重症的范畴,需要 NCU 监护治疗。

3. 大容积 ICH 判断与不良预后的预判

(1)发病早期表现为局限性神经功能缺损伴意识障碍(GCS≤8 分)、瞳孔不等大、呼吸节律异常,提示大容积 ICH 可能。

(2)发病早期头颅 CT 显示幕上血肿≥30 mL、脑桥血肿≥5 mL、丘脑或小脑血肿≥15 mL,可判定为大容积 ICH。

(3)大容积 ICH 伴占位效应、脑室出血、脑积水,可作为不良预后的影像学预判指标,ICH 评分≥3 分可作为不良预后的预判指标(表 1-3)。

表1-3　ICH评分

评价指标		评分
GCS评分	3～4	2
	5～12	1
	13～15	0
血肿体积(mL)	≥30	1
	<30	0
血肿破入脑室	是	1
	否	0
血肿源自幕下	是	1
	否	0
患者年龄(岁)	≥80	1
	<80	0

(4)有研究建立了一种新的评分系统用于评估血肿扩大的风险(表1-4)。

表1-4　脑出血血肿扩大风险评分

评价指标		评分
病前华法林使用史	是	2
	否	0
发病到首次头颅CT检查时间	≤6 h	2
	>6 h	0
基线血肿体积	<30 mL	0
	30～60 mL	1
	>60 mL	2
CTA造影剂外渗/点征	阴性	0
	阳性	3
	未完成	1

0～3分:患者血肿扩大的发生率低,可以在普通病房进行常规对症治疗;

4～9分:患者血肿扩大风险是0～3分患者的4.59倍;可作为ICH患者分诊的标准之一。

(三)辅助检查

1.CT和CTA检查

CT和CTA检查是诊断脑出血的首选方法,可清楚显示出血部位和出血量,二者决定了患者的预后及应给予的治疗措施。血肿是否扩大、是否破入脑室系统、是否导致脑疝、是否有所吸收等问题都可以通过复查头颅CT得以明确。ICH患者复查头颅CT的时机,可按一条简便原则执行:患者临床表现发生变化,则需复查CT。需注意的是,约1/3的ICH患者可出现早期(<24小时)血肿扩大(定义为:24～48小时复查头颅CT,血肿体积增加33%),进而导致神经功能恶化及预后不良。一些CT特征性表现对血肿扩大的预测具有临床参考价值:头颅CT平扫中发现低密度征(hypodensity)、混合征(blend sign)、漩涡征(swirl sign)、黑洞征(black hole sign)、岛征(island sign);CTA中发现点征(spot sign);均可预测早期血肿扩大。部分定义如下:黑洞征是在血肿高密度区内包裹的边界清楚的低密度区,其CT值至少比周

围的血肿区小 28 HU。漩涡征是高密度血肿内的等/低密度灶(与脑实质相比),形状多样,可为圆形、条状或不规则形。既往研究认为,约 30% 患者可出现漩涡征,其与不良预后相关。CTA 点征:血肿内的点状或小弧形点状强化影,其 HU 值≥120 HU 或为周围血肿的两倍,CTA 点征应与血肿内血管分离。Brouwers 和 Goldstein 等建立了一种新的评分系统用于评估血肿扩大的风险。

2. MRI 和 MRA 检查

MRI 和 MRA 对急性脑出血诊断价值不及 CT,对发现结构性病变、明确病因很有帮助。

3. DSA

DSA 是头颅血管检查的"金标准",却并不适用于脑出血患者的早期阶段。除非怀疑血管畸形且需外科手术或血管介入治疗时才考虑进行。

(四)鉴别诊断

需与其他类型的脑血管疾病(脑梗死、SAH)等鉴别,与其他原因引起的昏迷相鉴别。

(五)治疗要点

安静卧床、降颅压、调整血压、加强护理、防治并发症是 ICH 治疗的基本原则。

1. 基础生命支持与监护

(1)体温:管控目标为<38.5℃,低温(目标 34~35℃)治疗获益尚不明确,有条件时可监测核心温度(膀胱、直肠等)。

(2)血压:管控目标尚不明确,但需同时考虑 ICP 和 CPP,以免发生继发性脑缺血;应采用静脉持续泵注降压药物(尼卡地平、乌拉地尔等),以及袖带血压监测。

(3)血氧:管控目标为血氧饱和度≥94%,PaO_2≥75 mmHg;必要时应早期建立人工气道和(或)机械通气,并加强临床呼吸指标(频率、节律、幅度)及动脉血气分析监测。

(4)血钠:管控目标为 135~155 mmol/L,加强血钠监测(q 6 h~qd),避免每日血钠出现>10 mmol/L 的波动。

(5)血糖:管控目标为 7.8~10.0 mmol/L;急性期可应用短效胰岛素静脉持续泵注,并定期监测血糖,避免低血糖的发生;采用末梢血血糖测定时需注意测量误差。

(6)ICP 与 CPP:ICH 后 ICP(脑室内)干预界值为 30 mmHg;同时需考虑 CPP 变化,CPP<60 mmHg 或>95 mmHg 为参考干预界值。一般治疗包括止痛、轻度镇静、固定颈部气管插管套管应避免影响脑静脉回流。控制胸压腹压、抬高头位(30℃)、短期高通气、低温、全身麻醉、CRRT 等;渗透治疗主要包括 20% 甘露醇、高浓度(3% 或 10%)NaCl 溶液和呋塞米等药物,用量及疗程依个体化而定。不推荐应用皮质类固醇治疗。

2. 手术治疗

传统手术方法包括:去骨瓣减压术、开颅血肿清除术、血肿微侵袭术和脑室穿刺引流术。立体定向和脑内镜技术也作为辅助手段被用于脑出血手术。

(1)血肿微侵袭术:即经皮穿刺血肿清除术。在有条件的情况下,对发病 72 小时内幕上大容积 ICH 患者,可选择该术式进行血肿清除,同时可联合血肿腔内尿激酶注射(20 000~40 000 U)或血肿腔内重组组织型纤溶酶原激活剂(rt-PA)注射(1.0 mg/8 h,总剂量 9.0 mg)。

(2)脑室积血穿刺外引流术:ICH 并发严重脑室出血(IVH)患者,可选择脑脊液引流(EVD)联合脑室内尿激酶注射治疗。因临床证据不足,神经内镜不作为常规治疗。

(3)开颅血肿清除术:幕上 ICH 开颅血肿清除术的疗效不一,应请神经外科医师会诊,并尊重患者亲属意见;小脑出血伴随神经功能恶化或脑干受压和(或)梗阻性脑积水的患者,应尽快进行手术以清除血肿,以降低病死率,改善神经功能预后。不建议对此类患者仅采用脑室外引流。

（4）去骨瓣减压术：对于昏迷、存在明显的中线移位、大量血肿或高颅压药物治疗无效的幕上 ICH 患者，去骨瓣减压术联合/不联合血肿清除可能降低其病死率。

3. 系统并发症的防治

（1）肺炎：大容积 ICH 并发肺炎可增加病死率；不应常规应用抗生素预防肺炎；ICH 伴意识障碍患者均需管饲喂养，以减少肺炎发生；一旦确诊肺炎，需尽早开始治疗。

（2）深静脉血栓（deep vein thrombosis，DVT）：大容积 ICH 并发血栓相关并发症可增加病死率。①患者自入院起，即应予间歇充气加压或间歇充气加压联合弹力袜，以预防 DVT；②对于活动受限的 ICH 患者，在确定出血停止后，评估患者血凝状态及 DVT 发生情况，个体化予以低剂量低分子肝素或普通肝素；③已经发生症状性 DVT 或肺栓塞（pulmonary embolism，PE）的患者，可考虑谨慎给予抗凝治疗或下腔静脉滤器置入治疗，但安全性有待进一步评估。

（3）应激相关性黏膜病变（stress-related mucosal disease，SRMD）伴胃肠道出血：大容积 ICH 并发 SRMD 伴胃肠道出血患者病死率增加，一旦诊断明确应即刻开始质子泵抑制剂（PPI）治疗，必要时行内镜止血或手术止血治疗，但不建议预防性应用 PPI。

4. 特殊状况的治疗

（1）癫痫发作，ICH 后 1 周内癫痫发作的发生率约为 16%，出血累及皮质是其主要危险因素。部分 ICH 患者以痫性发作为首发症状。需要注意的是，若患者出现精神状态改变或与脑损伤程度不相符合的意识障碍加深，需要进行持续脑电图（EEG）监测，明确是否存在非惊厥性癫痫持续状态。

（2）维生素 K 拮抗剂（VKAs）相关 ICH，随着患有心房纤颤、植入人工瓣膜及需要预防 DVT 患者的增多，VKAs（如华法林）相关 ICH 的比例也相应增多。与自发性 ICH 相比，华法林相关 ICH 的血肿体积更大［国际标准化比值（INR）＞3］，血肿扩大时间窗更长，预后更差。ICH 一旦发生，应停止使用华法林，并给予维生素 K（5～10 mg，缓慢静脉给药），单纯维生素 K 不足以在数小时内逆转 INR，故应同时应用浓缩凝血酶原复合物（PCC），其与新鲜冰冻血浆相比，并发症较少，能较快纠正 INR。不建议应用重组Ⅶa 因子（rFⅦa）。

（3）新型口服抗凝药物（NOACs）相关 ICH，对于服用达比加群、利伐沙班或阿哌沙班等 NOACs 的患者，维生素 K 无效，可个体化选用第Ⅷ因子旁路活性抑制剂（FEIBA）、PCC 或 rFⅦa。若 2 小时前服用过以上药物并发生出血，可使用活性炭；服用达比加群的患者可考虑血液透析治疗。

（4）抗血小板药物相关 ICH，抗血小板药物在脑卒中一级、二级预防中发挥着重要作用，长期服用抗血小板药物可能增加相关 ICH 的风险。老龄、高血压控制不良、使用大剂量阿司匹林及抗血小板药物联合使用是 ICH 风险增加的危险因素。目前尚无特异性药物治疗，血小板置换的疗效也不明确。

（5）肝素相关脑出血发生率低，治疗上可用鱼精蛋白中和，使 APTT 恢复正常。鱼精蛋白推荐剂量为 1 mg/100 U 肝素，因肝素在体内代谢迅速（平均半衰期 1.5 小时），故鱼精蛋白剂量需要根据肝素给药时间进行调整。应用肝素 60 分钟，约需 3/4 剂量鱼精蛋白；应用肝素 2 小时，需半量鱼精蛋白。

三、重症脑梗死

（一）概述

脑梗死也称缺血性脑卒中，是最常见的脑血管病类型。其指由局部脑组织区域血液供应障碍,导致脑组织缺血缺氧性病变坏死,进而产生以神经功能缺损为临床表现的一种临床综合征。大面积半球梗死(large hemispheric infarction,LHI)、恶性大脑中动脉梗死等概念的提出,重在强调患者的不良预后。故重症脑梗死的基本定义:导致患者神经功能重度损害,可出现呼吸、循环等多系统功能严重障碍的缺血性脑血管病。

(二)病因/发病机制分型

随着认识的深入,人们发现脑梗死可由不同病因引发。最广泛使用的脑梗死分型为TOAST分型。该分型将缺血性脑卒中分为以下几型。

1.大动脉粥样硬化型(large-artery atherosclerosis,LAA)

(1)血管检查证实与脑梗死神经功能缺损相对应的大动脉狭窄>50%或闭塞,且血管病变符合动脉粥样硬化改变;或存在颅内或颅外大动脉狭窄>50%或闭塞的间接证据(如CT或MRI显示梗死灶的直径>1.5 cm),临床表现主要为皮质损害体征(如失语、意识障碍、体象障碍等)或有脑干、小脑体征。

(2)有至少一个以上动脉粥样硬化卒中危险因素(如高龄、高血压、高脂血症等)或系统性动脉粥样硬化证据(如斑块、冠心病等)。

(3)同时排除心源性梗死所致的脑梗死,如在狭窄>50%或闭塞颅内或颅外大动脉支配区之外无急性梗死灶,没有心源性卒中高度或中度危险因素。

2.心源性栓塞型

高危因素包括二尖瓣狭窄伴房颤、房颤、病窦综合征、4周内心肌梗死、左心房或左心耳血栓、扩张性心肌病、左心室节段性运动功能不良、左心房黏液瘤、感染性心内膜炎。中危因素包括二尖瓣脱垂、二尖瓣环状钙化、二尖瓣狭窄不伴房颤、房间隔缺损、卵圆孔未闭、心房扑动、生物心脏瓣膜、非细菌性血栓性心内膜炎、充血性心力衰竭、4周至6个月的心肌梗死。

(1)CT或MRI表现及临床表现同LAA。

(2)如果有不止一个血管支配区或多系统栓塞支持该分型。

(3)至少存在一种心源性卒中高度或中度危险因素。

3.小动脉闭塞型

①无大脑皮质受累的表现;②头颅CT或MRI正常或梗死灶<1.5 cm。

4.其他已知病因型

除以上3种明确病因的分型外,其他少见的病因所致的脑梗死,如血凝障碍性疾病、血液成分改变、各种原因血管炎、血管畸形、风湿病、夹层动脉瘤、肌纤维发育不良等。

5.不明原因型

①两种或多种病因;②辅助检查阴性,未找到病因;③辅助检查不充分。

(三)诊断

1.诊断流程

第一步,是否为脑卒中?排除非血管性疾病。

第二步,是否为缺血性脑卒中?进行脑CT/MRI检查排除出血性脑卒中。

第三步,卒中严重程度如何?根据神经功能评价量表评估神经功能缺损程度。

第四步,能否进行溶栓治疗?是否进行血管内机械取栓治疗?核对适应证和禁忌证。

第五步,病因分型如何?结合病史、实验室检查、脑病变和血管病变等资料进行病因分型。

2.诊断标准

①主干动脉闭塞造成的大块脑梗死;②脑干大面积梗死;③脑梗死出现生命体征不稳定,需要脏器功能支持。表1-5为美国国立卫生研究院卒中量表(NIHSS)。

表 1-5　美国国立卫生研究院卒中量表（NIHSS）

姓名　　　　性别	年龄　　　住院号　　　　诊断	总分
项目	内容	评分
1a. 意识水平 必须选择 1 个反应	0＝清醒，反应敏锐	
	1＝嗜睡，最小刺激能唤醒患者完成指令、回答问题或有反应	
	2＝昏睡或反应迟钝，需要强烈反复刺激或疼痛刺激才能有非固定模式的反应	
	3＝仅有反射活动或自发反应，或完全没反应、软瘫、无反应	
1b. 意识提问 月份、年龄	0＝都正确	
	1＝正确回答 1 个	
	2＝两个都不正确（失语及昏迷者记 2 分，其他原因而非失语如气管插管、构音障碍、严重创伤所造成者记 1 分）	
1c. 意识水平 闭睁眼、握拳、张手	0＝都正确	
	1＝正确回答 1 个	
	2＝都不正确	
2. 凝视 只测试水平眼球运动	0＝正常	
	1＝部分凝视麻痹（单眼或双眼凝视异常，但无被动凝视或完全凝视麻痹）	
	2＝被动凝视或完全凝视麻痹（不能被眼头动作克服）	
3. 视野 用手指数法测试上下象限	0＝无视野缺失	
	1＝部分偏盲	
	2＝完全偏盲	
	3＝双侧偏盲（全盲，包括皮质盲）	
	注：若患者濒临死亡记 1 分	
4. 面瘫 言语指令或动作示意	0＝正常	
	1＝最小（鼻唇沟变平、微笑时不对称）	
	2＝部分（下面部完全或几乎完全瘫痪，中枢性瘫）	
	3＝完全（单侧或双侧瘫痪，上下面部缺乏运动，周围性瘫）	
5. 上肢运动 上肢伸展：坐位 90°或卧位 45°，坚持 10 秒	0＝上肢于要求位置坚持 10 秒，不下落	
	1＝上肢能抬起但不能坚持 10 秒，下落时不撞击床或其他支持物	
	2＝能对抗一些重力，但上肢不能达到或维持坐位 90°或卧位 45°，下落快	
	3＝快速落下；不能抗重力	
	4＝无连动	
	9＝截肢或关节融合，解释：5a. 左下肢；5b. 右下肢	
6. 下肢运动 下肢卧位抬高 30°，坚持 5 秒	0＝于要求位置坚持 5 秒，不下落	
	1＝在 5 秒末下落，不撞击床	
	2＝5 秒内较快下落到床上，但可抗重力	
	3＝快速落下；不能抗重力	
	4＝无连动	
	9＝截肢或关节融合，解释：6a. 左下肢；6b. 右下肢	

姓名	性别	年龄	住院号	诊断	总分

项目	内容	评分
7. 共济失调 如患者不能理解或瘫痪则不计分	0＝没有共济失调	
	1＝一侧肢体有	
	2＝两侧肢体均有	
	如有共济失调:	
	左上肢 1＝是;2＝否;9＝截肢或关节融合	
	右上肢 1＝是;2＝否;9＝截肢或关节融合	
	左下肢 1＝是;2＝否;9＝截肢或关节融合	
	右下肢 1＝是;2＝否;9＝截肢或关节融合	
8. 感觉障碍,用针检查	0＝正常,没有感觉缺失	
	1＝轻到中度,患侧针刺感不明显或为钝性或仅有触觉	
	2＝严重到完全感觉缺失,面、上肢、下肢无触觉	
9. 语言 命名、阅读测试	0＝正常无失语	
	1＝轻到中度,流利程度和理解能力有一些缺损,但表达无明显受限	
	2＝严重失语,交流是通过患者破碎的语言表达,听者须推理、询问、猜测,能交换的信息范围有限,检查者感交流困难	
	3＝哑或完全失语,不能讲或不能理解	
	注:昏迷患者记 3 分	
10. 构音障碍 读或重复特定的单词	0＝正常	
	1＝轻到中度,至少有一些发音不清	
	2＝言语不清,不能被理解	
	9＝气管插管或其他物理障碍	
11. 忽视症 对两侧同时发生的皮肤感觉和视觉刺激的辨识能力	0＝没有忽视症	
	1＝视、触、听、空间觉或个人的忽视;或对任何一种感觉的双侧同时刺激消失	
	2＝严重的偏身忽视;超过一种形式的偏身忽视;不认识自己的手,只对一侧空间定位	

(四)治疗要点

一般治疗包括吸氧,呼吸、心电监测,体温管控、血压血糖控制、下肢深静脉血栓(DVT)预防等。作为 NCU 的常规,此处不再赘述。以下主要介绍针对缺血损伤的特殊治疗。

1. 静脉溶栓治疗

静脉溶栓治疗是被循证医学证明有效的急性缺血性脑卒中(acute ischemic stroke,AIS)治疗措施之一。治疗关键在于时间窗内启动治疗,要求尽量缩短急诊至溶栓开始的时间(door to needle time,DNT,应小于 60 分钟)。我国目前使用的主要溶栓药物是重组组织型纤溶酶原激活剂(rt-PA)和尿激酶。

(1)时间窗:对于 rt-PA,3 小时内使用最佳;3～4.5 小时仍然有效。对于尿激酶,6 小时内使用安全、有效。已超过静脉溶栓目前公认时间窗 4.5 小时的大动脉病变患者,可考虑进行多模态 CT/MR 成像,测量梗死核心和缺血半暗带,以选择潜在的适合紧急再灌注治疗(如静脉/动脉溶栓及其他血管内介入方法)的患者。

(2)适应证和禁忌证:见表1-6～表1-9。表1-6～表1-9摘自《中国急性缺血性脑卒中静脉溶栓指导规范(2016年)》。

表1-6 3小时内rt-PA静脉溶栓的适应证、禁忌证及相对禁忌证

适应证

1.有缺血性卒中导致的神经功能缺损症状

2.症状出现<3小时

3.年龄≥18岁

4.患者或其家属签署知情同意书

禁忌证

1.颅内出血(包括脑实质出血、脑室内出血、SAH、硬膜下/外血肿等)

2.既往有颅内出血史

3.近3个月有严重头颅外伤史或卒中史

4.颅内肿瘤、巨大颅内动脉瘤

5.近3个月有颅内或椎管内手术

6.近2周内有大型外科手术

7.近3周内有胃肠或泌尿系统出血

8.活动性内脏出血

9.主动脉弓夹层

10.近1周内有在不易压迫止血部位的动脉穿刺

11.血压升高:收缩压≥180 mmHg或舒张压≥100 mmHg

12.急性出血倾向,包括血小板计数低于$100×10^9$/L或其他情况

13.24小时内接受过低分子肝素治疗

14.口服抗凝剂且INR>1.7或PT>15秒

15.48小时内使用凝血酶抑制剂或Ⅹa因子抑制剂,或各种实验室检查异常(如APTT、INR、血小板计数、ECT、TT或Ⅹa因子活性测定等)

16.血糖<2.8 mmol/L或>22.22 mmol/L

17.头颅CT或MRI提示大面积梗死(梗死面积>1/3大脑中动脉供血区)

相对禁忌证

下列情况需谨慎考虑和权衡溶栓的风险与获益(即虽然存在一项或多项相对禁忌证,但并非绝对不能溶栓):

1.轻型非致残性卒中

2.症状迅速改善的卒中

3.惊厥发作后出现的神经功能损害(与此次卒中发生相关)

4.颅外段颈动脉夹层

5.近2周内严重外伤(未伤及头颅)

6.近3个月内有心肌梗死史

7.孕产妇

8.痴呆

9.既往疾病遗留较重神经功能残疾

10.未破裂且未经治疗的动静脉畸形、颅内小动脉瘤(直径<10 mm)

11.少量脑内微出血(1～10个)

12.使用违禁药物

13.类卒中

INR:国际标准化比率;APTT:活化部分凝血酶时间;ECT:蛇静脉酶凝结时间;TT:凝血酶时间

表 1-7　3～4.5 小时 rt-PA 静脉溶栓的适应证、禁忌证和相对禁忌证

适应证
　　1.缺血性卒中导致的神经功能缺损
　　2.症状持续 3～4.5 小时
　　3.年龄≥18 岁
　　4.患者或其家属签署知情同意书
禁忌证同表 1-6
相对禁忌证(在表 1-6 基础上补充如下)
　　1.使用抗凝药物,INR≤1.7,PT≤15 秒
　　2.严重卒中(NIHSS 评分＞25 分)

表 1-8　6 小时内尿激酶静脉溶栓的适应证及禁忌证

适应证
　　1.有缺血性卒中导致的神经功能缺损症状
　　2.症状出现＜6 小时
　　3.年龄 18～80 岁
　　4.意识清楚或嗜睡
　　5.脑 CT 无明显早期脑梗死低密度改变
　　6.患者或其家属签署知情同意书
禁忌证同表 1-6

表 1-9　静脉溶栓的监护及处理

1.患者收入重症监护病房或卒中单元进行监护

2.定期进行血压和神经功能检查,静脉溶栓治疗中及结束后 2 小时内,每 15 分钟进行一次血压测量和神经功能评估;然后每 30 分钟 1 次,持续 6 小时;以后每小时 1 次直至治疗后 24 小时

3.如出现严重头痛、高血压、恶心或呕吐,或神经症状及体征恶化,应立即停用溶栓药物并行颅脑 CT 检查

4.静脉溶栓后 24 小时内血压应维持在＜180/100 mmHg(如收缩压≥180 mmHg 或舒张压≥100 mmHg,应增加血压监测次数,并给予降压药物)

5.鼻饲管、导尿管及动脉内测压管在病情许可的情况下应延迟安置

6.溶栓 24 小时后,给予抗凝或抗血小板药物前应复查颅脑 CT/MRI

　　(3)用药方法。

　　1)rt-PA,0.9 mg/kg(最大剂量为 90 mg)静脉滴注,其中 10% 在最初 1 分钟内静脉推注,其余持续滴注 1 小时,用药期间及用药 24 小时内应严密监护患者。

　　2)尿激酶,100 万～150 万 IU,溶于生理盐水 100～200 mL,持续静脉滴注 30 分钟,用药期间应严密监护患者。

　　3)小剂量 rt-PA 静脉溶栓(0.6 mg/kg)出血风险低于标准剂量,可以减少病死率,但并不降低致残率,可结合患者病情严重程度、出血风险等因素个体化决策。

　　4)对发病时间未明或超过静脉溶栓时间窗的 AIS 患者,如符合血管内取栓治疗适应证,应尽快启动血管内治疗;如不能实施血管内取栓治疗,可结合多模影像学评估是否进行静脉溶栓治疗。

　　5)溶栓患者的抗血小板治疗(或特殊情况下溶栓后仍需要的抗凝治疗),应推迟到溶栓 24 小时后开始。

　　2.血管内介入治疗

　　血管内介入治疗包括动脉溶栓、桥接、机械取栓、血管成形术,是近年来 AIS 治疗的热点。

虽然现有的证据尚不足以说明其远期疗效的可靠性,但是业内已经广泛开展并获得大量经验。实施血管内治疗前,尽量使用无创影像学检查明确有无颅内大血管闭塞。通过确定梗死体积和半暗带大小筛选患者,有益于血管内治疗的功能性预后。发病 3 小时内 NIHSS 评分≥9 分或发病 6 小时内 NIHSS 评分≥7 分时,提示可能存在大血管闭塞。AIS 血管内治疗筛选及救治流程见图 1-2。

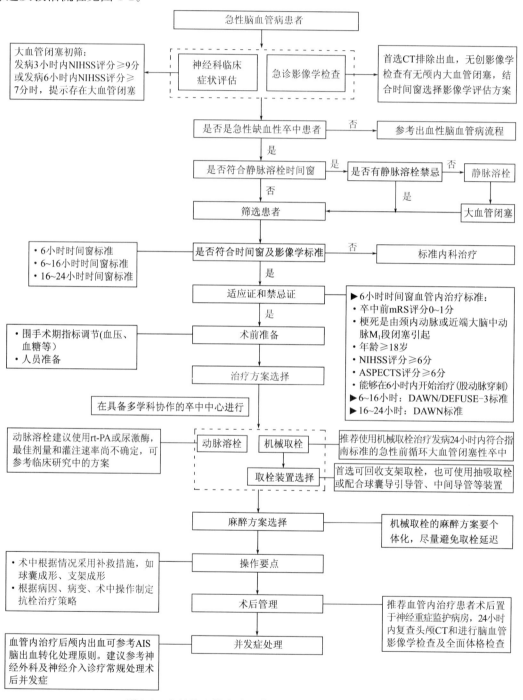

图 1-2　急性缺血性卒中血管内治疗筛选及救治流程

（1）适应证和禁忌证（表1-10）。

表1-10　急性缺血性脑卒中早期血管内介入治疗适应证和禁忌证

适应证
1.年龄＞18 岁
2.大血管闭塞卒中患者应尽早实施血管内介入治疗。前循环闭塞发病6 小时以后，推荐血管介入治疗；前循环发病在6～24 小时，经过严格的影像学筛选，推荐血管介入治疗；后循环大血管闭塞发病在24 小时以内，可行血管内介入治疗
3.CT 排除脑出血、SAH
4.患者或法定代理人签署知情同意书
禁忌证
1.若进行动脉溶栓，参考静脉溶栓禁忌证标准
2.活动性出血或已知有明显出血倾向
3.严重心、肝、肾功能不全
4.血糖＜2.7 mmol/L 或＞22.2 mmol/L
5.药物无法控制的严重高血压

（2）血管内机械取栓手术治疗要点：具备不同条件的急性缺血性卒中患者接受机械取栓的决策要点（表1-11）。

表1-11　急性缺血性卒中患者血管内机械取栓手术的决策

患者条件		治疗手段
发病到动脉穿刺时间≤6 小时	大脑中动脉 M_1 段及颈内动脉闭塞	机械取栓治疗
	发病前 mRS 为0～1 分	
	年龄≥18 岁	
	NIHSS 评分≥6 分	
	ASPECTS 评分≥6 分	
大脑中动脉 M_1 段及颈内动脉闭塞		仔细分析获益风险后可考虑行机械取栓治疗
发病前 mRS 为＞1 分		
NIHSS 评分＜6 分或 ASPECTS 评分＜6 分		
同时满足静脉溶栓与动脉取栓要求的患者		静脉溶栓-动脉取栓桥接治疗
大脑前动脉、椎动脉、基底动脉及大脑中动脉 M_2 段闭塞		仔细分析获益风险后可考虑行机械取栓治疗
发病6～16 小时	影像学明确为前循环大血管闭塞	机械取栓治疗
	符合 DAWN 或 DEFUSE-3 标准	
发病16～24 小时	影像学明确为前循环大血管闭塞	机械取栓治疗
	符合 DAWN 标准	

桥接治疗：对于静脉溶栓无效的大动脉闭塞患者，进行补救性动脉溶栓或机械取栓。实施：完成 rt-PA 推注后，在输注 rt-PA 的同时进行血管内介入治疗的影像学评估并尽快置入动脉导管鞘。一旦静脉溶栓治疗无效，即开始动脉溶栓和机械取栓治疗

DAWN（临床影像不匹配）标准：

（1）年龄≥80 岁，NIHSS 评分≥10 分，梗死体积＜21 mL

（2）年龄18～79 岁，NIHSS 评分≥10 分，梗死体积＜31 mL

（3）年龄18～79 岁，NIHSS 评分≥20 分，梗死体积31～51 mL

DEFUSE-3（灌注-梗死核心不匹配）标准：核心缺血区＜70 mL，低灌注区与坏死区体积比值＞1.8 且不匹配区域＞15 mL

1)如有静脉溶栓禁忌,机械取栓可作为大血管闭塞患者的治疗方案。

2)有静脉溶栓指征和(或)机械取栓指征时,应尽快实施;两者不应相互延误和妨碍。机械取栓时要求:就诊到股动脉穿刺的时间在 60～90 分钟,就诊到血管再通的时间在 90～120 分钟。

3)机械取栓后,血管仍存在明显狭窄,应密切观察,如 TICI 分级<2b 级(表 1-12),可考虑行血管内成形术[球囊扩张和(或)支架置入术]。

4)机械取栓应由多学科团队共同决策,至少包括一名血管神经病学医师和一名神经介入医师,在经验丰富的中心实施手术。

表 1-12　TICI 分级及血管造影表现

0 级(无灌注)	血管闭塞远端无顺向血流
Ⅰ 级(弥散无灌注)	对比剂部分通过闭塞部位,但不能充盈远端血管
Ⅱ 级(部分灌注)	对比剂完全充盈动脉远端,但充盈及清除的速度较正常动脉延缓
Ⅱa 级	对比剂充盈<2/3 受累血管的供血区
Ⅱb 级	造影剂完全充盈,但排空延迟
Ⅲ 级(完全灌注)	对比剂完全、迅速充盈远端血管,并迅速清除

(3)动脉溶栓:动脉溶栓开始时间越早临床预后越好,需要在有多学科协作的急诊绿色通道及神经介入条件的医院实施。

1)发病 6 小时内的大脑中动脉供血区的 AIS,当不适合静脉溶栓或静脉溶栓无效且无法实施机械取栓时,可严格筛选患者后实施。

2)急性后循环动脉闭塞患者,动脉溶栓时间窗可延长至 24 小时。

3)动脉溶栓建议使用 rt-PA 和尿激酶,最佳剂量和灌注速率尚不确定;造影显示血管再通或者造影剂外渗时,应立即停止溶栓。

4)对于取栓手术未达到完善再通,而患者仍处于 6 小时动脉溶栓时间窗内,可考虑动脉给予补救性 rt-PA 治疗,但获益尚不明确。

(4)急性期血管成形术及支架置入术。

1)急性期颅内动脉血管成形术/支架置入术可作为介入取栓失败的补救治疗。

2)颅外段颈动脉或椎动脉血管成形术和(或)支架置入术可用于急性缺血性脑卒中的血流重建,如治疗颈动脉重度狭窄或夹层导致的急性缺血性脑卒中。

(5)术后监护与管理:本部分仅涉及术后一般监护管理、麻醉及镇痛镇静;其他药物治疗在下面分项叙述。

1)术后一般监护管理:AIS 患者术后应收入 NCU 病房,并完善 24 小时心电、呼吸、指脉血氧及无创血压监测。神经功能的监测:在术后 12 小时内,NIHSS 评分每 30 分钟一次;术后 12～24 小时,NIHSS 评分每 2 小时一次。术后即刻完成头颅 CT,术后 24 小时尽量完成头颅 MRI+MRA 检查及全面体格检查。如出现严重头痛、高血压、恶心或呕吐,应随时行 NIHSS 评分,并完成急诊头颅 CT 检查。

2)麻醉及镇静镇痛:①麻醉相关操作应尽快进行,避免延迟手术。对氧合满意、气道受保护的患者术中可优先选择局部麻醉+轻度镇静;对严重躁动、意识水平较低、丧失气道保护性反射、呼吸困难以及出现这些特征的后循环卒中患者建议进行全身麻醉;②患者术后出现躁动或各种原因需镇静镇痛治疗时,应结合患者自身情况合理选择合适的镇静镇痛方案。

3. 非心源性脑卒中的抗血小板治疗

(1)未接受溶栓且无抗血小板禁忌证的 AIS 患者应尽早给予阿司匹林 150～300 mg/d。急性期后可改为预防剂量(常规 100 mg/d)。

(2)接受溶栓治疗者,阿司匹林等抗血小板药物应在溶栓 24 小时后开始使用。如患者存在其他特殊情况(如合并疾病),在评估风险获益后可考虑在 rt-PA 溶栓 24 小时内使用抗血小板药物。

(3)血小板糖蛋白Ⅱb/Ⅲa 受体抑制剂(替罗非班)可减少和治疗血管闭塞机械开通后的再闭塞。替罗非班起始推注量为 10 μg/kg,在 3 分钟内推注完毕,后以 0.15 μg/(kg・min)的速率维持滴注,维持 16～24 小时。并在血管内治疗术后桥接阿司匹林 100 mg＋氯吡格雷 75 mg 治疗时重叠使用替罗非班 4 小时。

(4)不能耐受阿司匹林者,可考虑选用氯吡格雷等抗血小板治疗。

(5)对于卒中复发高危患者(卒中复发风险采用 Essen 评分量表,见表 1-13),如既往曾有心肌梗死或缺血性卒中,在权衡出血风险与获益下,可短期(≤1 个月)内联合应用阿司匹林＋氯吡格雷。

表 1-13　卒中风险 Essen 评分量表

危险因素	评分(分)
年龄＜65 岁	0
年龄 65～75 岁	1
年龄＞75 岁	2
高血压	1
糖尿病	1
既往心肌梗死	1
其他心脏病(除外心肌梗死和心房纤颤)	1
周围血管疾病	1
吸烟	1
既往 TIA 或缺血性卒中病史	1

注:0～2 分:低危组;3～6 分:高危组;7～9 分:极高危组。

(6)行血管成形术时,术前应予服用负荷剂量抗血小板药物(阿司匹林 300 mg＋氯吡格雷 300 mg),术后给予阿司匹林 100 mg＋氯吡格雷 75 mg 1～3 个月,后改为长期单抗治疗。

4. 抗凝治疗

Cochrane 系统评价认为,使用普通肝素、低分子肝素、类肝素、口服抗凝剂和凝血酶抑制剂等抗凝药物不能降低随访期末死亡率或残疾率;抗凝治疗虽能降低缺血性脑卒中的复发率、降低 PE 和 DVT 发生率,但其获益被症状性颅内出血的增加所抵消。

(1)对大多数 AIS 患者,不应无选择地早期进行抗凝治疗。

(2)血管内治疗术后,不建议无选择地早期进行抗凝治疗。

(3)对少数特殊 AIS 患者,抗凝治疗需综合评估风险获益[如病灶大小、血压控制、肝肾功能等;还可选用 CHA_2DS_2-VASc(表 1-14)、HAS-BLED 评分(表 1-15)],对出血风险较小、致残性栓塞事件风险高的患者,可在充分沟通后谨慎使用。

表 1-14 非瓣膜性房颤患者血栓危险度（CHA$_2$DS$_2$-VASc）评分

危险因素	评分	得分
心力衰竭/LVEF<40%(C)	1	
高血压(H)	1	
年龄>75 岁(A)	2	
糖尿病(D)	1	
卒中/血栓形成(S)	2	
血管性疾病(V)	1	
年龄 65～74 岁(A)	1	
女性(Sc)	1	
总分	9	

注:评分≥2 分,推荐口服抗凝药治疗(如华法林);

　　评分 1 分,可选择华法林或阿司匹林抗凝,但是推荐口服抗凝药治疗;

　　评分 0 分,可选择阿司匹林或不用抗栓治疗,推荐不抗栓治疗。

表 1-15 HAS-BLED 评分——出血风险评分

字母代号	临床疾病	评分	得分
H(Hypertension)	高血压	1	
A(abnormal renal and liver function)	肝肾功能不全	各1分	
S(stroke)	卒中	1	
B(bleeding)	出血	1	
L(labile INRs)	异常 INR 值	1	
E(elderly)	年龄>65 岁	1	
D(drugs or alcohol)	药物或饮酒	各1分	
总分		9	

注:评分≥3 分时提示出血"高危",出血高危患者无论是接受华法林还是阿司匹林治疗,均应谨慎,并在开始抗栓治疗之后,加强复查。

（4）对大多伴房颤的 AIS 患者,应在起病 14 天内开始口服抗凝剂(华法林及新型口服抗凝剂)治疗;但出血转化风险很高时,应推迟到 14 天之后再开始。不能使用抗凝药物时,可以单用阿司匹林或阿司匹林＋氯吡格雷。

抗凝药物推荐剂量如下:华法林(目标 INR:2.0～3.0);达比加群酯:150 mg,q 12 h(肌酐清除率 30～49 mL/min);利伐沙班:15 mg/d(肌酐清除率 30～49 mL/min)或 20 mg/d;阿哌沙班:5 mg,q 12 h(血肌酐<1.5 mg/mL)或 2.5 mg,q 12 h[1.5 mg/mL<血肌酐<2.5 mg/mL,体重<60 kg 和(或)年龄≥80 岁]。需要注意:新型抗凝药物潜在颅内出血风险较高。

5.他汀类药物治疗

（1）AIS 发病前服用他汀类药物的患者,可继续使用他汀类治疗。

（2）在急性期,根据患者年龄、性别、卒中亚型、伴随疾病及耐受性等临床特征,确定他汀类治疗的种类及强度。

（3）接受血管内治疗的 AIS 患者在早期应给予强化他汀治疗(瑞舒伐他汀 10～20 mg/d 或阿托伐他汀 40～80 mg/d)。

6.降纤治疗

脑梗死急性期血浆纤维蛋白原和血液黏滞度增高,降纤药物可降低血浆纤维蛋白原,并有轻度溶栓和抑制血栓形成作用。但该类治疗缺乏高质量临床试验的证实,故仅应用于存在高纤维蛋白血症且经风险获益评估的 AIS 患者。可选药物包括降纤酶(defibrase)、巴曲酶(batroxobin)和安克洛酶(ancrod)。

7.其他特异性治疗

(1)扩容治疗:仅对低血压或脑血流低灌注所致的 AIS(如分水岭梗死)可考虑扩容治疗(≤7 天),但应注意可能发生肾功能损害、加重脑水肿、心功能衰竭等并发症。

(2)改善脑循环的药物治疗:临床研究表明,丁基苯酞、人尿激肽原酶可有效改善脑动脉循环。其他相关中药制剂如丹参川芎嗪注射液、丹红注射液等虽临床应用较广泛,但由于缺乏充分的临床证据,建议谨慎应用。

(3)神经保护治疗:临床上可选用的药物包括依达拉奉(一种抗氧化剂和自由基清除剂)、胞磷胆碱(一种细胞膜稳定剂)等。上述药物的疗效及安全性仍有待高质量临床研究的进一步证实。

8.急性期并发症的处理

(1)控制脑水肿,降低 ICP。

1)安静卧床,避免并及时处理 ICP 增高相关因素(头颈部过度扭曲、激动、用力、发热、癫痫发作、呼吸道不通畅、咳嗽、便秘等)。

2)床头抬高 30°有利于 ICP 降低。

3)渗透性药物治疗(20% 甘露醇、3% 或 10% NaCl)可明显减轻脑水肿、降低 ICP,减少脑疝的发生风险,药物种类、治疗剂量及给药次数应根据患者具体情况而定。必要时可联用利尿剂(呋塞米)。应用高渗盐水(3% 或 10% NaCl)时,应密切监测离子浓度,将血钠水平维持在 145~155 mmol/L。

4)对于发病 48 小时内、60 岁以下的恶性大脑中动脉梗死伴严重 ICP 增高患者,可请脑外科会诊考虑是否行减压术;对于 60 岁以上患者,手术减压可降低死亡率和严重残疾率,但独立生活能力无显著改善,故应慎重决策。

2017 年《大脑半球大面积梗死监护与治疗中国专家共识》中指出,年龄 18~80 岁的恶性大脑中动脉梗死患者,在发病 48 小时内应尽早实施部分颅骨切除减压手术治疗。手术指征包括伴有意识障碍、NIHSS 评分>15 分、梗死范围≥大脑中动脉供血区 2/3,伴或不伴同侧大脑前、后动脉受累。手术排除指征包括病前 mRS>2 分、双侧大脑半球/幕下梗死、出血转化伴占位效应、瞳孔散大固定、凝血功能异常或患有凝血疾病。

2014 版 AHA《大脑和小脑梗死后脑水肿的处理声明》中指出:对于压迫脑干的大面积小脑梗死患者和小脑梗死经过积极内科治疗后神经功能恶化者,应及时请神经外科会诊,考虑行枕骨下颅骨切除术和硬脑膜扩张术。

(2)梗死后出血性转化:脑梗死出血转化发生率为 8.5%~30%,其中有症状的为 1.5%~5%。目前对无症状性出血转化者尚无特殊治疗建议。症状性出血转化:应停用抗血小板、抗凝等致出血药物。对于需要抗血小板或抗凝治疗的患者,应权衡利弊,于症状性出血转化稳定后 10 天到数周,再次启动治疗;对于再发血栓风险较低或全身情况较差者,可用抗血小板药物代替抗凝治疗。

（3）卒中后癫痫：缺血性脑卒中后，癫痫早期（2 周内）发生率为 2%～33%，晚期发生率为 3%～67%。

1）不建议预防性应用抗癫痫药物。

2）孤立发作一次或急性期癫痫发作控制后，可维持 3～6 个月的抗癫痫治疗，不建议长期使用抗癫痫药物。

3）卒中后 2～3 个月再发的癫痫，应按癫痫常规处理原则进行长期药物治疗。卒中后癫痫持续状态（SE），应按 SE 治疗原则处理。

（4）肺炎：重症脑卒中患者易合并肺炎，误吸是主要原因。意识障碍、吞咽困难、呕吐、活动受限等均是导致误吸的重要危险因素。肺炎是卒中患者死亡的主要原因之一，10%～25% 卒中患者死于细菌性肺炎。NCU 医生应早期评估和处理吞咽困难和误吸的问题，对意识障碍患者应特别注意预防肺炎。疑有肺炎的发热患者应根据病因给予抗生素治疗，但不推荐预防性使用抗生素。

（5）深静脉血栓（DVT）和肺动脉栓塞（PE）：DVT 的危险因素包括静脉血流淤滞、静脉系统内皮损伤和血液高凝状态。瘫痪重、年老及心房颤动者发生 DVT 的比例更高，症状性 DVT 发生率为 2%。DVT 最重要的并发症为 PE。

为了预防 DVT，应鼓励患者尽早活动、抬高下肢，尽量避免下肢（尤其是瘫痪侧）静脉输液。对于卧床的 AIS 患者，因抗凝治疗可能增加出血风险，故不应常规使用预防性抗凝治疗；而对于已发生 DVT 及 PE 高风险且无禁忌患者，可给予低分子肝素或普通肝素，有抗凝禁忌者给予阿司匹林治疗；加压治疗（交替式压迫装置）可作为预防 DVT 和 PE 的联合治疗方式。

（6）排尿障碍与尿路感染：排尿障碍在卒中早期很常见，主要包括尿失禁与尿潴留。40%～60% 中重度卒中患者发生尿失禁，29% 发生尿潴留。尿路感染主要继发于因尿失禁或尿潴留留置导尿管的患者，约 5% 出现败血症，与卒中预后不良有关。

有排尿障碍者，应早期评估和康复治疗。尿失禁者应尽量避免留置尿管，可使用假性导尿或定时使用便盆或便壶。尿潴留者应测定膀胱残余尿，可配合物理按摩、针灸等方法促进恢复排尿功能。有尿路感染者根据病情决定抗感染治疗，但不推荐预防性使用。

第二节　癫痫持续状态

癫痫持续状态（status epilepticus，SE）是一种常见的神经科急症，年发病率为 36.1/10 万。若 SE 不及时治疗可导致永久性脑损害及高死亡率（其中清醒患者病死率显著低于意识障碍患者，分别为 8.2% 和 33%）。其病因包括：不恰当地停用抗癫痫药物（antiepileptic drugs，AEDs）或因急性脑病、脑炎、脑卒中、脑外伤、肿瘤、药物中毒等，个别患者病因不明。

传统定义认为，SE 指"癫痫连续发作之间意识尚未完全恢复又频繁再发或癫痫发作持续 30 分钟以上未自行停止"。考虑到不同类型 SE 可能导致的脑损伤程度有差异，2015 年国际抗癫痫联盟（ILAE）分类和术语委员会定义：SE 是由于癫痫发作自行终止机制失败或异常持续发作机制启动的癫痫发作（>t1 时间点）；可能导致长期不良后果（如神经元死亡、神经元损伤以及神经元网络异常），这取决于癫痫发作类型以及持续时间（>t2 时间点）。其中，t1 时间点,即应该启动治疗的时间;t2 时间点,即需要严格控制发作的时间。对于不同类型的 SE,其 t1 和 t2 不尽相同(图 1-3)。

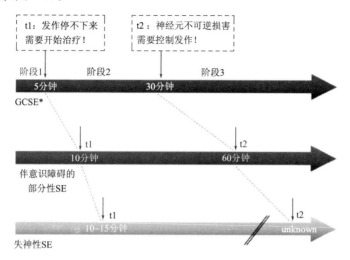

图 1-3　不同类型 SE 定义相关时间

注:"GCSE":全面性惊厥性癫痫持续状态。

SE 分类的基本观点:有多少种痫性发作,就有多少种 SE。2012 年美国神经重症协会以治疗为目的,根据临床表现、EEG 特点和对治疗的反应性,将其分为 3 类:惊厥性癫痫持续状态(convulsive status epilepticus,CSE)、非惊厥性癫痫持续状态(non-convulsive status epilepticus,NCSE)和难治性癫痫持续状态(refractory SE,RSE)。本书采用该分类法。

一、惊厥性癫痫持续状态

(一)定义

CSE 表现为持续的肢体强直、阵挛或强直-阵挛,并伴有意识障碍。它是所有 SE 中最常见和最严重的类型。

(二)临床表现

(1)全面的肢体强直-阵挛性运动。

(2)意识障碍(昏迷、嗜睡、意识模糊)。

(3)发作后可能遗留神经功能缺损(如 Todd 麻痹)。

需要注意的是,"局灶性运动性癫痫持续状态(focal motor status epilepticus)"和传统意义上的"部分性癫痫持续状态(epilepsia partialis continua)"没有包含在内。

(三)治疗

CSE 的治疗目标是应用恰当的 AEDs 迅速终止临床惊厥发作和 EEG 痫性放电,因此持续脑电监测是治疗 CSE 不可或缺的手段。概括而言,治疗措施包括以下 6 点。

A.(Airway)气道保护

B.(Breathing)呼吸支持

C.(Circulation)循环支持

D.(Drugs)药物治疗

E. (EEG-monitoring)持续脑电监测

F. (Finding the cause)病因治疗

1. 一般治疗

一般应用静脉药物。药物治疗过程中,有两条原则需要牢记,一要尽早,二要足量。尤其是足量原则,首先需给予一定负荷剂量,后以维持量持续输注。除了按指南要求用药外,可能需要采用滴定治疗的方式调整剂量,观察指标就是临床发作的停止和脑电发作终止或呈现为特定的暴发-抑制状态(暴发抑制比为 1∶3～1∶4)。单一药物能控制时可以只选用单一药物;为了提高疗效、降低不良反应,终止发作治疗往往需要多种药物联合治疗。常用终止发作的药物见表1-16。

表 1-16　CSE 终止发作的药物

药物	用法	注意事项
地西泮	0.2～0.3 mg/kg(最大 10 mg)静脉注射 0.3～0.5 mg/kg(最大 10 mg)直肠(无静脉通道时)	5 分钟后可重复 1 次,注意呼吸抑制
咪达唑仑	早期 SE:0.2～0.3 mg/kg 肌注或鼻腔或黏膜(无静脉通道); 难治性 SE:0.2 mg/kg 静脉注射,5 分钟后可重复,之后 0.05～3 mg/(kg·h)维持	呼吸抑制,血压下降
苯巴比妥	15～20 mg/kg 静脉输注[2 mg/(kg·min),最大速度 60～100 mg/min]	低血压,呼吸抑制
丙戊酸	20～40 mg/kg 静脉输注(>10 分钟),后 1～2 mg/ (kg·h)维持	肝功能损害,怀疑遗传代谢病慎用,监测血药浓度
硫喷妥	2～3 mg/kg 静推,之后 3～5 mg/(kg·h)维持	低血压,心脏呼吸抑制,胰腺及肝毒性,蓄积毒性
戊巴比妥	3～5 mg/kg 静注,之后 0.3～3 mg/(kg·h)维持	低血压,心脏呼吸抑制,胰腺及肝毒性,蓄积毒性
丙泊酚	1～2 mg/kg 静推,5 分钟后可重复,累计最大 10 mg/kg, 之后 4～10 mg/(kg·h)[如持续输注≥48 小时,最大速 度 5 mg/(kg·h)]	丙泊酚输注综合征
氯胺酮	1.5 mg/kg 静推,5 分钟后可重复,最大 4.5 mg/kg,之 后 1.2～7.5 mg/(kg·h)	尚未广泛使用;可诱发不自主运动;呼吸抑制相对轻;增加心肌收缩力;唾液等分泌物增多
利多卡因	1～2 mg/kg 静推,之后 2～4 mg/(kg·h)维持	心律失常

上述药物中,需要着重介绍的是丙泊酚(propofol,也称异丙酚)。该药起效迅速、诱导平稳、无肌肉不自主运动、咳嗽、呃逆等不良反应,对呼吸、循环抑制作用轻微,半衰期短,苏醒快而完全,没有兴奋现象,这些优点导致其临床应用广泛,甚至有滥用倾向。但长时间大剂量使用可能诱发丙泊酚输注综合征(propofol infusion syndrome,PRIS)。PRIS 的临床表现包括:①心肌损害(心动过缓、心脏停搏、阿托品、肾上腺素治疗无效);②肝脏损害;③代谢性酸中毒;④高脂血症;⑤横纹肌溶解。PRIS 死亡率高(约 80%),在丙泊酚输注速度>5 mg/(kg·h)、输注时间>48 小时时易出现。该药儿童禁用。使用丙泊酚时需监测肌红蛋白、肌酸激酶、血气、乳酸、电解质等指标。临床观察发现接受大剂量丙泊酚治疗后患者出现外周水肿或草绿色尿液,机制尚不清楚。

对于 CSE,随着发作时间的延长,疾病的严重程度递增,需进行阶段性评估。故临床实践中,CSE 的治疗遵循与疾病阶段性相一致的递进用药治疗流程。2018 年中国抗癫痫协会关于成人 CSE 治疗专家共识推荐的治疗流程见图1-4。

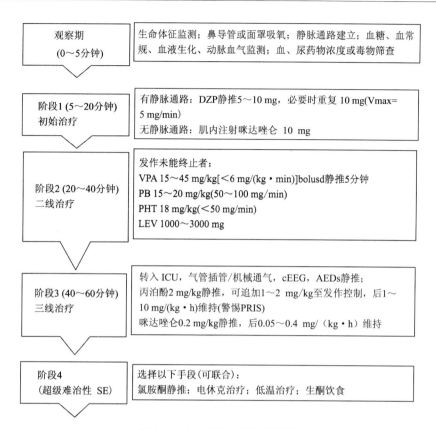

图 1-4 成人 GCSE 的治疗流程

西京医院 NCU 常规使用的终止成人 CSE 的流程,见图 1-5。

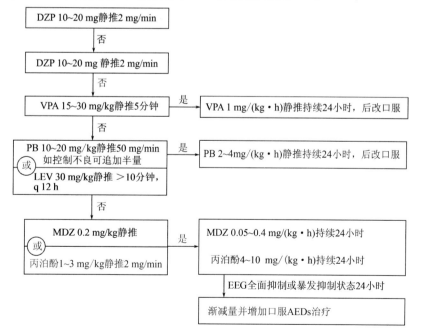

图 1-5 西京 NCU 终止成人 CSE 的流程

注:DZP,地西泮;VPA,丙戊酸;PB,苯巴比妥;LEV,左乙拉西坦;MDZ,咪达唑仑。

2. 支持治疗

SE 的紧急处理除了即刻静脉输注麻醉药物外,还须予以必要的生命支持与器官保护,以防惊厥时间过长导致不可逆的脑损伤和重要脏器损害。除了上述基本的 ICU 生命体征监护、持续脑电监测和循环、呼吸功能监测与保护外,还要注意对其他脏器功能监测和保护。

(1)呼吸支持:对于已经给予充分呼吸支持的患者,如氧合状态仍未改善,需及时行支气管镜检查,排除由异物、黏液栓等所致的支气管阻塞。罕见情况下可能出现神经源性肺水肿,死亡率高,需要积极对症处理[包括:①降低 ICP;②限制过量液体输入;③清除呼吸道分泌物;④提高机械通气支持力度,主要采取辅助/控制通气(A/C)+高 PEEP 通气;⑤糖皮质激素抗炎,减轻肺水肿;⑥降低心脏负荷,维持正常循环;⑦保持水电解质和酸碱平衡]。

(2)容量支持及维持酸碱平衡:对于频繁抽搐的患者,起始容量补充给予 0.9% NaCl 200 mL/h,以减少横纹肌溶解导致的肾功能损害。由于强烈的肌肉收缩消耗葡萄糖,导致乳酸堆积,所以疾病早期可能出现明显的代谢性酸中毒,此时应慎用碱性药物。在使用巴比妥类药物或丙泊酚时,应监测酸碱平衡。

(3)AEDs 可能引起肝功能异常,尤其合并使用其他治疗原发病药物如抗病毒药物和抗结核药物时。

(4)肾功能可能受多种药物(如托吡酯、甘露醇)影响,对于 SE 患者,还可能受到肌红蛋白的影响(源于药物如丙泊酚或肌肉抽搐、阵挛导致的横纹肌溶解)。警惕急性肾损伤的出现。

(5)原发疾病、癫痫发作后状态和 AEDs(或麻醉剂)均可引发神经性胃肠动力障碍,胃潴留发生率高,应控制胃残余量<100 mL,必要时使用鼻肠管喂养或肠外营养支持。

(四)预后

CSE 的住院死亡率 9%~21%,30 天死亡率 19%~27%。11%~16%的患者遗留有严重的神经功能或认知功能缺损;39%的患者发病 90 天时生活能力显著下降(GOS 评分 2~4 分)。预后不良的危险因素包括病因不明、住院患者新发的 SE、高龄、意识障碍、痫性发作持续时间、局灶性发作体征、出现并发症等。

基于流行病学预后的赋值设计,创建了一个 CSE 预后评估工具:END-IT 评分(表 1-17)。该评分系统包含 5 个参数,总分 6 分,节点值为 3 分,可以预测出院 3 个月后的神经功能。

表 1-17　END-IT 评分

参数	类型	分值
脑炎	是	1
	否	0
并发 NCSE	是	1
	否	0
安定耐药	是	1
	否	0
影像学表现	双侧病灶/弥漫性脑水肿	2
	单侧病灶	1
	无责任病灶	0

参数	类型	分值
气管插管	是	1
	否	0

临床上,还有 STESS 评分和 mSTESS 评分也常应用于 SE 患者的预后评估,而这 2 个评分主要用于患者住院死亡率的评估,且并未将病因纳入评分系统。

二、非惊厥性癫痫持续状态

(一)定义

NCSE 的概念在 2007 年被首次提出。2013 年我国《非惊厥性癫痫持续状态的治疗专家共识》中对于 NCSE 定义为:指 EEG 上持续的痫样放电,导致出现临床上的非惊厥性发作。一项新近的回顾性研究结果显示,NCSE 的人群年发病率约为 12.1/10 万人。其常见病因包括既往有癫痫病史、急性脑损伤、缺血缺氧性脑病、急性系统疾病(药物、中毒、免疫因素等)。

(二)NCSE 的分类

2015 年 ILAE 对 NCSE 进行症状学分类,见表 1-18。

表 1-18 NCSE 的分类

......
B. 没有显著运动症状的癫痫持续状态(NCSE)
B.1 NCSE 伴昏迷(包括所谓的 subtle SE)
B.2 NCSE 不伴昏迷
B.2.a 全面性
B.2.a.a 典型失神状态
B.2.a.b 非典型失神状态
B.2.a.c 肌阵挛失神状态
B.2.b 局灶性
B.2.b.a 无意识损害型(先兆状态,伴有自主神经性、感觉性、视觉性、嗅觉性、消化道性、情感/精神/体验性、听觉性症状)
B.2.b.b 失语状态
B.2.b.c 有意识障碍损害型
B.2.c(全面或局灶)不确定性
B.2.c.a 自主神经性癫痫持续状态

(三)临床表现

NCSE 可表现为失语、遗忘、意识障碍或行为改变,包括意识模糊、昏迷、谵妄、躁狂等。有时也可出现自动症、眼球偏斜、眼球震颤样运动(常为水平性)或面部、口周、腹部及肢体的轻微抽动等。NCSE 的临床特征包括精神状态改变 82%(意识模糊 49%,昏迷 22%,嗜睡 21%,记忆缺失 8%),语言障碍 15% 等(图 1-6)。

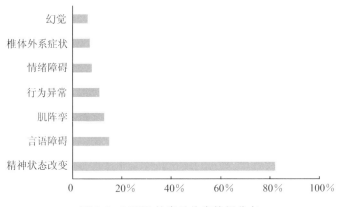

图 1-6　NCSE 的常见临床特征分布

（四）诊断

因为多数 NCSE 患者无明显运动症状，仅有精神状态改变，使其临床诊断困难，很大程度上依赖 EEG 检查结果。有研究发现，NCU 中意识状态改变患者，NCSE 患病率为 10.5%，故当怀疑患者处于 SE 时，必须进行 EEG 检查甚至持续脑电监测。

NCSE 的诊断应用 2015 年修订的萨尔斯堡 NCSE 的 EEG 术语和诊断标准，见表 1-19。

表 1-19　萨尔斯堡 NCSE 的 EEG 术语和诊断标准

1. EDs>2.5 Hz

2. EDs≤2.5 Hz 或节律性 delta 活动（>0.5 Hz），存在典型的 EEG 发作时空演变（电压、频率、部位）

3. EDs≤2.5 Hz 或节律性 delta 活动（>0.5 Hz），存在微小抽动型的临床发作现象

4. 如果不符合上述三条标准，但存在下列的 EEG 模式，经过仔细评估临床状况后，可以应用合适的 AEDs，并记录临床和 EEG 反应

　EDs≤2.5 Hz 并有波动性（fluctuation）；或

　节律性 δ 活动并有波动性；或

　节律性 δ 活动、没有波动性

（EDs，epileptiform discharges，癫痫样放电）

（五）治疗要点

一旦 NCSE 诊断成立，应尽快给予 AEDs。一般认为，治疗前 NCSE 持续时间越长，终止发作的难度越大。可选用的 AEDs 包括苯二氮䓬类，丙戊酸，左乙拉西坦，托吡酯，苯妥英等。一般采取较 CSE 相对保守的治疗策略，避免应用静脉麻醉药。需要注意的是，NCSE 的病因复杂，应及时寻找病因，针对性治疗。

（六）预后

与印象中不同，NCSE 尽管临床表现轻微，但预后不良率高。综合国外文献，NCSE 出院时死亡率为 18%～52%，30 天死亡率为 65%，显著高于 SE 整体以及 CSE。

三、难治性癫痫持续状态

（一）定义

难治性癫痫持续状态（RSE）：SE 发生后，当足量的 2～3 种抗 SE 药物治疗后仍无法终止癫痫发作和 EEG 痫性放电时，称为 RSE。当麻醉药物治疗 SE 超过 24 小时（包括麻醉剂维持或减量过程），临床惊厥发作或 EEG 痫性放电仍无法终止或复发时，被称为超级难治性癫痫

持续状态(super-RSE)。

(二)治疗要点

基本原则为迅速控制癫痫发作,避免并发症。常用的苯二氮䓬类、丙戊酸或苯巴比妥等药物不一定能完全控制症状。由于各种原因,31%～43%的患者会进入RSE,其中约半数患者可能成为super-RSE。

1.一般治疗

明确病因,给予重症监护措施,行长程EEG监测。

2.终止发作

(1)麻醉剂治疗。

1)咪达唑仑:苯二氮䓬类药物。起效快,5～15分钟产生抗癫痫作用,半衰期为1.5～2.5小时,不良反应相对较少,但易出现耐受性,使用24～48小时后,常需加倍剂量才能维持抗SE效果。治疗RSE,起始剂量为0.2～0.4 mg/kg静推,如效果欠佳可每5分钟重复给药(累计剂量≤2 mg/kg),后常规以0.05～0.4 mg/(kg·h)静脉维持[最大维持剂量2.0 mg/(kg·h)]。

2)苯巴比妥钠:通过抑制$GABA_A$受体及拮抗NMDA受体起效,半衰期40～100小时,起始剂量为10～20 mg/kg,后以2～4 mg/(kg·h)静脉维持滴注。其为肝酶诱导剂,需注意与其他多种药物的相互作用;大剂量应用时需警惕呼吸抑制及肝功能损害。

3)丙泊酚:一种起效迅速的短效全身静脉麻醉剂(起效时间30～40秒,半衰期2～4分钟)。通过调节GABA受体、钠钙离子通道及抑制NMDA受体起到抗SE作用。仅限麻醉科及重症科医师使用;16岁以下儿童禁用。常与苯二氮䓬类药物联用以减少用药剂量及PRIS的发生风险。起始剂量为2 mg/kg(1～3 mg/kg)静推,如效果欠佳可每5分钟重复给药(累计剂量≤10 mg/kg),后以2～8 mg/(kg·h)静脉维持[避免≥5.0 mg/(kg·h),用药超过48小时]。

4)氯胺酮:非竞争性NMDA受体拮抗剂,多与GABA受体拮抗剂联用,低血压发生率较其他药物低。起效快(数秒),半衰期2～3小时。起始剂量100～200 mg,后以0.5～4 mg/(kg·h)[平均剂量2.55 mg/(kg·h),同时根据EEG进行剂量滴定]有报道称最大给药剂量可达10 mg/(kg·h)。一些指南建议,仅在至少1种麻醉药物失效后,才选用氯胺酮治疗super-RSE;但仅不到10%的患者接受治疗后预后良好。

5)吸入麻醉剂:如异氟烷和醚氟烷,对部分患者有效,有成功控制的经验。需注意药物存在神经毒性,应用需谨慎。

(2)其他抗癫痫药物治疗。

1)托吡酯:通过调节GABA受体、抑制钠钙离子通道及碳酸酐酶活性起到抗癫痫作用,可从胃肠道快速吸收(2小时内达到血浆峰浓度,生物利用度为80%以上),半衰期为20～30小时,可与其他抗惊厥药物作用(可能是通过肝脏P450同工酶)。有研究发现,RSE患者,当苯二氮䓬类及标准抗癫痫方案无效时,托吡酯作为辅助药物100 mg,q 4～6 h,3天内RSE发作有所减少。

2)左乙拉西坦:可能通过调节钙离子通道起到抗癫痫作用,现已有口服及静脉制剂。其血浆蛋白结合率低,不在肝脏代谢,不受肝脏P450系统影响,药物之间相互作用少。可用于各种类型的RSE。不良反应包括嗜睡、无力、精神症状等。

3)其他:包括利多卡因、硫酸镁、维生素 B_6 等。

(3)免疫调节治疗:对于高度怀疑免疫机制参与 RSE,如自身免疫性脑炎、Rasmussen 脑炎、桥本脑病等,可尝试免疫调节治疗,如使用静脉注射人免疫球蛋白(IVIg)、甲强龙、血浆交换、利妥昔单抗等。

(4)生酮饮食:作为儿童 RSE 患者的辅助治疗。通常方法是禁食 24 小时后,予以 4∶1 生酮饮食,同时避免摄入葡萄糖(需要密切监测血糖、血 β 羟丁酸和尿酮体水平)。生酮饮食疗法与丙泊酚联用容易诱发丙泊酚综合征。

(5)低温治疗:机制上具有神经保护和减轻脑水肿的作用。低温(32～35℃)治疗时,需用麻醉药物。研究证实低温(持续 20～61 小时)与麻醉药物的联合应用可有效控制临床抽搐发作和 EEG 痫性放电。低温治疗时需警惕心律失常、寒战等不良反应。

(6)物理治疗:包括 VNS、TMS、DBS 等。

(7)电惊厥治疗:源于一种抗精神病治疗。经皮电刺激作用于大脑皮层,诱导一次痫性发作过程,通过改变神经递质水平升高癫痫发作阈值,减少 RSE 发作频率。ECT 使用一般为 1 次/天,持续 1 周。疗效常在 ECT 治疗后 2 周～3 个月达到最佳。不良反应包括嗜睡、遗忘等。

(8)外科手术:有报道手术治疗可用于由脑结构性异常(如局部皮质发育不良、下丘脑错构瘤等)所致的 RSE,手术方式包括局部切除术、脑叶切除术、胼胝体切除术等。

(三)预后

RSE 的死亡率为 16%～39%,约为 SE 的 3 倍,有报道可达 50%。病因被认为是决定预后的独立危险因素,如漏服 AEDs 的患者通常预后较好,原发脑肿瘤预后较差。与不良预后相关的因素有大面积脑卒中、中枢神经系统感染、先兆子痫等。我国一项关于 super-RSE 的回顾性研究表明:绝大多数患者(11/12)没有癫痫病史;多数(8/12)病因为急性脑炎;院内死亡率约为一半(6/12);远期预后良好率为 2/12。

第三节　重型颅脑创伤

一、重型颅脑创伤患者血压及呼吸复苏

(一)概述

国内外越来越多的证据表明,低血压或低氧对重型颅脑创伤患者预后产生显著影响,因此,提出血氧和血压复苏的阈值是非常必要的。一直以来,人们都在寻找准确判断颅脑创伤患者预后的指标,早期一些基于小量病例研究的预测模型并未被广泛推广和应用,2008—2012 年,Steyerberg、Perel、Roozenbeek 等基于数万例颅脑创伤病例数据分析,建立了 IM-PACT(international missionon prognosis and analysis of clinical trials)和 CRASH(corticosteroid randomization after significant head injury)模型。两者均采用多变量的 Log 回归模型(multiple logistic regression models of variables)对颅脑创伤后 2 周和 6 个月的病死率及不良预后(GOS 评分 1～3 分)进行预测。预测指标包括年龄、GCS 评分、GCS 运动评分、CT 检查结果等,低血压和低氧血症也是重要预测指标。对不同指标进行赋值,然后计算分值与不良预后的线性相关性,两种预测模型的曲线下面积,即血中浓度-时间达到 0.6～0.8。尽管

两种模型都比较复杂,而人们希望获得确切且简单易行的一种模型,但这种基于大量病例分析的预测模型仍被认为是颅脑创伤预后预测的里程碑。

(二)论点形成过程

通过 MEDLINE 查询自 1966 年至今的文献,关键词如下:脑创伤、低血压或低氧血症、患者;脑创伤、院前或现场、治疗处理或复苏。根据获得的文献分别对设计、内涵、相关性进行综述回顾。

(三)科学基础

低血压和低氧血症会增加重型颅脑创伤的死残率已被大规模累积数据所确证。美国前瞻性临床研究分析在美国创伤昏迷资料库(TCBD)中抽取 717 例颅脑创伤患者资料。研究表明,院前低血压(收缩压一次测量≤12.0 kPa)和低氧(窒息、发绀或经动脉血气分析其 $PaO_2 \leqslant$ 8.0 kPa)是 5 个最显著增加患者死残因素中的两个指标。2008—2014 年基于 4 万余例颅脑创伤病例数据库分析患者预后,建立了 IMPACT 和 CRASH,其中低血压和低氧血症被认为是预后不良的因素。2014 年,瑞士开展的一项前瞻性队列研究,观察了 589 例重型颅脑创伤患者院前低血压、低氧血症与低体温对患者病死率和伤后 14 天意识状态的影响。结果发现颅脑创伤患者 4.1% 出现低血压,12.6% 出现低氧血症,24.8% 出现低体温;院前低血压和低体温与病死率相关;低氧血症与伤后 14 天意识状态相关。2007 年一项对 396 名 GCS≤8 分重型颅脑创伤患者分析中发现,SBP<12.0 kPa,呼吸<10 次/分的患者 ICU 和病死率高,预后差。2007 年,McHugh GS 等对 IMPACT 数据库中 5661 例低氧血症、6629 例低血压、4195 例低体温的中、重型颅脑创伤患者进行 Meta 分析,发现低氧血症、低血压和低体温与患者预后显著相关。2006 年,Chi JH 等一项前瞻性多中心研究,150 例 GCS≤12 分的颅脑创伤患者,伤后出现低氧血症者病死率 37%,出现低血压者病死率 8%,两者均出现者病死率 24%,认为颅脑创伤后低氧血症明显影响患者病死率。我国学者江基尧教授在 2002 年美国《神经损伤杂志》(Journal of Neurotrauma)上发表论文,分析 846 例重型颅脑创伤患者的临床资料,评价低氧血症、年龄、GCS 评分、瞳孔和颅内压变化等指标与患者预后的关系。结果表明 PaO_2<8.0 kPa 的患者病死率为 56.18%,恢复良好率 10.11%;PaO_2>10.6 kPa 的患者病死率为 21.84%,恢复良好率 38.57%,两者相差具有统计学意义。临床研究资料充分表明,低氧血症可增加重型颅脑创伤患者的死残率。

颅脑创伤患者院前和现场抢救过程中高或低碳酸血症也是影响其预后的重要因素。2003 年,Jeremitsky 等分析了 81 例重型颅脑创伤患者 11 个影响预后的因素中,低血压、低碳酸血症和酸中毒的发生频率最高(60%～80%),认为重型颅脑创伤患者的早期治疗应努力避免和纠正这些因素。2003 年,Di Bartolomeo S 等分析 92 例颅脑创伤患者中 16 例入院时检测 PCO_2,正常者(4.67～6.0 kPa)仅 6 例(37.5%),高者(>6.0 kPa)3 例(18.75%),低者(3.33～4.67 kPa)5 例(31.25%),极低者(<3.33 kPa)2 例。2008 年,Warner KJ 等分析了 851 例重型颅脑创伤患者,PCO_2 达到目标值 4.0～5.2 kPa 者病死率为 21.2%,未达到者病死率 33.7%。2009 年,Caulfield EV 等分析了 65 例 GCS≤8 分的重型颅脑创伤患者,PCO_2 达到目标值 4.0～4.67 kPa 者病死率为 29%,未达到(高于或低于)者病死率 46%。这些结果提示重型颅脑创伤患者 PCO_2 不能维持正常者病死率更高,重型颅脑创伤患者院前救治过程中需加强通气管理,避免出现高或低碳酸血症。

2007 年,美国颅脑创伤基金会(Brain Trauma Foundation,BTF)提出的《重型颅脑创伤救治指南》和《颅脑创伤院前救治指南》中将"低血压"定义为 SBP<12.0 kPa,推荐在血压复苏过程中应将血压维持在 12.0 kPa 以上。将 12.0 kPa 作为低血压的收缩压阈值不一定是最合理的界限,似乎更近似于统计学数据而不是生理性指标。近年的研究认为,这个低血压的收缩压阈值需要修正。2014 年,欧洲一项多中心队列研究分析 5057 例颅脑创伤患者发现,入院时血压和预后呈"U"形分布,未出现明显阈值,SBP<16.0 kPa 时病死率逐渐增加 1.5 倍,SBP<13.3 kPa 时病死率逐渐增加 2 倍,SBP<12.0 kPa 时病死率逐渐增加 3 倍,SBP<9.33 kPa 时病死率逐渐增加 6 倍。2012 年,Berry C 等分析 15 733 例中、重型颅脑创伤患者发现,影响患者预后的低血压的阈值应分年龄段,5～49 岁者 SBP 为 14.7 kPa,50～69 岁者 SBP 为 13.3 kPa,≥70 岁者 SBP 为 14.7 kPa。提出影响预后的血压阈值应定为 SBP<14.7 kPa。2011 年,Zafar SN 等对 National Trauma Data Bank(v7)中 7238 例中、重型颅脑创伤患者入院的血压进行分析,当 SBP<16.0 kPa 时病死率升高,SBP<16.0 kPa 时病死率为 21%,SBP 为 16.0～18.7 kPa 时病死率为 9%,SBP>18.7 kPa 时病死率为 19%。低血压和高血压均可增加中、重型颅脑创伤患者的病死率,故认为 SBP<12.0 kPa 须修正。2011 年,Hasler RM 等对 Trauma Audit and Research Network(TARN)数据库中 47 927 例患者进行分析,认为影响患者预后的低血压的阈值应为 SBP<14.7 kPa,发现 SBP<13.3 kPa 时病死率翻倍,SBP<12.0 kPa 时增至 3 倍,SBP<10.64 kPa 时增至 5～6 倍。

院前(现场)气管插管曾被认为是重型颅脑创伤患者呼吸复苏、保障通气功能的重要措施。但越来越多的证据证明,院前(现场)气管插管不能改善患者预后,甚至会增加病死率。2003 年,Bochicchio GV 等前瞻性研究了 176 例 GCS≤8 分重型颅脑创伤患者,其中 78 例在院前(现场)插管,113 例入院时插管,院前(现场)插管者病死率为 23%,入院时插管者 12.4%,并且院前(现场)插管者呼吸机使用时间、住院天数和重症监护天数均增加。2005 年,Davis DP 等分析 13 625 例颅脑创伤患者,其中 19.3% 进行了院前(现场)气管插管,对于所有患者和重症患者而言,院前气管插管均导致病死率增高。2010 年,Davis DP 等分析 11 000 例颅脑创伤中的重型颅脑创伤患者,发现院前(现场)气管插管对于损伤极严重的颅脑创伤患者有益,但插管后通气不足或过度通气者预后不良。Ryynänen OP 等 2010 年的系统综述,比较院前高级生命支持系统(advanced life support,ALS)与基础生命支持系统(basic life support,BLS)的作用,发现对于重型颅脑创伤,院前无麻醉情况下行气管插管无益。2013 年,美国一项比较了 334 例 GCS≤8 分的重型颅脑创伤患者院前(现场)气管插管或急诊室气管插管,院前(现场)气管插管病死率为 46.9%,急诊室气管插管病死率为 41.4%,两者无统计学差异。2014 年,美国 Wang HE 等一项提取 ROC 中 1116 例 GCS≤8 分的重型颅脑创伤患者的研究,发现院前(现场)气管插管有增加患者病死率的趋势与 6 个月预后不良相关。2013 年,南非一项 124 例 GCS≤8 分的重型颅脑创伤患者队列研究,基础呼吸道管理患者的预后较院前(现场)气管插管者好;插管的患者中,不用药插管者预后差,快速顺序插管次之,镇静药辅助插管者最好。2013 年,美国一项回顾性研究比较了 55 例 GCS≤8 分的院前(现场)气管插管单独颅脑创伤患者与 165 例面罩给氧患者,发现插管病死率高(69.1% vs 55.2%),PaO_2 更低,感染性休克发生率更高,住院时间和 ICU 时间更长。这些研究提示院前(现场)气管插管不能改善重型颅脑创伤患者预后。2010 年,澳大利亚 Bernard SA 等一项前瞻、随机、对照研究了 312 例重型颅脑创伤患者,比较了院前快速顺序插管与院内插管的预后,6 个月时格拉斯哥预后评分(GOS)院前快速顺序插管者为 5 分,院内插管为 3 分,预后良好(GOS 5～8

分)者,院前快速顺序插管者为51%,院内插管者为39%。

欧洲少数学者提出对于重型颅脑创伤合并恶性颅内高压患者,为了达到控制恶性颅内高压,将患者的平均动脉压降至5.33~8.0 kPa水平,使得脑灌注压下降,从而达到降低颅内高压的目的。但必须指出的是,由于该方法很容易造成严重脑缺血缺氧的危险,继而增加患者的死残率,所以尚未得到大多数临床医师的认可。

(四)小结

伤后早期阶段性低血压、低氧血症和高或低碳酸血症明显增加重型颅脑创伤患者的病死率。目前低氧血症应以现场呼吸暂停或发绀,动脉血气监测$PaO_2 < 8.0$ kPa为依据。而将12.0 kPa作为低血压的收缩压阈值不一定是最合理的界限,近年的研究认为收缩压阈值需要提高至14.7~16.0 kPa水平。院前(现场)气管插管曾被认为是重型颅脑创伤患者呼吸复苏、保障通气功能的重要措施,但越来越多的证据证明院前(现场)气管插管不能改善患者预后,甚至增加病死率。有研究认为,在重型颅脑创伤患者呼吸和血压复苏过程中如出现低血压、低氧血症和高或低碳酸血症应尽快纠正。重型颅脑创伤患者现场和院前救治过程中密切监测血压,出现低血压时使用血管活性药物和液体,使收缩压维持在14.7~16.0 kPa水平以保障脑灌注压维持在8.0~12.0 kPa。现场和院前救治过程中尽早使用氧饱和度动态监测,尽量使患者的氧饱和度维持在95%以上,加强通气管理,避免低碳酸血症($PCO_2 < 4.67$ kPa)和高碳酸血症($PCO_2 > 6.0$ kPa)。及时纠正低氧、低碳酸和高碳酸血症能显著改善患者预后。现场和院前救治过程中除了损伤极为严重的患者外,不推荐常规使用气管插管,采用鼻导管吸氧或面罩吸氧/通气维持氧饱和度,尽快、就近转运至急诊室后在镇静或麻醉诱导下快速插管。

(五)前景与展望

未来研究的关键在于低血压阶段的时程及程度对预后的影响及重型颅脑创伤患者的最佳复苏途径(如液体的种类及配伍方式)。现场及院前救治过程中呼吸复苏的流程和最佳通气管理模式也有待于进一步研究。另外,对于我国而言,如何建立系统的重型颅脑创伤救治模式,以最快方式、最短时间将伤员转运入院,减少现场及院前救治低血压、低血氧时程也是重要的研究课题。

二、重型颅脑创伤的去骨瓣减压术

现如今,重型颅脑创伤患者死亡率仍然较高,平均为30%~40%,其中约80%的患者死于发病1周以内,死亡的主要原因是伤后各种原因所导致的难治性高颅内压。对于这类患者,开颅清除颅内占位病变,去除骨片,最大限度降低颅内压,是急性期挽救患者生命的最后希望。对于颅内压调节失代偿者,当常规治疗方法失效时,很多学者认为去骨瓣减压术(decompressive craniectomy,DC)是可采用的唯一外科手段。有资料显示,对于外伤后出现高颅内压脑疝的患者,施行紧急开颅手术治疗死亡率为32%,而未进行手术的患者死亡率高达97%。从理论上讲,去骨片的面积越大,颅腔代偿的容积越大,降颅内压的效果越好,但不能无限制地扩大,否则会有加重病情和增加并发症的危险。究竟开多大的骨瓣最好,如何制订手术方案和进行有效的操作,目前在国内尚缺乏规范,故治疗效果也不尽相同。

根据多数学者共识,DC应用于重型颅脑创伤患者的适应证、禁忌证、时机、疗效评定和影响因素都是神经外科医生必须掌握的。

(一)大骨瓣开颅的理论基础

1. 颅脑创伤后的颅内压增高

众所周知,在颅脑创伤后的急性期,最主要的临床表现就是由于伤后脑组织继发的肿胀、水肿和颅内出血所导致的颅内容物体积增加。由于颅腔的容积能力是固定不变的,在一定范围内,通过脑血容量和脑脊液的自身调节,可以代偿部分颅内容物体积的增加,从而保持颅内压的相对稳定。当颅内容物体积增加明显,超出脑组织自身的代偿能力时,就会导致颅内压增高,而严重的高颅内压是急性期患者死亡的主要原因。因此清除颅内血肿等占位病变和(或)去除骨片以增加颅腔的代偿空间就是该手术的目的。

2. 提供较广阔的视野

对于创伤性脑损伤或出血范围广泛的患者,大骨片开颅可以提供比较广阔的视野,尽可能地发现损伤灶及出血来源,以便于处理。

(二)分类

根据 DC 的目的,有学者将其分为 I 期 DC(primary DC)和 II 期 DC(secondary DC)。

I 期 DC 是指在切除颅内病灶的同时,为防止术后可能发生的颅内压增高而采取的预防性 DC,也称预防性减压手术(prophylactic decompression)。该手术的目的不是控制已经发生的顽固性颅内压增高,而是术者根据术前影像学和(或)术中所见(如脑肿胀、脑实变或骨瓣复位困难),经验性地采取预防性治疗。

II 期 DC 是指对最大限度内科治疗无效的顽固性颅内压增高者所实施的 DC。手术目的在于控制已发生的顽固性颅内压增高,适用于伤后非手术治疗中出现病情恶化、监测显示颅内压持续增高者,也适用于已接受开颅手术后出现病情恶化,CT 检查和颅内压监测提示非手术治疗不能控制的顽固性颅内压增高者。

对于重型颅脑创伤者,是早期积极采用 I 期 DC,还是根据颅内压监测结果行 II 期 DC 治疗,目前还存在争议,需要更多的临床研究来评估。

(三)临床适应证

关于 DC 的指征,目前尚无统一的规范。

Taylor 等报道的儿童颅脑创伤者指征为:颅内压 20～24 mmHg 持续 30 分钟、25～29 mmHg 持续 10 分钟、≥30 mmHg 持续 1 分钟,或有脑疝表现者(一侧瞳孔散大或心动缓慢)。Rutigliano 等报道的病例中,指征为包括脑室外引流、巴比妥疗法、高渗盐水和利尿剂等治疗仍然无效的顽固性颅内高压、GCS<9 分者。

Skoglund 等报道的指征为:①经规范化神经监护处理仍不能维持颅内压/脑灌注压在理想状态(颅内压<20 mmHg,脑灌注压>60 mmHg);②伤后立即出现急性神经状态恶化,而 CT 扫描为弥漫性脑水肿且无占位性出血。Stocchetti 等报道的 18 例中,14 例为给予巴比妥疗法后 2 小时仍不能有效控制颅内压而采取 DC 者,余 4 例是采取 I 期 DC 治疗者。Salvatore 等报道 80 例 DC 联合钩回切除内减压治疗重型颅脑创伤的指征为:①有急性或进展性颅内压增高伴天幕裂孔疝;②CT 扫描有天幕裂孔疝,如中脑受压和移位、桥前池闭塞、对侧颞角扩大;③GCS 为 3～8 分。

Morgalla 等报道的指征为:①保守治疗颅内压持续>30 mmHg(脑灌注压<50 mmHg)不能得到控制;②经颅多普勒提示患者状态恶化,仅有收缩期血流或收缩期峰波;③无其他严重合并伤;④年龄<60 岁。

我国多数学者的共识指征是:①严重广泛脑挫裂伤或脑内血肿,占位效应明显;②急性硬膜下血肿出现脑疝;③弥漫性脑水肿/脑肿胀;④外伤性颅内占位病变所致双瞳散大。

尽管迄今为止尚无随机的临床研究证实 DC 在改善成人重型颅脑创伤预后方面,要比最大限度内科治疗更有效,但回顾性总结、非随机前瞻性研究以及和以往对照研究的结果显示,及时 DC 可改善一部分患者的疗效。在期待前瞻、随机、对照研究结果的同时,多数学者主张对颅脑创伤后弥漫性脑肿胀和顽固性高颅内压者,在常规治疗措施不能有效控制高颅内压时,应该早期、大骨瓣地进行 DC 治疗。

(四)禁忌证

DC 作为重型颅脑创伤继发顽固性高颅内压者的二线治疗中可选择的方法之一,并非适合所有伤者。大多数学者认为下列情况应视为 DC 的禁忌证。

(1)双侧瞳孔散大、对光反射消失,GCS 3 分,脑干损伤和中心型脑疝。

(2)对伤后有严重神经损伤和有迹象提示预后差者(如影像上有脑干损害或者严重弥漫性轴索损伤者)。

(五)手术方法

目前临床上采用的 DC 方法存在很大的差异,包括单侧还是双侧减压、颅骨去除的部位和范围、硬脑膜的处理方式、是否采用其他辅助技术等。

1.单侧还是双侧

多数学者认为单侧 DC 适用于伤后 CT 扫描显示脑肿胀主要位于一侧大脑半球、中线结构向对侧偏移者。而双侧 DC 适用于伤后 CT 扫描显示双侧大脑半球弥漫性脑肿胀、中线结构无明显偏移者。

2.切口和颅骨去除的范围

目前临床上常用的有标准外伤大骨瓣(standard large trauma flap)、双额骨瓣和半颅去骨瓣减压,个别采用双枕去骨瓣减压。

(1)标准外伤大骨瓣(美国 Becker):采用一侧额颞顶大骨瓣开颅操作技术。①体位:仰卧,头偏向对侧位约 45°,手术侧肩下垫高 20°。②头皮切口:起自颧弓向上-耳屏前 1.5 cm 绕过耳廓-绕顶结节后-至矢状线中点沿中线向前-前发际,形成大"?"形瓣。③骨窗:向前平皮缘,向下平颞弓上缘,向上距离中线 2 cm,其余部分紧邻皮缘下开窗,范围相当于一侧幕上颅骨的 2/3 以上面积,平均 12 cm×15 cm 大小。④硬膜:十字或放射状剪开硬膜,大小接近骨窗,并有利于行硬膜减张成形缝合。⑤颅内操作:仔细检查,彻底清除血肿及挫裂/坏死组织,止血。⑥术后要进行硬膜扩大减张成形缝合,以恢复颅腔的生理密闭性,硬膜修补材料可以是自体骨膜、颞浅筋膜、阔筋膜或人工硬膜补片。⑦术后逐层缝合颞肌、筋膜或骨膜、帽状腱膜及头皮。术后因创面较大,渗血较多,通常放置皮下和(或)硬膜下残腔引流管。引流袋的高度一般与头部同一水平即可。

若需双侧减压时,可一侧完成后再行对侧 DC,或患者仰卧位,双侧头皮切口在中线处汇合成一个切口,再双侧分别按上述方法操作。若切口绕过耳轮向后至枕部再转向上,达中线后向前至额部发际内,可显露一侧大脑半球,即为半颅 DC。

(2)双额骨瓣:采用双额冠切大骨瓣开颅操作技术。①体位:患者平仰卧位,头正中位,垫高 15°～30°。②头皮切口:冠状瓣切口,起止于双侧耳屏前发际内。颞肌翻向侧方后,双侧颞部钻孔,去除颞骨鳞部行颞肌下减压后,再双额骨瓣开颅。③骨窗:向下至眉弓上缘,向上紧邻皮缘,两侧至翼点,骨瓣后缘为冠状缝后 3～5 cm,前平前颅窝底水平,整块取下骨瓣;也有学者主张两侧额骨瓣开颅而保留矢状窦上骨桥,避免静脉窦损伤的同时,有利于硬脑膜悬吊后压迫止血。④前端十字过矢状窦切开硬膜,并结扎矢状窦和剪开大脑镰。硬膜剪开的范围接近骨窗大小,并有利于行硬膜减张成形缝合。⑤颅内操作:仔细检查,彻底清除血肿及挫灭坏死脑组织,止血确实。⑥术后要进行硬膜扩大减张成形缝合或硬膜直接缝合(当预计术后颅内压不会再次升高和硬膜足够松弛时),以恢复颅腔的生理密闭性。硬膜修补材料可以是自体骨膜,颞浅筋膜,阔筋膜或人工硬膜补片。⑦术后逐层缝合两侧颞肌,筋膜或骨膜,帽状腱膜及头皮。术后因创面较大,渗血较多,通常放置皮下和(或)硬膜下残腔引流管,引流袋的高度一般与头部同一水平即可。

(3)双枕骨瓣:Stefini 等首次报道 1 例采用双侧枕部 DC 治疗颅脑创伤的经验。与双额部 DC 相比较,他们认为该术式有 3 个明显的优势,①避免了额窦开放后脑脊液漏和颅内感染危险;②上矢状窦后 1/3,无来自皮层的桥静脉回流,硬脑膜切开后肿胀的脑组织外膨不会引起静脉牵拉损伤;③术后患者仰卧状态,借助重力的作用,更有利于脑组织的减压。他们认为对于血肿偏后者,该术式较双额部 DC 能更快和更有效地降低颅内压。

Skoglund 等报道骨瓣的大小和降低的颅内压之间有明显的相关性。多数学者主张单侧骨瓣的直径至少>12 cm,且强调必须去除颞骨基底部,达中颅窝底。

3.硬脑膜的处理

(1)切开与否:有单纯颅骨去骨瓣减压,或者硬脑膜部分切开,均取得了较好疗效的报道。但多数学者认为,此种术式虽在儿童患者中可能有效,但不推荐这样做。如 Cushing 所说,因硬脑膜缺乏足够的弹性,单纯颅骨去除不能称为减压治疗,硬脑膜切开前不能保证充分的减压效果。Yoo 等报道硬脑膜切开后才最大限度降低颅内压。

(2)切开方式:采用标准外伤大骨瓣者,多数主张放射状切开硬脑膜。为避免术中脑膨出,Alves 等提出沿额底、蝶骨嵴和颞底方向行基底部硬脑膜切开,也有学者主张硬脑膜开窗式切开。但二者因显露范围有限,限制了对损伤灶的确切处理。双额 DC 时,有学者主张双侧硬脑膜垂直于中线切开,至中线后缝扎矢状窦后将大脑镰切开,这样可使脑组织向前扩张,并有利于双侧压力的平衡。也有采用双额分别十字切开减压方法,避免处理矢状窦的操作。

(3)减张缝合与否:为减少术后脑脊液漏、切口疝和继发性脑损害等并发症,多数学者主张取自体组织(如骨膜、颞肌筋膜)和(或)异体材料行硬脑膜减张缝合。若脑膨出明显,可将颞肌瓣和骨缘硬脑膜减张缝合。

4.其他辅助技术

(1)脑叶切除:对于顽固性颅内高压或者术中发现脑肿胀明显者,有学者主张采用脑叶部分(额叶或颞叶)切除以利术后颅内压的控制。Oncel 等报道一组 183 例重型颅脑创伤者采用脑叶切除治疗的结果(其中额叶、颞叶、其他脑叶或联合脑叶切除分别为 48.1%、36.6% 和 15.3%),恢复良好率为 48%,不良率为 51.9%。他们统计分析认为,最初 GCS 低、闭合性伤和额叶切除与预后不良密切关联,对有局灶性损害病灶或弥漫性颅内高压或脑疝者,选择性脑叶切除是有效方法。

(2)天幕游离缘切开和颞叶钩回切除:颅内高压引起颞叶钩回疝后,受压过久的脑干组织可发生永久性缺血性损害。有学者主张 DC 的同时,选择性切除部分颞叶钩回和切开天幕游离缘。Salvatore 等认为该术式对急性及进展性颞叶钩回疝者,能有效解除对脑干的直接压迫并降低幕上下的压力梯度,年轻者若治疗及时其疗效更好。

(3)血管隧道技术：Csokay 等报道的血管隧道（vascular tunnel）技术是在骨窗缘下皮层主要回流静脉的两侧，垫上吸收性明胶海绵和可吸收缝线制成的垫片，使回流静脉在骨窗缘不受卡压，从而避免静脉淤滞和继发性水肿的产生。

(4)腰池引流：有学者将腰池引流作为颅脑创伤后高颅内压处理的辅助方法之一，Tuettenberg 等总结 100 例采用腰池引流作为辅助治疗方法的资料，结果显示可明显降低颅内压并改善临床状态，但有 7% 患者发生致命性脑疝。为避免引流过度导致幕上下压力梯度过大，应限定在环池明显可见者中采用此种方法，同时有颅内压监测作为前提。

5.骨瓣的去留

虽然大部分这类患者手术需要去骨片，但应当明确这样一个概念，大骨瓣开颅不等于去大骨片减压，不是所有的患者都需要去骨片。是否需要去除骨片，要在颅内操作完成后视脑组织的状态而定，此外，还要参考术前的病情程度。通常在有如下情况时，可以考虑去除骨片：

(1)单纯的硬膜外或硬膜下血肿，脑组织严重受压，表面苍白无血运，无脑搏动，预计可能会出现术后大面积脑梗死情况。

(2)在清除血肿和坏死组织后，如果脑组织肿胀或水肿导致脑膨出情况时。如果术后内减压充分，脑压不高者可以行骨瓣复位。

(六)影响疗效的因素

1.年龄

多数的研究显示，年龄和疗效间存在直接的相关性，年轻者采用 DC 的疗效要比年长者好。早期报道中患者的年龄上限为 50 岁以内，Kunze 等报道，年轻者采用 DC 的疗效要比年长者好；Münch 等的报道也支持这一观点。Pompucci 等回顾 55 例采用 DC 治疗的资料，结果显示年龄≤65 岁和>65 岁者，预后差异有统计学意义；而<40 岁和 40~65 岁者，预后无差异。

2.伤后 GCS

伤后 GCS 越低，预后越差。Ucar 等总结 100 例采用 DC 治疗结果，术前 GCS 为 4~5 分组预后不良和恢复良好率分别为 96.6% 和 3.4%，而术前 GCS 为 6~8 分者预后不良和恢复良好率分别为 65% 和 25%（$P<0.05$），其结论是术前 GCS 为 6~8 分者最适合该术式治疗。

3.手术时机

DC 介入的理想时机尚无定论，但多主张在不可逆性神经损害发生之前进行。Polin 等报道，应在脑水肿达到高峰的 48 小时内进行。Guerra 等报道 57 例的手术时间为伤后 12 小时~8 天。Münch 等报道，伤后 4 小时内手术者死亡率为 30%，而 4 小时后手术者死亡率高达 90%。Chibbaro 等报道的 48 例采用 DC 治疗的结果显示，伤后 16 小时内手术者的预后好于 16 小时后手术者（预后良好率分别为 58.4% 和 41.6%，$P<0.05$）。而 Jagannathan 等报道的一组患者中，从受伤到手术的平均时间间隔为 68 小时，对患者的生存率无影响。

4.合并损伤的程度

合并多发伤的创伤性脑损伤（TBI）者，其预后要比单纯颅脑创伤者差。Meier 等报道的病例中，有、无多发伤死亡率分别为 53% 和 34%。

5.并发症

DC 后常见的并发症包括硬脑膜下积液、脑积水、颅内出血、感染和脑梗死等，这些并发症发生影响术后疗效，但是否与 DC 直接相关以及相关的防治，有待于研究总结。

第二章　循环系统重症

第一节　急性心肌梗死

一、急性心肌梗死的定义与分类

急性心肌梗死(acute myocardial infarction,AMI)是指因持久而严重的心肌缺血所致的部分心肌急性坏死。在临床上常表现为剧烈胸痛、急性循环功能障碍以及心电图和心肌坏死标志物的一系列动态变化。其基础病变大多数为冠状动脉粥样硬化伴急性血栓形成,少数为其他病变如急性冠状动脉痉挛等。

20世纪80年代以前,通常从病理学角度将AMI分为急性心内膜下心肌梗死和急性透壁性心肌梗死。前者指梗死主要累及心室壁内侧1/3的心肌,并波及肉柱和乳头肌;后者则多累及心壁全层,为典型的心肌梗死类型。临床分类的依据是心电图是否出现病理性Q波。当时的观点认为,病理性Q波反映心肌透壁性坏死;如心电图无病理性Q波而仅有ST-T段改变,则反映心肌坏死仅局限于心内膜下。

20世纪80年代以后,一些学者将尸检资料与患者生前心电图对比,发现以病理性Q波作为急性透壁性心肌梗死与急性心内膜下心肌梗死的分类依据既不敏感,又不特异,因而提出直接根据有无病理性Q波而将急性心肌梗死分为Q波型心肌梗死和非Q波型心肌梗死。

近年来有学者提出,AMI早期应根据心电图有无ST段抬高分为ST段抬高型心肌梗死(STEMI)和非ST段抬高型心肌梗死(NSTEMI),此种分类方法有较大的优越性。①可行性强:由于AMI早期只出现ST段变化,病理性Q波一般于发病8～12小时才出现,14%的病例于发病72小时才出现;40%左右的STEMI演变过程中不出现病理性Q波,成功的溶栓治疗可防止Q波出现。因此,根据ST段抬高或压低预测Q波型或非Q波型心肌梗死并不可靠,也不便于AMI早期诊断。②对治疗有指导作用:STEMI反映冠状动脉有血栓性闭塞,应采用积极的溶栓治疗以达到早期再灌注的目的;而NSTEMI反映以血小板为主的白色血栓形成导致冠状动脉不完全闭塞,应采用抗血小板药物和抗凝药物治疗。2001年中华医学会心血管病学分会参照美国心脏病学会/美国心脏学会(ACC/AHA)和欧洲心脏病学会(ESC)的指南,制定了中国的《急性心肌梗死诊断和治疗指南》,正式将AMI按照临床实用的原则分为STEMI和NSTEMI两类。2003年,ESC和2004年ACC/AHA先后几经修订急性心肌梗死诊断和治疗指南,仍一直沿用上述急性心肌梗死的分类方法。

另外,还可以根据梗死范围将AMI分为显微镜下梗死(局灶性坏死)、小面积梗死(<左心室的10%)、中面积梗死(左心室的10%～30%)或大面积梗死(>左心室的30%);或根据部位对梗死进行分类:前壁、侧壁、下壁、后壁或室间隔部,或前述部位的组合梗死。

二、急性心肌梗死的病理生理

(一)左心室功能

1.收缩功能

冠状动脉发生前向性血流中断,阻塞部位以下的心肌丧失正常的收缩能力,依次表现为以下4种形式:①心肌运动同步性失调,即相邻心肌节段收缩时相不一致;②心肌收缩力减弱,即心肌缩短幅度减小;③心肌无收缩;④心肌反常收缩,即矛盾运动,收缩期膨出。梗死部位发生功能异常同时,残余正常心肌受交感神经系统活力增加和Frank-Starling机制的影响,在早期出现收缩增强。由于非梗死区与梗死区节段收缩呈矛盾运动,部分梗死区的代偿性收缩力增强也可为无效做功。

AMI患者的非梗死区也常有心肌收缩功能减退的表现,这可能与原本供应该区域心肌的冠状动脉有狭窄病变,以及新发生的梗死相关动脉急性闭塞使非梗死区的侧支血供丧失有关,后者称为"远距离部位缺血"。相反,在AMI发生前已有慢性动脉粥样硬化和丰富侧支循环存在,就能较少影响非梗死区动脉血供和局部收缩功能,有利于梗死后早期左心室射血分数改善。

若心肌损伤严重,则左心室泵功能受到损害,心输出量、每搏出量、血压和dp/dt峰值降低,收缩末期容积增加。收缩末期容积增加的程度可能是AMI后病死率高低最有价值的预测指标。心脏某一部位的心肌收缩反常扩展,进一步减少左心室每搏出量。梗死后最初数小时至数天,局部以及整个心室肌根据Laplace定律而呈张力增高,导致左心室进一步扩张的恶性循环。随着时间的推移,缺血坏死部位发生水肿、细胞浸润和纤维化,这种变化导致心肌瘢痕组织形成,修复梗死区,心室发生重构。

Rackley等发现,左心室功能受损的程度与临床症状(如呼吸困难和休克状态)呈线性相关。在心血管造影中可见,左心室心肌异常收缩节段为8%时,表现为舒张期顺应性降低;当超过15%时,会出现射血分数降低及左心室舒张末期压力升高、左心室容积扩大;超过25%时,将出现临床心力衰竭;若超过40%将出现心源性休克。

2.舒张功能

梗死与缺血的心肌可改变左心室舒张功能,左心室舒张末压最初上升,经过几周后,舒张末期容积增加而舒张末压开始下降且趋于正常。与心肌坏死伴随收缩功能损害一样,舒张功能异常也与梗死范围大小有关。

(二)循环调节

AMI时,循环调节功能异常始于冠状动脉血管床发生解剖或功能性狭窄时。狭窄可以导致心肌区域性缺血,如持续发展则形成心肌梗死。若梗死范围较大,左心室每搏出量下降而充盈压上升。左心室每搏出量明显下降最终会降低主动脉压和冠状动脉灌注压,反过来又加重心肌缺血而引起恶性循环。左心室排空能力受损可增加前负荷,使灌注良好且功能正常的那部分左心室发生扩张,这一代偿机制使每搏出量恢复到正常水平,但以减少射血分数为代价。当功能不良的心肌区域较小,而左心室其余部分功能正常时,代偿机制可使左心室功能维持正常。

(三)心室重构

心肌梗死发生后,左心室腔大小、形态和厚度发生改变,这些改变总称为心室重构。重构过程反过来影响左心室功能和患者的预后。重构是左心室扩张和残余非梗死心肌肥厚等因素的综合结果。除了梗死范围,另外两个影响心室扩张的重要因素是左心室负荷的大小和梗死相关动脉开通与否。心室压力升高会增加室壁张力和扩大梗死范围,梗死相关动脉的开通可促进组织修复,减少梗死扩展和心室扩张。

1. 梗死扩展

梗死扩展是指梗死心肌节段的面积扩大,而无梗死心肌数量增加。梗死扩展的原因有:①肌束之间的滑动,致使单位容积内心肌细胞减少;②正常心肌细胞破裂;③坏死区内组织丧失。梗死扩展的特征为梗死区不成比例的变薄和扩张,然后形成牢固的纤维化瘢痕。梗死扩展的程度与梗死前室壁厚度有关,原先有心肌肥厚可防止心室壁变薄,心尖部是心室最薄的部位,也是最容易受到梗死扩展损伤的区域。

2. 心室扩大

虽然梗死扩展在心肌梗死早期的心室重构中有重要作用,但存活心肌的数量也与重构有重要关联。心室扩大在梗死发生后立即开始,并持续数月甚至数年。与扩张不同,心室扩大伴有左心室压力-容量曲线右移,导致一定舒张压下左心室容积更大。非梗死区的这种球形扩大可以看作代偿机制,在大面积梗死的情况下维持每搏输出量。心室扩大也使心肌除极不一致,易导致致命性心律失常。AMI 发生后,增加了非梗死区功能正常的心肌的额外负荷,发生代偿性肥厚来代偿梗死段的功能损害。

三、急性 ST 段抬高型心肌梗死的临床特点

即使临床上根据病史和体检强烈怀疑为 AMI,只有 85%～90%患者最终得到证实;首次心电图或首次心肌坏死标志物检测即能诊断为 AMI 者占 25%～35%,因此,多次系列性检查极有必要。

(一)胸痛

典型的 AMI 所致胸痛持续时间超过 30 分钟。有研究表明,在下列情况下 AMI 或不稳定型心绞痛的可能性极低:①胸痛呈锐痛或刺痛;②胸痛、心悸与体位有关,或呈胸膜痛特点;③胸痛持续数秒钟。因而,在急诊室中应认真评估胸痛的特点。多数患者在胸痛发作的同时,可伴有出汗、胸闷、气短、乏力、血压升高或降低、心脏杂音等症状和体征,严重者可有晕厥、休克、呼吸困难等血流动力学异常表现。

(二)心电图

AMI 早期心电图可仅有超急性期的 T 波改变。在相邻导联上 ST 段抬高≥0.1 mV 是诊断 AMI 的高度敏感性指标,但也可见于左心室肥厚、预激综合征和心包炎,需进行鉴别。

新出现的左束支传导阻滞应高度怀疑 AMI。GUSTO 研究证实,左束支传导阻滞伴 ST 段抬高 AMI 的心电图标准是:①ST 段抬高 1 mm 且与 QRS 波一致;②V_1、V_2 导联或 V_3 导联上 ST 段压低 1 mm;③ST 段抬高 5 mm 且与 QRS 波不一致。检出这 3 项指标,可证实为 AMI 的敏感性和特异性分别为 78%和 90%。

下壁 AMI 患者前壁 ST 段压低提示心肌缺血范围较大。

右心室梗死的 ST 段抬高常见于 V_{4R} 导联。后者诊断右心室梗死的敏感性约 90%,特异性约 80%。右心室梗死常伴有较高的病死率和住院并发症发生率。

后壁 AMI 往往有 V_7～V_9 导联 ST 段抬高和心前导联 ST 段压低。1997 年,Casas 进行

了一项样本量较大的回顾性研究,在 17 000 例住院患者中,250 例因 V_1 导联上有较大的 R 波和(或)临床上疑为后壁 AMI 而检查评估了 V_1~V_9 导联。在这一组选择性患者中 110 例有新发生或陈旧性后壁 AMI 的证据,其中 25% V_7~V_9 是唯一可用来诊断 AMI 的导联。

(三)血清心肌坏死标志物

心肌坏死时细胞膜完整性受到破坏,导致结构蛋白和其他细胞内大分子释放入心肌间隙,包括肌钙蛋白 I 和肌钙蛋白 T、肌酸激酶、肌红蛋白、乳酸脱氢酶等。与肌酸激酶比较,肌钙蛋白 I 与肌钙蛋白 T 升高更具有心脏特异性,对 AMI 的诊断危险分层和预后判断更有意义。

AMI 发病后 4~8 小时 CK-MB、肌钙蛋白 I 与肌钙蛋白 T 可超过正常范围,且在 24 小时达峰值,如果溶栓成功,则可提前达到高峰。CK-MB 在 48~72 小时恢复正常,而肌钙蛋白 I 仍可升高达 10 天。观察发现,梗死面积越大,则标志物升高越快越明显。肌钙蛋白 I/T 升高使 AMI 患者病死率增加的原因有:①确诊较晚,开始有效治疗也就较晚;②梗死发生较快和面积较大,肌钙蛋白释放较早和较多。

(四)超声心动图检查

如果 AMI 心电图不典型或改变不具有诊断价值,或患者胸痛疑为主动脉夹层等,超声心动图检查有帮助诊断和排除其他疾病的意义。超声心动图对 AMI 特别是透壁性 AMI 可发现有节段性运动异常的区域,后者还有助于判断受累的冠状动脉,并可检测有无心脏扩大和血流动力学指标异常的存在。

四、急性 ST 段抬高型心肌梗死的诊断

传统的 AMI 诊断标准包括 3 个方面,并至少要满足 3 项中的 2 项条件:①缺血性胸痛的临床病史;②心电图系列变化;③血清心肌坏死标志物的升高且呈动态演变。

2007 年,ESC/ACC/AHA/欧洲心脏研究(EHS)/WHO 全球心肌梗死工作组发布心肌梗死新定义,认为满足下列一项即可诊断 AMI。心肌坏死的生化标志物明显升高并逐渐降低(肌钙蛋白 T 或肌钙蛋白 I),或迅速上升后回落(CK-MB),并至少同时具备下列一项:心肌缺血的症状;心电图上出现新的病理性 Q 波;心电图上出现提示心肌缺血的 ST-T 改变;新出现的左束支传导阻滞;新近的冠状动脉介入治疗(如 PCI)。同时也对陈旧性心肌梗死进行了界定:系列心电图提示新出现的病理性 Q 波(在 V_2~V_3 导联 Q 波宽度≥0.02 秒,或呈 QS 型;在 Ⅰ、Ⅱ、aVL、aVF 或 V_4~V_6 导联 Q 波或 QS 波宽度≥0.03 秒和深度≥0.1 mV),患者可有或可记不得有任何症状,心肌坏死生化标志物已降至正常,病理检查发现一处已经或正在愈合的心肌梗死。

从病理和病理生理的角度可以把 AMI 分为 3 个时期。①心肌缺血期,在冠状动脉闭塞30 分钟内。这一时期出现急剧心肌缺血,此期特别容易发生各种快速性和缓慢性心律失常,约有 10% 的患者出现心室颤动,构成了 AMI 的第 1 个死亡高峰。②心肌失活期:发病后 30分钟~15 小时。此期心肌已失活,不再产生电活动,因此进入了一个相对稳定的时期,仅偶有一过性再灌注心律失常。③心肌修复期:发病 15 小时以后心肌开始修复,未完全坏死的心肌又出现电活动,心律失常再度增多,而且此时心脏正处在功能不佳的状态,故形成 AMI 的第 2个死亡高峰,这一时期一般维持 2 周。研究还证明,冠状动脉闭塞的时间越久则心肌坏死的范围越大。因此设法尽早使冠状动脉再通是 AMI 治疗最有效的手段,这也是当今开展溶栓、

紧急经皮冠状动脉介入治疗(PCI)、抗凝治疗的重要依据。

五、急性 ST 段抬高型心肌梗死的治疗

自 2004 年 ACC/AHA 推出首部《ST 段抬高型心肌梗死治疗指南》以来,STEMI 的治疗策略又在原有基础上积累了许多新的临床试验证据,ACC/AHA 汇总了新的研究成果,2007 年底再次推出《STEMI 治疗指南更新》(以下简称指南)。为便于理解和贯彻执行,该指南沿用过去适应证分类和资料分级。

指南遵循循证医学原则,依据研究进展,就 STEMI 的预防、诊断、鉴别诊断、治疗和随访方面进行了全面的原则论述。指南强调 STEMI 患者的诊断应及时准确,不必等待心肌坏死标志物的结果;治疗应以血运重建包括溶栓和急诊 PCI 为主,药物治疗为辅;目标是实现闭塞的冠状动脉早期再通,并规定了具体的时间要求:发病≤3 小时者,只要无时间耽误,溶栓或急诊 PCI 均可;发病>3 小时者,宜首选 PCI;对于重症 STEMI 并发有心源性休克或心力衰竭者,主张积极的 PCI 治疗。

(一)STEMI 的院前处理

AMI 是可救治性疾病,而实现救治的关键是患者从起病到救治的时间,治疗越早越好。如果在起病后 1 小时溶栓治疗,每治疗 1000 例患者,比传统治疗减少 50 例患者死亡;如果距离起病 2~6 小时治疗,这一死亡数则减至 30 例;6~12 小时治疗这一死亡数减少至 20 例。而 12 小时后治疗的效果已与传统治疗无统计学意义的差别。对 AMI 患者而言,时间就是生命,时间就是心肌。因此,新指南中对 AMI 发生前的处理包括 3 个方面。①AMI 预防:主要通过有效控制高危患者,如冠心病患者和冠心病等危症患者(糖尿病、多重危险因素致 10 年冠心病风险>20%者),减少粥样斑块破裂的风险;②AMI 早期发现:临床出现胸痛发作,伴有出汗、恶心、呕吐,含服硝酸甘油 1 片 5 分钟不缓解,应高度怀疑 AMI,立即拨打急救电话便于就近及时治疗;③AMI 院前转运和急救:救护系统应迅速启动救护程序,尽快描记心电图进行评估,根据心电图做出初步诊断和处理。

(二)STEMI 院内急救和治疗

指南中强调指出,STEMI 一旦明确,即应考虑再灌注治疗,不管采用哪种再灌注方案,最重要的是要尽量缩短患者心脏的总体缺血时间(指患者出现症状到开始再灌注治疗的时间间隔),应该将其控制在 120 分钟之内,最好在 60 分钟内。

1. 首选再灌注治疗

急诊室应在 10 分钟内完成针对性的体格检查和 12 导联心电图,及时建立静脉通道,快速测定血清心肌坏死标志物,迅速进行如下处理:①吸氧;②阿司匹林 300 mg 立即顿服;③静脉使用硝酸甘油;④镇静、止痛;⑤心电图证实为心室颤动,有条件应尽快电除颤;⑥进行危险性评估。只要发病在 15 分钟~12 小时,不必等心肌坏死标志物,尽快开始实施再灌注治疗,包括溶栓和急诊 PCI,即患者来院 30 分钟内开始溶栓(door-to-needle time<30 分钟)或 90 分钟内接受急诊 PCI(door-to-balloon time<90 分钟)。若患者就诊于具备急诊 PCI 条件的医院应该在首次医疗接触后的 90 分钟内接受急诊 PCI(Ⅰ类推荐,证据水平 A);若就诊于不具备 PCI 条件的医院且不能被转运到有条件医院并在到达医院救护系统后 90 分钟内接受急诊 PCI 治疗的患者,应该在到达医院后的 30 分钟内开始溶栓治疗,除非有溶栓禁忌证(Ⅰ类推荐,证据水平 B)。

(1)溶栓治疗:在再灌注治疗中,指南明确了优先溶栓治疗的指征如下。①AMI来院早(发病≤3小时)。②不能行PCI(如导管室被占用、穿刺失败和无法转诊到导管室)。③PCI耽搁时间(如door-to-balloon time>90分钟)而溶栓治疗相对更快[(D-to-B)-(D-to-N)>1小时](说明:D代表door;B代表balloon,N代表needle)。

溶栓适应证包括:心电图相邻2个导联以上ST段抬高≥0.1 mV、发病<12小时、年龄<75岁、束支阻滞(影响ST段分析)和支持AMI病史而又无溶栓禁忌证。

溶栓禁忌证包括:①既往有出血性脑卒中史或近1年有其他脑血管事件;②活动性内出血(不包括月经);③疑有主动脉夹层;④不能控制的高血压(>180/110 mmHg);⑤2周内有大手术史或长时间心肺复苏史;⑥有严重的糖尿病视网膜病变或肝肾功能受损。

目前临床上常用的溶栓剂和溶栓方案如下。

第1代溶栓药物尿激酶和链激酶:前者是从人尿或肾组织中提取的双链丝氨酸蛋白酶,直接作用于循环中的纤溶酶原,无纤维蛋白特异性和选择性,无抗原性和过敏性;后者是从溶血性链球菌中提取的非酶蛋白链激酶或以基因工程重组链激酶,也是非纤维蛋白选择性药物,与纤溶酶原以1:1的比率结合成复合物而发挥全身性纤溶作用,但因是异种蛋白,可引起过敏反应。药物用法:尿激酶150万IU+0.9%生理盐水100 mL静脉滴注,30分钟内滴注完毕。或链激酶150万IU+0.9%生理盐水100 mL静脉滴注,1小时内滴注完毕。两种药物在溶栓前均应给予阿司匹林300 mg顿服,溶栓8小时后给低分子量肝素3800万~5000万IU皮下注射,每12小时1次,连续5~7天,同时阿司匹林100 mg,每日1次长期服用。

第2代溶栓药物:人基因重组组织型纤溶酶原激活物(rt-PA)是由基因工程技术制备的选择性作用于血栓中的纤溶酶原,降解血栓局部的纤维蛋白,对全身纤溶活性影响小,半衰期短,需要同时使用肝素,且无抗原性,目前临床上有两种使用方法。国内(TUCC)50 mg溶栓方案:先给予阿司匹林300 mg口服和普通肝素5000 IU静脉注射,以rt-PA 8 mg静脉注射,余下42 mg于90分钟内静脉滴注完毕,之后立即给予普通肝素800~1000 IU/h静脉滴注48小时,维持部分凝血活酶时间(APPT)60秒左右,然后改为皮下低分子量肝素3800万~5000万IU,每12小时1次,连续5天,国外加速给药(GUSTO)100 mg方案:15 mg静脉注射,前30分钟内静脉注射药物用量为0.75 mg/kg(不超过50 mg),后60分钟内静脉注射药物用量为0.5 mg/kg(不超过35 mg),阿司匹林和肝素治疗剂量与50 mg方案相同。

第3代溶栓药物:是基因工程改良天然组织型纤溶酶原激活剂的衍生物,溶栓治疗的选择性更强,血浆半衰期延长,适合弹丸式注射,药物剂量和不良反应减少,无抗原性,使用更方便。代表药物有瑞替普酶(r-PA)、替奈普酶(TNK-tPA),国外已进行多项临床试验,证明其临床疗效和安全性,目前国内尚未大规模应用。

溶栓疗效通常采用血管再通率进行判断。国内外临床研究显示,尿激酶和链激酶溶栓再通率为60%~70%,而rt-PA溶栓再通率可达到70%~80%。判断血管再通的临床指标常根据心电图、心肌坏死标志物及临床表现的变化。溶栓开始后2~3小时,每30分钟做一份全导联心电图;18小时内每2小时抽血检查心肌坏死标志物;同时观察有无再灌注心律失常和胸痛缓解的情况,以此判断有无血管再通的征象。如在溶栓后2小时内有以下特点,临床考虑血管再通。①胸痛在2小时内突然减轻或消失;②上抬的ST段迅速(30分钟内)回降>50%,甚至回到等电位线;③溶栓2~3小时出现再灌注心律失常;④CK或CK-MB酶峰值分别提前至16小时和14小时以内。其实更为可靠的判断血管再通的标准是溶栓后90分钟内进行冠状动脉造影,直接显示心肌梗死相关血管远端 TIMI 血流:TIMI 0 级,完全闭塞,病变远端无造影剂通过;TIMI Ⅰ 级,病变远端有造影剂部分通过,但梗死相关血管充盈不完全,无有效灌注;TIMI Ⅱ 级,病变远端有造影剂通过,梗死相关血管充盈完全但清除缓慢,灌注不充分;TIMI Ⅲ 级,梗死相关血管充盈和清除速度正常,有充分灌注。只有当心肌梗死相关血管远端 TIMI 血流为 TIMI Ⅲ 级才能达到心肌水平的再灌注,使患者近、远期预后明显改善。

溶栓并发症:①出血,颅内出血是最严重的并发症,占 0.5%～1%,通常是致命的;其他还可引起消化道出血,皮肤、黏膜出血和尿道出血等,应即时给予对症处理;②过敏,主要见于链激酶溶栓的患者,而 r-SK 溶栓者较少见;③低血压,可能是再灌注的反应,一般常见下壁AMI,一旦发现应积极给予扩容和滴注多巴胺治疗。

(2)PCI 治疗:指南指出,优先急诊 PCI 治疗的指征有如下几点。①PCI 条件好(door-to-balloon time<90 分钟)或(D-to-B)-(D-to-N)<1 小时,有心外科支持;②高危 STEMI 患者,如心源性休克(发病<36 小时,休克<18 小时,年龄<75 岁,无禁忌,适合并同意 PCI)或合并心力衰竭(Killip Ⅲ 级以上,发病<12 小时,D-to-B<90 分钟);③溶栓禁忌(有出血或颅内出血风险);④来院较晚(发病>3 小时);⑤疑诊为 STEMI。同时指南还规定进行 PCI 的基本条件和要求:①患者发病≤12 小时;②从进医院到球囊扩张的时间<90 分钟;③术者年 PCI 数>75 例;④指导医师年 PCI 数>200 例,其中 STEMI 者>36 例;⑤心外科手术支持。

对于 STEMI 患者,如果急诊 PCI 能够及时迅速地实施,那么就应成为优先选择的再灌注的治疗方法。实施急诊 PCI 的时间是决定患者整体获益的关键因素,延迟时间越长,患者的近期和远期预后越差,急诊 PCI 治疗时间的延长可抵消其对于溶栓治疗的优势,甚至可增加病死率。针对这种情况,由 ACC 发起的全国性 DTB(Door to Balloon)行动,旨在将急诊 PCI 中 Door to Balloon 时间缩短至 90 分钟内。AHA 和美国国立心肺血管研究院也呼吁要尽快改变心肌梗死救治延迟的严重状况,实施全国性 DTB(Door to Balloon)行动。目前在全美有近 900 家医院加入了 DTB 项目,我国在胡大一教授的积极倡导下,也启动了 DTB 联合行动。

近年来,有些国家和地区进行的易化 PCI 治疗 STEMI 的临床试验提示,可能改善部分患者的症状。易化 PCI 是指在计划的直接 PCI 之前,以药物(包括溶栓剂或 GP Ⅱb/Ⅲa 受体拮抗剂)预先辅助。但 PRAGUE-1、SPEED、BRAVE、ASSENT-4 等研究并未显示出易化 PCI 的优势,新 ACC/AHA 指南将易化 PCI 作为 Ⅱb 类推荐,但对适应证进行了细化,采用非全量溶栓治疗的易化 PCI 必须符合以下条件才推荐使用:①高危患者;②不能在 90 分钟内开始PCI 者;③低出血风险者(年龄较轻、不存在控制不佳的高血压、体重在正常范围内)(Ⅱb 类推荐,证据水平 C);④全量溶栓后立即进行 PCI 治疗对患者有害无益(Ⅲ 类推荐,证据水平 b)。

对于已接受溶栓治疗并有下列任何一种情况的患者可进行补救性 PCI 治疗(Ⅰ 类推荐)。①年龄<75 岁,发生心源性休克,且适合血运重建的患者(证据水平 B);②重度充血性心力衰竭和(或)肺水肿(Killip Ⅲ 级)(证据水平 B);③有血流动力学障碍的室性心律失常(证据水平C)。对于已接受溶栓治疗而年龄≥75 岁的心源性休克患者,如果适合血运重建,冠状动脉造影和 PCI(或 CABG)作为 Ⅱa 类推荐(证据水平 B)。其他补救性 PCI 的 Ⅱa 类推荐适应证包括:血流动力学不稳定(证据水平 C)、持续的缺血症状(证据水平 C)、溶栓失败(抬高 ST 段在溶栓开始后的 90 分钟内下降小于 50%)以及中到大面积的心肌处于危险之中(前壁心肌梗死、累及右心室或胸前导联 ST 段压低的下壁心肌梗死)(证据水平 B)。对不具备以上 Ⅰ 类或Ⅱa 类适应证的患者,补救性 PCI 仅在中危和高危患者中作为 Ⅱb 类推荐。

对于溶栓成功的 STEMI 患者,若病情稳定,未出现复发性心肌缺血者建议冠状动脉造影和 PCI 应在发病 10 天后进行。

(3)再灌注辅助用药:2004 年 STEMI 指南公布以来,许多药物被证实除抑制凝血酶外还可抑制凝血瀑布链中的其他相关蛋白。《2007 年 ACC/AHA 指南》更新采用抗凝治疗替代了原指南中的抗凝血酶治疗,同时对许多抗凝药物作出了新的应用建议。

过去,比较普通肝素(UFH)和低分子量肝素(LMWH)作为溶栓的辅助治疗效果的随机临床试验较少。2006 年完成的 ExTRACT=TIMI 25 试验提供了很好的证据。在超过 2 万例 STEMI 患者中,依诺肝素与静脉注射 UFH 比较,30 天的联合终点(死亡和非致死性再次心肌梗死)显著减少 17%;接受 PCI 的依诺肝素治疗患者 30 天死亡或非致死性心肌梗死的相对危险下降 23%,而出血风险相当。新指南推荐,在年龄小于 75 岁的静脉溶栓治疗患者,如果没有明显的肾功能不全(血清肌酐水平男性>2.5 mg/dL,女性>2.0 mg/dL),LMWH 可以考虑用来替代 UFH 作为溶栓辅助治疗用药。具体用法如下。①依诺肝素:年龄小于 75 岁,先给予 30 mg 快速静脉注射,15 分钟后 1.0 mg/kg 皮下注射,每 12 小时 1 次;年龄 75 岁以上患者,禁止初始快速静脉注射,且皮下注射的剂量也减少至 0.75 mg/kg,每 12 小时 1 次。如果治疗过程中发现肌酐清除率(采用 Cockcroft-Gault 方程计算)<30 mL/min,无论年龄大小,皮下注射量均为 1.0 mg/kg,每 24 小时 1 次。依诺肝素的维持治疗应该在住院期间持续 8 天。②磺达肝癸钠:在血清肌酐水平<3.0 mg/dL 的前提下,初始剂量 2.5 mg 静脉注射,随后 2.5 mg 皮下注射,每天 1 次,在住院期间持续 8 天。

基于 COMAMIT-CCS-2 和 CLARITY-TIMI 28 研究结果,指南进一步强调了 STEMI 应用氯吡格雷的必要性和疗程:发生 STEMI 后,不管是否接受再灌注治疗,除口服阿司匹林外,以后每天加服氯吡格雷 75 mg(Ⅰ类推荐,证据水平 A),氯吡格雷治疗时间至少为 14 天。对于年龄小于 75 岁的 STEMI 患者,均推荐用 300 mg 氯吡格雷口服负荷量,每天 75 mg 长期维持治疗(如 1 年)。服用氯吡格雷的患者如果准备行 CABG,则必须停用氯吡格雷至少 5 天,最好 7 天(Ⅰ类推荐,证据水平 B)。

在中国,PCI 经历 20 余年的发展,大致可分为 3 个阶段,即 1984—1994 年为经皮球囊导管扩张术,1995—2002 年冠状动脉普通裸金属支架(BMS)植入术,2002 年底至今的药物支架年代,后者是介入心脏病学领域中的第三座里程碑。近年来,随着多中心、随机、对照研究的开展和远期随访结果的获得,大量的循证医学证据表明,药物洗脱支架(DES)的临床应用正在改变冠心病治疗的传统观念,推动了介入心脏病学的发展。

以往,冠状动脉再狭窄及靶器官病变(血管)再次血运重建是影响 PCI 进一步发展的主要障碍,也是 PCI 后临床严重心脏事件(MACE)的主要原因。DES 使再狭窄的发生率明显下降,2005 年 ACC/AHA 指南推荐使用 DES 的指征(Ⅱc 类推荐,证据水平 C),如小血管慢性完全性闭塞病变、分叉/开口病变、桥血管狭窄、胰岛素依赖型糖尿病、多支血管病变、无保护左主干狭窄、支架内再狭窄。但在当前 DES 广泛使用的年代,还有许多问题要进一步解决。首先,DES 的涂层支架(西罗莫司、紫杉醇及其他药物支架)在抑制血管平滑肌细胞增生的同时,也延缓或阻止内皮修复,使金属支架和多聚载体长期暴露于血液,容易引起支架内血栓形成或临床事件的发生。支架内血栓形成仍是 DES 应用的令人困惑的问题,临床发现支架内亚急性和晚期血栓形成发生率分别为 2% 和 3%。为此,患者需要接受长期、持续的有效抗血小板治疗。另外,分叉病变支架治疗后再狭窄的发生率高达 18%,因而,还需要在 PCI 器材

（如针对分叉病变的特殊支架）、治疗技术等方面进一步改进，才能整体提高 PCI 的临床疗效。应该指出，大约 80% 接受 DES 治疗的患者实际上并不一定需要 DES，治疗策略的正确选择和药物辅助治疗将成为介入医生的另一个挑战。

虽然没有循证医学证据支持，专家一致认为 PCI 操作前应在冠状动脉内注射硝酸甘油解除冠状动脉痉挛（Ⅰc 类推荐），根据血压情况在术中和术后重复使用。

任何冠状动脉介入操作都禁止在未抗凝的情况下进行，对于 STEMI，UFH 是标准治疗的一部分，尤其是对接受直接 PCI 的患者使用 UFH 是专家们的一致意见（Ⅰc 类推荐）。通常推荐静脉注射 UFH，使 ACT 维持在 250～350 秒或 200～250 秒（联合 GPⅡb/Ⅲa 受体拮抗剂时），或根据体重调整剂量（100 IU/kg 或联合 GPⅡb/Ⅲa 受体拮抗剂 50～60 IU/kg）。由于 UFH 的生物利用度个体差异很大，提倡 ACT 指导下调整剂量。LMWH 具有给药方便、抗凝预测性好、不需检测、出血并发症少等优点，目前大有取代 UFH 的趋势。2006 年以前因证据有限，仅推荐在高危 UA/NSTEMI 不能进行 PCI 干预患者中用 UFH 替代治疗，而在《2007 年 ACC/AHA 指南》更新中则作为Ⅰ类推荐：①以前采用 UFH 治疗的患者，可根据是否接受 GPⅡb/Ⅲa 受体拮抗剂治疗等情况，继续适量应用静脉 UFH 支持 PCI 手术操作（证据水平 C）；②以前采用依诺肝素治疗的患者，如果最近 1 次皮下注射在 8 小时以内，不需要额外再给依诺肝素，如果在 12 小时之前，应经静脉补充依诺肝素 0.3 mg/kg（证据水平 B）；③以前采用磺达肝癸钠治疗的患者，可根据是否接受 GPⅡb/Ⅲa 受体拮抗剂治疗等情况，经静脉补充适量具有抗Ⅱa 活性的抗凝剂，而不能单纯采用磺达肝癸钠进行抗凝治疗（证据水平 C）。

阿司匹林是冠心病的基础治疗药物，除非有阿司匹林过敏。稳定型冠心病、NSTEMI 和 STEMI 都推荐使用阿司匹林，属于Ⅰ类指征，证据级别分别为 B 级、C 级和 B 级。所有接受 PCI 的 STEMI 的患者，如果没有阿司匹林抵抗、过敏或出血风险增加的情况，在植入金属裸支架后，口服阿司匹林 162～325 mg/d 至少 1 个月，植入西罗莫司洗脱支架后至少 3 个月，植入紫杉醇支架后至少 6 个月，此后应长期每日口服阿司匹林 75～162 mg（Ⅰ类推荐，证据水平 B）。所有植入 DES 的 STEMI 患者，如果没有高出血风险，推荐每天服用氯吡格雷 75 mg 至少 12 个月；植入 BMS 的患者氯吡格雷则至少使用 1 个月，最好持续用药 12 个月。

2.常规药物治疗

（1）β受体阻滞剂：20 世纪 80 年代以来，AMI 治疗学的主攻方向是限制和缩小梗死面积，保存左心室功能，预防心脏重塑，减少心力衰竭和猝死的发生。β受体阻滞剂在 AMI 的最初几小时，可降低心肌耗氧量，降低心率和收缩压，减少儿茶酚胺的释放，预防快速心律失常，防止心肌梗死面积扩大。β受体阻滞剂治疗 AMI 的临床疗效已被大量的临床研究所证实，各国指南均将β受体阻滞剂作为 AMI 患者挽救生命的一线用药。

对 AMI 发作 12 小时内，无β受体阻滞剂治疗禁忌证的患者，无论是否同时接受溶栓或直接 PCI，均应立即使用β受体阻滞剂。《2004 年 ACC/AHA 和 ESC 专家共识》均强烈推荐，在心肌梗死早期和二级预防中长期应用β受体阻滞剂。2007 年指南更新中除继续强调在 STEMI 早期应用β受体阻滞剂的重要性外，主要补充了β受体阻滞剂使用的禁忌证的具体定义，指出应在 STEMI 发生后的第一个 24 小时内开始口服β受体阻滞剂（Ⅰ类推荐，证据水平 B），对于合并高血压的患者应在就诊时即开始应用β受体阻滞剂的静脉制剂（Ⅱa 类推荐，证据水平 B），除非患者存在以下任何一种情况：①心力衰竭征象；②低心排状态的证据；③心源性休克的风险增加;④应用β受体阻滞剂的其他相对禁忌证(PR 间期>0.24 秒、Ⅱ度或Ⅲ度房室传导阻滞、活动性哮喘或反应性气道疾病)。口服可从小剂量开始,根据心率逐渐增加剂量,靶心率以 55~65 次/分为宜。目前临床研究证据显示,脂溶性β受体阻滞剂具有全面的心血管保护作用,如美托洛尔、比索洛尔或卡维地洛等,可较安全应用。

(2)血管紧张素转换酶抑制剂(ACEI)和血管紧张素Ⅱ受体拮抗剂(ARB):ACEI 治疗多种心血管疾病的临床疗效已经明确,适应证包括慢性心力衰竭、无症状左心室功能异常、AMI、高血压和高危心血管事件,同时患有糖尿病的患者获益更大。ACEI 竞争性阻断血管紧张素Ⅰ转化成血管紧张素Ⅱ,减少循环中和组织中血管紧张素Ⅱ水平,从而发挥减低外周血管阻力、促进尿钠排泄、改善内皮功能、减轻心脏重塑等作用,还可减少心肌再梗死和冠状动脉血运重建手术的需要。2004 年 ESC 发表关于 ACEI 用于心血管疾病的专家共识文件,复习了近年 AMI 后 ACEI 治疗的大规模临床研究,推荐在 AMI 中规范化应用。

AMI 后 ACEI 治疗的大规模临床研究有两种类型:早期干预试验和较迟干预试验。早期干预试验(<36 小时)能降低病死率,但获益不是很大,汇总分析显示,30 天的病死率从安慰剂组的 7.6%降低到 ACEI 组的 7.1%,相当于每 1000 例患者治疗 4 周,能避免 5 例死亡,心力衰竭或前壁梗死等高危患者获益大,而单纯下壁梗死等低危患者获益很少。病死率降低主要发生在治疗的第一周内。早期干预使用的 ACEI 从小剂量开始,在 48 小时内逐渐增大剂量,同时监测血压和肾功能。

较迟开始的(>48 小时)试验证实,ACEI 长期治疗能得到较大的效益。汇总分析显示,ACEI 平均治疗 2.6 年后,使病死率从 29.1%降低到 23.4%,相当于每 1000 例患者治疗 2.5 年能避免 57 例死亡;使再梗死率从 13.2%降低到 10.8%;心力衰竭住院率从 15.5%降低到 11.9%。

《ESC 专家共识》推荐:AMI 在症状发生后 36 小时内开始接受 ACEI 口服能够获益(Ⅱa 类推荐,证据水平 A);高危患者(前壁梗死、LVEF 降低或有轻中度心力衰竭)得益最大(Ⅰ类推荐,证据水平 A);AMI 后有临床心力衰竭或无症状左心室功能异常、高危或糖尿病患者应长期接受 ACEI 治疗(Ⅰ类推荐,证据水平 A)。ACEI 禁忌证有妊娠、过敏和低血压等。

ARB 能从血管紧张素Ⅱ受体的水平阻断肾素-血管紧张素-醛固酮系统,从而减少血管紧张素Ⅱ对心脏的损害作用。近年的临床研究也证明,高血压、心力衰竭、冠心病、糖尿病等患者在 ARB 治疗中获益,证据级别不断提高。《ACC/AHA 指南》推荐,ABR 适用于 AMI 不能耐受 ACEI,并发有心力衰竭和 LVEF<40%的患者,并可长期应用。

(3)他汀类药物:羟甲基戊二酰辅酶 A(HMG-CoA)还原酶抑制剂即他汀类药物问世后,大量的大型、多中心、随机、双盲临床研究证实,他汀类药物不仅成为血脂异常中应用最广泛的药物,还在不同血脂水平的冠心病及心肌梗死患者一、二级预防和治疗中安全有效,特别是积极调脂、早期调脂、强化调脂在冠心病高危患者和冠心病等危症患者中获益更明显。他汀类药物不仅有明显的调脂作用,已有大量的证据表明,他汀类药物具有独立于调脂作用以外的多效性,即非降脂作用,如通过稳定内皮功能、抗炎症因子活性、抑制巨噬细胞激活和增殖、抑制平滑肌细胞增殖与迁移、抗血小板聚集等作用而稳定冠状动脉粥样斑块、促进血管重建、减少冠心病血管事件的发生。

现代的《血脂异常指南》根据患者个体的危险程度结合其血 LDL-C 或 TC 水平决定何种水平开始采用生活方式改变治疗,何种水平开始采用药物治疗,以及须使 LDL-C 或 TC 下降达到的目标值。通常将心血管综合危险分层分为低、中、高危三级,美国 ATPⅢ于 2004 年引入了"极高危"的概念,这一概念对重度患者更重视降脂治疗的力度,因有其合理性,2007 年《中国成人血脂异常防治指南》也引入了这一概念,同美国 ATPⅢ 一样,将急性冠状动脉综合征、缺血性心血管病合并糖尿病等列为极高危。

20 世纪后期,4S、CARE、LIPID、WOSCOPS 和 AFCAPS/TexCAPS 5 项大规模临床试验相继发表,为他汀类药物防治冠心病提供了坚实的证据,被认为在冠心病防治史上具有里程碑式的意义,其共同特点是这些试验都证实他汀类药物降低 TC、LDL-C 和 TG 水平,升高 HDL-C 水平,使冠心病病死率和致残率明显降低。随后,AVERT、AMIRACL、LIPS、HPS、PROSPER、ASCOT、PROVE-IT、TNT 和 IDEAL 等一系列临床试验更广泛、更深入地探讨了他汀类药物在不同阶段、不同范围冠心病的临床应用,从稳定型冠心病的二级预防扩展到冠心病急性发病和不同危险水平的人群。

指南要求,因急性心肌梗死或行 PCI 收住入院的患者,应在住院后立即或 24 小时内进行血脂测定,并以此作为参考值,无论患者的基线 TC 和 LDC-C 值是多少,都应尽早给予他汀类药物治疗。原已服用调脂药物者不必终止调脂治疗,除非有禁忌证。AMI 时,他汀类药物剂量可以较大,如无安全性方面的不利因素,可使 LDL-C 降至 2.07 mmol/L 或在原有基线水平降低 40% 以上。指南中明确指出降低 LDL-C 30%~40% 所需各种他汀类药物的剂量,但强调不仅要早期治疗、强化治疗和长期治疗,还要求定期进行药物安全性监测,包括血肌酸激酶、肝功能及患者临床表现。

3.STEMI 并发症的处理

由于心肌大面积坏死或伴有不同程度心肌缺血,AMI 可出现以下并发症,如急性左心衰竭肺水肿、低血容量性低血压、心源性休克、心律失常和机械性并发症(室间隔穿孔、乳头肌断裂和心脏游离壁破裂)等,需进行相应的处理。

(1)心律失常:出现心房扑动或心房颤动合并心力衰竭,频发、成对、多源和 R-on-T 等室性期前收缩者往往预示着更严重的室性心律失常的发生,可使用氨碘酮 150 mg 静脉注射,然后以 0.5~1 mg/min 速率维持静脉滴注或微泵 5~6 小时;一旦出现心室颤动,应立即非同步除颤(200~300 J),如不成功,可给予肾上腺素 1~2 mg 静脉注射后重复电除颤(最大至 400 J);无心力衰竭者可选用 β 受体阻滞剂;在下壁心肌梗死的患者常出现缓慢性心律失常,如严重心动过缓可选用阿托品,三度房室传导阻滞可酌情安装临时起搏器。

(2)心力衰竭:心力衰竭是影响 AMI 预后的严重并发症,常见于大面积心肌梗死。患者应取坐位、吸氧,选用吗啡、利尿剂、血管扩张剂(硝酸甘油)、β 受体激动剂(多巴胺或多巴酚丁胺)、洋地黄等药物治疗。

(3)低血压:低血压常见于下壁、后壁伴有右心室心肌梗死者,可在升压药维持血压 90/60 mmHg 左右的基础上进行扩容治疗,同时密切观察心率、血压、呼吸和肺部啰音的变化情况。若有心力衰竭征象,应立即停止扩容,并给予利尿剂和血管扩张剂治疗。

(4)机械并发症:左心室游离壁破裂、室间隔穿孔或乳头肌断裂,一旦发生往往是灾难性的,极易死亡,可通过超声心动图、心导管检查明确诊断。一旦确诊,应考虑外科手术治疗。

(5)再发心肌梗死或心肌缺血:STEMI 再灌注治疗后,虽然冠状动脉血管开通恢复心肌血供,但冠状动脉病变仍存在着残余狭窄,随时可能出现再闭塞而导致心肌缺血或心肌梗死的发生。新指南要求,若发生了 STEMI,则按《STEMI 指南》进行处理,尽快进行再溶栓、PCI 或 CABG;若为 NSTEMI,则按 ACS 的处理原则,加强药物治疗,包括抗血小板、抗凝、抗缺血、维持血流动力学稳定,若能有效控制心肌缺血,则择期行 PCI,若不能有效控制心肌缺血,则应进行急诊冠状动脉造影检查和 PCI 或 CABG 治疗。

第二节 重症心律失常

心律失常是指心脏冲动的频率、节律、起源部位、传导速度或激动次序的异常。正常心脏冲动起源于窦房结,先后经结间束、房室结、希氏束、左和右束支及浦肯野纤维至心室。心律失常的发生是由于多种原因引起心肌细胞的自律性、兴奋性、传导性改变,导致心脏冲动形成和(或)传导异常。临床上根据发作时心率的快慢,可将心律失常分为快速心律失常和缓慢心律失常,前者包括期前收缩、心动过速、心房颤动、心室颤动等,后者包括窦性缓慢心律失常、房室传导阻滞等。心律失常发生在无器质性心脏病者,大多病程短,可自行恢复,对血流动力学无明显影响,一般不增加心血管死亡危险性。发生于严重器质性心脏病或离子通道病的心律失常,病程较长,常有严重血流动力学障碍,可诱发心绞痛、休克、心力衰竭、昏厥甚至猝死,称重症心律失常。常见的病因为急性冠脉综合征、陈旧性心肌梗死、慢性充血性心力衰竭(射血分数<40%),各类心肌病、长 Q-T 间期综合征、预激综合征等。

心律失常的诊断应从详尽采集病史入手,病史通常能提供对诊断有用的线索。心电图检查是诊断心律失常最重要的一项无创性检查技术,应记录 12 导联心电图,并记录清楚显示 P 波导联的心电图长条以备分析,通常选择 V_1 或 II 导联。系统分析应包括:心房与心室节律是否规则,频率各为若干? P-R 间期是否恒定? P 波与 QRS 波群是否正常? P 波与 QRS 波群的相互关系等。在确定心律失常类型后,对重症心律失常患者,在院前和院内对其进行急救时首先要判断有无严重血流动力学障碍,并建立静脉通道,给予吸氧、心电监护,使用电击复律和(或)抗心律失常药物迅速纠正心律失常。在血流动力学稳定、心律失常已纠正的情况下再分析、判断导致心律失常的病因和诱因,并给予相应的处理。

一、阵发性室上性心动过速

阵发性室上性心动过速,简称室上速,是一种阵发性、规则而快速的异位心律。根据起搏点部位及发生机制的不同,包括窦房折返性心动过速、心房折返性心动过速、自律性房性心动过速、房室结内折返性心动过速等。此外,利用隐匿性房室旁路逆行传导的房室折返性心动过速习惯上也归属于室上性心动过速的范畴。由于心动过速发作时频率很快,P 波往往埋伏于前一个 T 波中,不易判定起搏点的部位,故常统称为阵发性室上性心动过速。在全部室上速病例中,房室结内折返性心动过速和房室折返性心动过速约占 90% 以上。

(一)病因

阵发性室上性心动过速常见于正常的青年,情绪激动、疲劳或烟酒过量常可诱发,也可见于各种心脏病患者,如冠心病、风湿性心脏病、慢性肺源性心脏病、甲状腺功能亢进性心脏病等。

(二)发病机制

折返是阵发性室上性心动过速发生的主要机制。由触发活动、自律性增高引起者为数甚少。在房室结存在双径路、房室间存在隐匿性房室旁路、窦房结细胞群之间存在功能性差异、心房内 3 条结间束或心房肌的传导性能不均衡或中断的情况下,两条传导性和不应期不一致的传导通路如形成折返环,其中一条传导通路出现单向传导阻滞时,适时的期前收缩或程序刺激在非阻滞通路上传导的时间使单向传导阻滞的通路脱离不应期,冲动在折返环中沿着一定的方向在折返环中运行,即可形成阵发性室上性心动过速。

(三)临床表现

心动过速发作突然起始与终止,持续时间长短不一。症状包括心悸、胸闷、焦虑不安、头晕,少数患者可出现晕厥、心绞痛、心力衰竭、休克。症状轻重取决于发作时心室率快速的程度、持续时间以及有无血流动力学障碍,也与原发病的严重程度有关。体检心尖区第一心音强度恒定,心律绝对规则。

(四)诊断

1. 心电图特征

(1)心率 150～250 次/分,节律规则。

(2)QRS 波群形态与时限正常,发生室内差异性传导或原有束支传导阻滞时,QRS 波群形态异常。

(3)P 波形态与窦性心律时不同,且常与前一个心动周期的 T 波重叠而不易辨认。

(4)ST 段轻度下移,T 波平坦或倒置(图 2-1)。

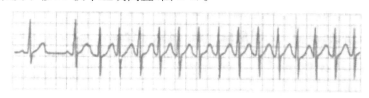

图 2-1 阵发性室上性心动过速

2. 评估

(1)判断有无严重的血流动力学障碍、缺氧、二氧化碳潴留和电解质紊乱。

(2)判断有无器质性心脏病、心功能状态和发作的诱因。

(3)询问既往有无阵发性心动过速发作,每次发作的持续时间、主要症状及诊治情况。

(五)急诊处理

在吸氧、心电监护、建立静脉通路后,根据患者基础的心脏状况、既往发作的情况、有无血流动力学障碍以及对心动过速的耐受程度作出处理。

1. 同步直流电复律

当患者有严重的血流动力学障碍时,需要紧急电击复律。抗心律失常药物治疗无效也应施行电击复律。能量一般选择 100～150 J。电击复律时如患者意识清楚,应给予地西泮 10～30 mg 静脉注射。应用洋地黄者不应电复律治疗。

2. 刺激迷走神经

如患者心功能与血压正常,可先尝试刺激迷走神经的方法。颈动脉窦按摩(患者取仰卧位,先行右侧,每次 5～10 秒,切不可两侧同时按摩,以免引起脑缺血),Valsalva 动作(深吸气后屏气,再用力作呼气),诱导恶心,将面部浸没于冰水中等方法可使心动过速终止。

3. 腺苷与钙通道阻滞药

首选治疗药物为腺苷,6～12 mg 静脉注射,时间 1～2 秒。腺苷起效迅速,不良反应有胸部压迫感、呼吸困难、面部潮红、窦性心动过缓、房室传导阻滞等。由于其半衰期短于 6 秒,不良反应即使发生也很快消失。如腺苷无效可改用维拉帕米,首次 5 mg 稀释后静脉注射,时间

3～5 分钟,无效间隔 10 分钟再静脉注射 5 mg。也可使用地尔硫䓬 0.25～0.35 mg/kg。上述药物疗效达 90% 以上。如患者合并心力衰竭、低血压或为宽 QRS 波心动过速,尚未明确室上性心动过速的诊断时,不应选用钙通道阻滞药,宜选用腺苷静脉注射。

4. 洋地黄与 β 受体阻滞剂

毛花苷 C(西地兰)0.4～0.8 mg 稀释后静脉缓慢注射,以后每 2～4 小时静脉注射 0.2～0.4 mg,24 小时总量在 1.6 mg 以内。目前洋地黄已较少应用,但对伴有心功能不全患者仍为首选。

β 受体阻滞剂也能有效终止心动过速,但应避免用于失代偿的心力衰竭患者,并以选用短效 β 受体阻滞剂(如艾司洛尔)较为合适,剂量 50～200 $\mu g/(kg \cdot min)$。

5. 普罗帕酮

1～2 mg/kg(常用 70 mg)稀释后静脉注射,无效间隔 10～20 分钟再静脉注射 1 次,一般静脉注射总量不超过 280 mg。由于普罗帕酮有负性肌力作用及抑制传导系统作用,且个体间存在较大差异,对有心功能不全者禁用,对有器质性心脏病、低血压、休克、心动过缓者等慎用或禁用。

6. 其他

合并低血压者可应用升压药物,通过升高血压反射性地兴奋迷走神经,终止心动过速。可选用间羟胺 10～20 mg 或甲氧明 10～20 mg,稀释后缓慢静脉注射。有器质性心脏病或高血压者不宜使用。

二、室性心动过速

室性心动过速简称室速,是指连续 3 个或 3 个以上的室性期前收缩,频率＞100 次/分所构成的快速心律失常。

(一)病因

室速常发生于各种器质性心脏病,以缺血性心脏病为最常见;其次为心肌病、心力衰竭、二尖瓣脱垂、瓣膜性心脏病等;其他病因包括代谢紊乱、电解质紊乱、长 Q-T 间期综合征、Brugada 综合征、药物中毒等。少数室速可发生于无器质性心脏病者,称为特发性室速。

(二)发病机制

1. 折返

折返形成必须具备两条解剖或功能上相互分离的传导通路、部分传导途径的单向阻滞和另一部分传导缓慢这 3 个条件。心室内的折返可为大折返、微折返,前者具有明确的解剖途径;后者为发生于小块心肌甚至于细胞水平的折返,是心室内折返最常见的形式。心肌缺血、低血钾及代谢障碍等引起心室肌细胞膜电位改变,动作电位时间、不应期、传导性的非均质性,使心肌电活动不稳定而诱发室速。

2. 自律性增高

心肌缺血、缺氧、牵张过度均可使心室异位起搏点 4 相舒张期除极坡度增加、降低阈电位或提高静息电位的水平,使心室肌自律性增高而诱发室速。

3. 触发活动

由后除极引起的异常冲动的发放。常由前一次除极活动的早期后除极或延迟后除极所诱发。它可见于局部儿茶酚胺浓度增高、心肌缺血—再灌注、低血钾、高血钙及洋地黄中毒时。

(三)临床表现

室速临床症状的轻重视发作时心脏基础病变、心功能状态、频率及持续时间等不同而异，且有很大差别。非持续性室速的患者通常无症状。持续性室速常伴有明显的血流动力学障碍与心肌缺血。临床症状包括心悸、气促、低血压、心绞痛、少尿、晕厥等。听诊心律轻度不规则，第1、第2心音分裂。室速发生房室分离时，颈静脉搏动出现间歇性a波，第1心音响度及血压随每次心搏而变化；室速伴有房颤时，则第1心音响度变化和颈静脉搏动间歇性a波消失。部分室速蜕变为心室颤动而引起患者猝死。

(四)诊断与鉴别诊断

1.心电图特征

(1)3个或3个以上的室性期前收缩连续出现。

(2)QRS波群宽大、畸形，时间>0.12秒，ST-T波方向与QRS波群主波方向相反。

(3)心室率通常为100~250次/分，心律规则，但也可不规则。

(4)心房独立活动与QRS波群无固定关系，形成房室分离；偶尔个别或所有心室激动逆传夺获心房。

(5)通常发作突然开始。

(6)心室夺获与室性融合波：室速发作时少数室上性冲动可下传心室，产生心室夺获，表现为在P波之后提前发生一次正常的QRS波群。室性融合波的QRS波群形态介于窦性与异位心室搏动之间，其意义为部分夺获心室。心室夺获与室性融合波的存在对确立室速的诊断有重要价值(图2-2)。

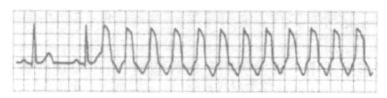

图2-2　室性心动过速

2.室速的分类

(1)按室速发作持续时间的长短分为：①持续性室速，发作时间30秒以上，或室速发作时间未达30秒，但出现严重的血流动力学异常，需药物或电复律始能终止；②非持续性室速，发作时间短于30秒，能自行终止。

(2)按室速发作时QRS波群形态不同分为：①单形性室速，室速发作时，QRS波群形态一致；②多形性室速，室速发作时，QRS波群形态呈2种或2种以上形态。

(3)按室速发作时血流动力学的改变分为：①血流动力学稳定性室速；②血流动力学不稳定性室速。

(4)按室速持续时间和形态的不同分为：①单形性持续性室速；②单形性非持续性室速；③多形性持续性室速；④多形性非持续性室速。

3.鉴别诊断

室速与阵发性室上性心动过速伴束支传导阻滞或室内差异性传导或合并预激综合征的心电图十分相似，但各自的临床意义及治疗完全不同，因此应进行鉴别。

（1）阵发性室上性心动过速伴室内差异性传导：室速与阵发性室上性心动过速伴室内差异性传导酷似，均为宽 QRS 波群心动过速，两者应仔细鉴别。下述诸点有助于阵发性室上性心动过速伴室内差异性传导的诊断：①每次心动过速均由期前发生的 P 波开始；②P 波与 QRS 波群相关，通常呈 1∶1 房室比例；③刺激迷走神经可减慢或终止心动过速。

（2）预激综合征伴心房颤动：预激综合征患者发生心房颤动，冲动沿旁道下传预激心室表现为宽 QRS 波，沿房室结下传表现为窄 QRS 波，有时两者融合 QRS 波介于两者之间。当室率较快时易与室速混淆。下述诸点有助于预激综合征伴心房颤动的诊断：①心房颤动发作前后有预激综合征的心电图形；②QRS 时限＞0.20 秒，且由于预激心室程度不同，QRS 时限可有差异；③心律明显不齐，心率多＞200 次/分；④心动过速 QRS 波中有预激综合征心电图形时有利于预激综合征伴心房颤动的诊断。

4. 评估

（1）判断血流动力学状态、有无脉搏：当心电图显示为室性心动过速或宽 QRS 波心动过速时，首先要判断患者血流动力学是否稳定、有无脉搏。

（2）确定室速的类型、持续时间。

（3）判断有无器质性心脏病、心功能状态和发作的诱因。

（4）判断 Q-T 间期有无延长、是否合并低血钾和洋地黄中毒等。

（五）急诊处理

室速的急诊处理原则是：对非持续性的室速，无症状、无晕厥史、无器质性心脏病者无须治疗；对持续性室速发作，无论有无器质性心脏病均应迅速终止发作，积极治疗原发病；对非持续性室速，有器质性心脏病患者也应积极治疗。

1. 吸氧

室性心动过速的患者，常有器质性心脏病，发作时间长时即有明显缺氧，应该注意氧气吸入。

2. 直流电复律

无脉性室速、多形性室速应视同心室颤动，立即进行复苏抢救和非同步直流电复律，首次单相波能量为 360 J，双相波能量为 150 J 或 200 J。伴有低血压、休克、呼吸困难、肺水肿、心绞痛、晕厥或意识丧失等严重血流动力学障碍的单形性持续性室性心动过速者，首选同步直流电复律；药物治疗无效的单形性持续性室性心动过速者，也应行同步直流电复律。首次单相波能量为 100 J，如不成功，可增加能量。如血流动力学情况允许应予短时麻醉。洋地黄中毒引起的室性心动过速者，不宜用电复律，应给予药物治疗。

3. 抗心律失常药物的使用

（1）胺碘酮：静脉注射胺碘酮基本不诱发尖端扭转性室速，也不加重或诱发心力衰竭。适用于血流动力学稳定的单形性室速、不伴 Q-T 间期延长的多形性室速、未能明确诊断的宽 QRS 心动过速、电复律无效或电复律后复发的室速、普鲁卡因胺或其他药物治疗无效的室速。在合并严重心功能受损或缺血的患者，胺碘酮优于其他抗心律失常药，疗效较好，促心律失常作用低。首剂静脉用药 150 mg，用 5% 葡萄糖注射液稀释后，于 10 分钟注入。首剂用药 10～15 分钟后仍不能转复，可重复静脉注射 150 mg。室速终止后以 1 mg/min 速度静脉滴注

6 小时,随后以 0.5 mg/min 速度维持给药,原则上第 1 个 24 小时不超过 1.2 g,最大可达 2.2 g。第 2 个 24 小时及以后的维持量一般推荐 720 mg/24 小时。静脉胺碘酮的使用剂量和方法要因人而异,使用时间最好不要超过 3～4 天。静脉使用胺碘酮的主要不良反应是低血压和心动过缓,减慢静脉注射速度、补充血容量、使用升压药或正性肌力药物可以预防,必要时采用临时起搏。

(2)利多卡因:近年来发现利多卡因对起源自正常心肌的室速终止有效率低;终止器质性心脏病或心力衰竭中室速的有效率不及胺碘酮和普鲁卡因胺;急性心肌梗死中预防性应用利多卡因,室颤发生率降低,但病死率上升;此外,终止室速、室颤复发率高;因此利多卡因已不再是终止室速、室颤的首选药物。首剂用药 50～100 mg,稀释后 3～5 分钟静脉注射,必要时间隔 5 分钟后可重复 1 次,至室速消失或总量达 300 mg,继以 1～4 mg/min 的速度维持给药。主要不良反应有嗜睡、感觉迟钝、耳鸣、抽搐、一过性低血压等。禁忌证有高度房室传导阻滞、严重心力衰竭、休克、肝功能严重受损等。

(3)苯妥英钠:能有效地消除由洋地黄过量引起的延迟性后除极触发活动,主要用于洋地黄中毒引起的室性和房性快速心律失常。也可用于长 Q-T 间期综合征所诱发的尖端扭转性室速。首剂用药 100～250 mg,以注射用水 20～40 mL 稀释后 5～10 分钟静脉注射,必要时每隔 5～10 分钟重复静脉注射 100 mg,但 2 小时内不宜超过 500 mg,1 天不宜超过 1000 mg。治疗有效后改口服维持,第 2、第 3 天维持量 100 mg,每天 5 次,以后改为每 6 小时 1 次。主要不良反应有头晕、低血压、呼吸抑制、粒细胞减少等。禁忌证有低血压、高度房室传导阻滞(洋地黄中毒例外)、严重心动过缓等。

(4)普罗帕酮:用法,1～2 mg/kg(常用 70 mg)稀释后以 10 mg/min 静脉注射,无效间隔 10～20 分钟再静脉注射 1 次,一般静脉注射总量不超过 280 mg,由于普罗帕酮有负性肌力作用及抑制传导系统作用,且个体间存在较大差异,对有心功能不全者禁用,对有器质性心脏病、低血压、休克、心动过缓者等慎用或禁用。

(5)普鲁卡因胺:用法,100 mg 稀释后 3～5 分钟静脉注射,每隔 5～10 分钟重复 1 次,直至心律失常被控制或总量达 1～2 g,然后以 1～4 mg/min 的速度维持给药。为避免普鲁卡因胺产生的低血压反应,用药时应有另外一个静脉通路,可随时滴入多巴胺,保持在推注普鲁卡因胺过程中血压不降。用药时应有心电图监测。应用普鲁卡因胺负荷量时可产生 QRS 增宽,如超过用药前 50% 则提示已达最大耐受量,不可继续使用。

(六)特殊类型的室性心动过速

1.尖端扭转性室速

尖端扭转性室速是多形性室速的一个特殊类型,因发作时 QRS 波群的振幅与波峰呈周期性改变,宛如围绕等电位线连续扭转而得名。往往连续发作 3～20 个冲动,间以窦性冲动,反复出现,频率 200～250 次/分(图 2-3)。在非发作期可有 Q-T 间期延长。当室性期前收缩发生在舒张晚期、落在前面 T 波的终末部分可诱发室速。由于发作时频率过快可伴有血流动力学不稳定的症状,甚至心脑缺血表现,持续发作控制不满意可恶化为心室颤动和猝死。临床见于先天性长 Q-T 间期综合征、严重的心肌损害和代谢异常、电解质紊乱(如低血钾或低血镁)、吩噻嗪和三环类抗抑郁药及抗心律失常药物(如奎尼丁、普鲁卡因胺或丙吡胺)的使用时。

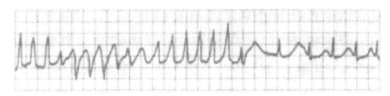

图 2-3 尖端扭转性室速

药物终止尖端扭转性室速时,首选硫酸镁,首剂 2 g,用 5％葡萄糖注射液稀释至 40 mL 缓慢静脉注射,时间 3～5 分钟,然后以 8 mg/min 的速度静脉滴注。ⅠA 类和Ⅲ类抗心律失常药物可使 Q-T 间期更加延长,故不宜应用。先天性长 Q-T 间期综合征治疗应选用 β 受体阻滞剂。对于基础心室率明显缓慢者,可起搏治疗,联合应用 β 受体阻滞剂。药物治疗无效者,可考虑左颈胸交感神经切断术,或置入埋藏式心脏复律除颤器。

2.加速性室性自主心律

其又称非阵发性室速、缓慢型室速。心电图常表现为连续发生 3～10 个起源于心室的 QRS 波群,心室率通常为 60～110 次/分。心动过速的开始与终止呈渐进性,跟随于一个室性期前收缩之后,或当心室异位起搏点自律性高于窦性频率时发生。由于心室与窦房结两个起搏点轮流控制心室节律,融合波常出现于心律失常的开始与终止时,心室夺获也很常见。

加速性室性自主心律常发生于心脏病患者,特别是急性心肌梗死再灌注期间、心脏手术、心肌病、风湿热与洋地黄中毒。发作短暂或间歇,患者一般无症状,也不影响预后。通常无须治疗。

三、心房扑动

心房扑动简称房扑,是一种快速而规则、药物难以控制的心房异位心律,较心房颤动少见。

(一)病因

心房扑动常发生于器质性心脏病,如风湿性心脏病、冠心病、高血压性心脏病、心肌病等。此外,肺栓塞,慢性充血性心力衰竭,二、三尖瓣狭窄与反流导致心房扩大,也可出现心房扑动。其他病因有甲状腺功能亢进症、酒精中毒、心包炎等,也可见于一些无器质性心脏病的患者。

(二)发病机制

心脏电生理研究表明,房扑系折返所致,因这些折返环占领了心房的大部分区域,故称为"大折返"。下腔静脉至三尖瓣环间的峡部常为典型房扑折返环的关键部位。围绕三尖瓣环呈逆钟向折返的房扑最常见,称典型房扑(Ⅰ型);围绕三尖瓣环呈顺钟向折返的房扑较少见,称非典型房扑(Ⅱ型)。

(三)临床表现

心房扑动往往有不稳定的倾向,可恢复为窦性心律或进展为心房颤动,也可持续数月或数年。按摩颈动脉窦能突然成比例减慢心房扑动者的心室率,停止按摩后又恢复至原先心室率水平。令患者运动、施行增加交感神经张力或降低迷走神经张力的方法,可促进房室传导,使心房扑动的心室率成倍数增加。

房扑患者常有心悸、呼吸困难、乏力或胸痛等症状。有些房扑患者症状较为隐匿,仅表现为活动时乏力。如房扑伴有极快的心室率,可诱发心绞痛、心力衰竭。体检可见快速的颈静脉扑动。房室传导比例发生改变时,第一心音强度也随之变化。未得到控制且心室率极快的房扑,长期发展会导致心动过速性心肌病。

(四)诊断

1.心电图特征

(1)反映心房电活动的窦性 P 波消失,代之以规律的锯齿状扑动波称为 F 波,扑动波之间的等电位线消失,在 Ⅱ、Ⅲ、aVF 或 V_1 导联最为明显,典型房扑在 Ⅱ、Ⅲ、aVF 导联上的扑动波呈负向,V_1 导联上的扑动波呈正向,移行至 V_6 导联时则扑动波演变成负向波。心房率为250~350 次/分。非典型房扑,表现为 Ⅱ、Ⅲ、aVF 导联上的正向扑动波和 V_1 导联上的负向扑动波,移行至 V_6 导联时则扑动波演变为正向扑动波,心房率为340~430 次/分。

(2)心室率规则或不规则,取决于房室传导比例是否恒定。当心房率为 300 次/分,未经药物治疗时,心室率通常为 150 次/分(2∶1 房室传导)。使用奎尼丁、普罗帕酮等药物,心房率减慢至 200 次/分以下,房室传导比例可恢复 1∶1,导致心室率显著加速。预激综合征和甲状腺功能亢进症并发房扑,房室传导比例如为 1∶1,可产生极快的心室率。不规则的心室率是由于房室传导比例发生变化,如 2∶1 与 4∶1 传导交替所致。

(3)QRS 波群呈室上性,时限正常。当合并预激综合征、室内差异性传导和束支传导阻滞时,QRS 波增宽、畸形(图 2-4)。

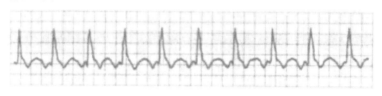

图 2-4　心房扑动

2.评估

(1)有无严重的血流动力学障碍。

(2)判断有无器质性心脏病、心功能状态和发作的诱因。

(3)判断房扑的持续时间。

(五)急诊处理

心房扑动常发生于器质性心脏病,在吸氧、心电监护、建立静脉通路后,根据患者基础的心脏状况、有无血流动力学障碍作出处理。房扑急诊处理的目的是在对原发病进行治疗的基础上将其转复为窦性心律,预防复发或单纯减慢心率以缓解临床症状。

1.心律转复

(1)直流电同步复律:是终止房扑最有效的方法。房扑发作时有严重的血流动力学障碍或出现心力衰竭,应首选直流电复律;对持续性房扑药物治疗无效者,宜用电复律。大多数房扑仅需 50 J 的单相波或更小的双相波电击,即能成功地将房扑转复为窦性心律。成功率为95%~100%。

(2)心房快速起搏:适用于电复律无效者,或已应用大剂量洋地黄不适宜复律者。成功率为 70%~80%。对典型房扑(Ⅰ型)效果较好而非典型房扑(Ⅱ型)无效。对于房扑伴 1∶1 传导或旁路前向传导,由于快速心房起搏可诱发快速心室率甚至心室颤动,故为心房快速起搏禁忌。将电极导管插至食管的心房水平,或经静脉穿刺插入电极导管至右心房处,以快于心房率10～20次/分开始,当起搏至心房夺获后突然终止起搏,常可有效地转复房扑为窦性心律。当初始频率不能终止房扑时,在原来起搏频率基础上增加10～20次/分,必要时重复上述步骤。终止房扑最有效的起搏频率一般为房扑频率的120%～130%。

(3)药物复律:对房扑复律有效的药物有以下几种。

伊布利特:转复房扑的有效率为38%～76%,转复时间平均为30分钟。研究证实,其复律成功与否与房扑持续时间无关。严重的器质性心脏病、Q-T间期延长或有窦房结病变的患者,不应给予伊布利特治疗。

普罗帕酮:急诊转复房扑的成功率为40%。

索他洛尔:1.5 mg/kg转复房扑成功率远不如伊布利特。

2.药物控制心室率

对血流动力学稳定的患者,首先以降低心室率为治疗目的。

(1)洋地黄制剂:是房扑伴心功能不全患者的首选药物。可用毛花苷 C(西地兰)0.4～0.6 mg稀释后缓慢静脉注射,必要时于2小时后再给0.2～0.4 mg,使心率控制在100次/分以下后改为口服地高辛维持。房扑大多数先转为心房颤动,如继续使用或停用洋地黄过程中,可能恢复窦性心律;少数从心房扑动转为窦性心律。

(2)钙通道阻滞药:首选维拉帕米,5～10 mg稀释后缓慢静脉注射,偶可直接复律,或经心房颤动转为窦性心律,口服疗效差。静脉应用地尔硫䓬也能有效控制房扑的心室率。主要不良反应为低血压。

(3)β受体阻滞剂:可减慢房扑之心室率。

(4)对于房扑伴1∶1房室传导,多为旁道快速前向传导。可选用延缓旁道传导的普罗帕酮、胺碘酮、普鲁卡因胺等,禁用延缓房室传导、增加旁道传导而加快室率的洋地黄和维拉帕米等。

3.药物预防发作

多非利特、氟卡尼、胺碘酮均可用于预防发作。但Ⅰc类抗心律失常药物治疗房扑时必须与β受体阻滞剂或钙通道阻滞药合用,原因是Ⅰc类抗心律失常药物可减慢房扑频率,并引起1∶1房室传导。

4.抗凝治疗

新近观察显示,房扑复律过程中栓塞的发生率为1.7%～7.0%,未经充分抗凝的房扑患者直流电复律后栓塞风险为2.2%。房扑持续时间超过48小时的患者,在采用任何方式的复律之前均应抗凝治疗。只有在下列情况下才考虑心律转复:患者抗凝治疗达标(INR值为2.0～3.0)、房扑持续时间少于48小时或经食管超声未发现心房血栓。食管超声阴性者,也应给予抗凝治疗。

四、心房颤动

心房颤动也称心房纤颤,简称房颤,指心房丧失了正常、规则、协调、有效的收缩功能而代之以350～600次/分的不规则颤动,是一种十分常见的心律失常。绝大多数见于器质性心脏病患者,可呈阵发性或呈持续性。在人群中的总发病率约为0.4%,65岁以上老年人发病率为3%～5%,80岁后发病率可达8%～10%。合并房颤后心脏病病死率增加2倍,如无适当抗凝,脑卒中增加5倍。

(一)病因

房颤常发生于原有心血管疾病者,常见于风湿性心脏病、冠心病、高血压性心脏病、甲状腺功能亢进、缩窄性心包炎、心肌病、感染性心内膜炎以及慢性肺源性心脏病等。房颤发生在无心脏病变的中青年,称为孤立性房颤。老年房颤患者中部分是心动过缓-心动过速综合征的心动过速期表现。

(二)发病机制

目前得到公认的是多发微波折返学说和快速发放冲动学说。多发微波折返学说认为:多发微波以紊乱方式经过心房,互相碰撞、再启动和再形成,并有足够的心房组织块来维持折返。快速发放冲动学说认为左右心房、肺静脉、腔静脉、冠状静脉窦等开口部位,或其内一定距离处(存在心房肌袖)有快速发放冲动灶,驱使周围心房组织产生心房颤动,由多发微波折返机制维持,快速发放冲动停止后心房颤动仍会持续。

(三)临床表现

房颤时心房有效收缩消失,心输出量比窦性心律时减少25%或更多。症状的轻重与患者心功能和心室率的快慢有关。轻者可仅有心悸、气促、乏力、胸闷;重者可致急性肺水肿、心绞痛、心源性休克甚至昏厥。阵发性房颤者自觉症状常较明显。房颤伴心房内附壁血栓者,可引起栓塞症状。房颤的典型体征是第一心音强弱不等,心律绝对不规则,脉搏短绌。

(四)诊断

1.心电图特点

(1)各导联中正常P波消失,代之以形态、间距及振幅均绝对不规则的心房颤动波(f波),频率350~600次/分,通常在Ⅱ、Ⅲ、aVF或V_1导联较为明显。

(2)R-R间期绝对不规则,心室率较快;但在并发完全性房室传导阻滞或非阵发性交界性心动过速时,R-R规则,此时诊断依靠f波的存在。

(3)QRS波群呈室上性,时限正常。当合并预激综合征、室内差异性传导和束支传导阻滞时,QRS波群增宽、畸形,此时心室率又很快时,极易误诊为室速,食管导联心电图对诊断很有帮助。

(4)在长R-R间期后出现的短R-R间期,其QRS波群呈室内差异性传导(常为右束支传导阻滞型)称为Ashman现象;差异传导连续发生时称为蝉联现象(图2-5)。

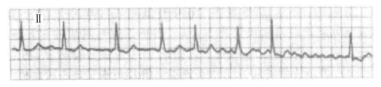

图2-5 心房颤动

2.房颤的分类

(1)阵发性房颤:持续时间<7天(通常在48小时内),能自行终止,反复发作。

(2)持续性房颤:持续时间>7天,或以前转复过,非自限性,反复发作。

(3)永久性房颤:终止后又复发,或患者无转复愿望,持久发作。

3.评估

(1)根据病史和体格检查确定患者有无器质性心脏病、心功能不全、电解质紊乱,是否正在使用洋地黄制剂？

(2)心电图中是否间歇出现或持续存在δ波？如存在则表明为预激综合征(WPW)，洋地黄制剂和维拉帕米为禁忌药物。

(3)紧急复律是否有益处？如快速心室率所致的心肌缺血、肺水肿、血流动力学不稳定。

(4)复律后是否可维持窦律？如甲状腺疾病、左心房增大、二尖瓣疾病。

(5)发生栓塞并发症的危险因素有哪些？即是否需要抗凝治疗？

(五)急诊处理

房颤急诊处理的原则及目的：①恢复并维持窦性心律；②控制心室率；③抗凝治疗预防栓塞并发症。

1.复律治疗

(1)直流电同步复律：急性心肌梗死、难治性心绞痛、预激综合征等伴房颤患者，如有严重血流动力学障碍，首选直流电同步复律，初始能量200 J。初始电复律失败，保持血钾在4.5～5.0 mmol/L，30分钟静脉注射胺碘酮300 mg(随后24小时静脉滴注900～1200 mg)，尝试进一步除颤。血流动力学稳定、房颤时心室率快(＞100次/分)，用洋地黄难以控制，或房颤反复诱发心力衰竭或心绞痛，药物治疗无效，也需尽快电复律。

(2)药物复律：房颤发作在7天内的患者药物复律的效果最好。大多数这样的患者房颤是第一次发作，不少患者发作后24～48小时可自行复律。房颤时间较长的患者(＞7天)很少能自行复律，药物复律的成功率也大幅减少。复律成功与否与房颤的持续时间的长短、左心房大小和年龄有关。已证实有效的房颤复律药物有：胺碘酮、普罗帕酮、氟卡尼、伊布利特、多非利特、奎尼丁。

普罗帕酮：用于≤7天的房颤患者，单剂口服450～600 mg，转复有效率可达60%左右。但不能用于75岁以上的老年患者、心力衰竭、病态窦房结综合征、束支传导阻滞、QRS≥0.12秒、不稳定心绞痛、6个月内有过心肌梗死、Ⅱ度以上房室传导阻滞者等。

胺碘酮：可静脉或口服应用。口服用药住院患者1.2～1.8 g/d，分次服，直至总量达10 g，然后0.2～0.4 g/d维持；门诊患者0.6～0.8 g/d，分次服，直至总量达10 g后0.2～0.4 g/d维持。静脉用药者为30～60分钟静脉注射5～7 mg/kg，然后1.2～1.8 g/d持续静脉滴注或分次口服，直至总量达10 g后0.2～0.4 g/d维持。转复有效率为20%～70%。

伊布利特：适用于7天左右的房颤。1 mg静脉注射10分钟，若10分钟后未能转复可重复1 mg。应用时必须心电监护4小时。转复有效率为20%～75%。

2.控制心室率

(1)短期迅速控制心室率：血流动力学稳定的患者最初治疗目标是迅速控制心室率，使患者心室率≤100次/分，保持血流动力学稳定，减轻患者症状，以便赢得时间，进一步选择最佳治疗方案。初次发作且在24～48小时的急性房颤或部分阵发性患者心室率控制后，可能自行恢复为窦性心律。

1)毛花苷C(西地兰)：是伴有心力衰竭、肺水肿患者的首选药物。0.2～0.4 mg稀释后缓慢静脉注射，必要时于2小时后可重复使用，24小时内总量一般不超过1.2 mg。若近期曾口服洋地黄制剂者，可在密切观察下给毛花苷C 0.2 mg。

2)钙通道阻滞药：地尔硫草15 mg，稀释后静脉注射，时间2分钟，必要时15分钟后重复

1次,继以15 mg/h维持,调整静脉滴注速度,使心室率达到满意控制。维拉帕米5～10 mg,稀释后静脉注射,时间10分钟,必要时30分钟后重复1次。应注意这两种药物均有一定的负性肌力作用,可导致低血压,维拉帕米更明显,伴有明显心力衰竭者不用维拉帕米。

3)β受体阻滞剂:普萘洛尔1 mg静脉注射,时间5分钟,必要时每5分钟重复1次,最大剂量至5 mg,维持剂量为每4小时1～3 mg;或美托洛尔5 mg静脉注射,时间5分钟,必要时每5分钟重复1次,最大剂量10～15 mg;艾司洛尔0.25～0.5 mg/kg静脉注射,时间>1分钟,继以50 μg/(kg·min)静脉滴注维持。低血压与心力衰竭者忌用β受体阻滞剂。

上述药物应在心电监护下使用,心室率控制后应继续口服该药进行维持。地尔硫䓬或β受体阻滞剂与毛花苷C联合治疗能更快控制心室率,且毛花苷C的正性肌力作用可减轻地尔硫䓬和β受体阻滞剂的负性肌力作用。

4)特殊情况下房颤的药物治疗。①预激综合征伴房颤:控制心室率避免使用β受体阻滞剂、钙通道阻滞药、洋地黄制剂和腺苷等,因这些药物延缓房室结传导、房颤通过旁路下传使心室率反而增快。对心功能正常者,可选用胺碘酮、普罗帕酮、普鲁卡因胺或伊布利特等抗心律失常药物,使旁路传导减慢从而降低心室率,恢复窦律。胺碘酮用法:150 mg(3～5 mg/kg),用5%葡萄糖注射液稀释,于10分钟注入。首剂用药10分钟后仍不能转复,可重复150 mg静脉注射。继以1.0～1.5 mg/min速度静脉滴注1小时,以后根据病情逐渐减量,24小时总量不超过1.2 g。②急性心肌梗死伴房颤:提示左心功能不全,可静脉注射毛花苷C或胺碘酮以减慢心室率,改善心功能。③甲状腺功能亢进症伴房颤:首先予以积极的抗甲状腺药物治疗。应选用非选择性β受体阻滞剂(如卡维地洛)。④急性肺疾患或慢性肺部疾病伴房颤:应纠正低氧血症和酸中毒,尽量选择钙拮抗药控制心室率。

(2)长期控制心室率:持久性房颤的治疗目的为控制房颤过快的心室率,可选用β受体阻滞剂、钙通道阻滞药或地高辛,但应注意这些药物的禁忌证。

3.维持窦性心律

房颤心律转复后要用药维持窦性心律。除伊布利特外,用于复律的药物也用于转复后维持窦律,因此常用普罗帕酮、胺碘酮和多非利特,还可使用阿奇利特、索他洛尔。

4.预防栓塞并发症

慢性房颤(永久性房颤)患者有较高的栓塞发生率。过去有栓塞病史、瓣膜病、高血压、糖尿病、老年患者、左心房扩大、冠心病等使发生栓塞的危险性增大。存在以上任何一种情况,均应接受长期抗凝治疗。口服华法林,使凝血酶原时间国际标准化比率(INR)维持在2.0～3.0,能安全而有效地预防脑卒中的发生。不宜应用华法林的患者以及无以上危险因素的患者,可改用阿司匹林(每日100～300 mg)。房颤持续时间不超过2天,复律前无须做抗凝治疗,否则应在复律前接受3周的华法林治疗,待心律转复后继续治疗4周。紧急复律治疗可选用静脉注射肝素或皮下注射低分子肝素,复律后仍给予4周的抗凝治疗,在采取上述治疗的同时,要积极寻找房颤的原发疾病和诱发因素,给予相应处理。对房颤发作频繁、心室率很快、药物治疗无效者可施行射频消融、外科手术等。

五、心室扑动与心室颤动

心室扑动和心室颤动是最严重的心律失常,简称室扑和室颤。前者心室有快而微弱的收缩,后者心室各部分肌纤维发生快而不协调的颤动,对血流动力学的影响等同于心室停搏。

室扑常为室颤的先兆,很快即转为室颤。而室颤则是导致心脏性猝死的常见心律失常,也是临终前循环衰竭的心律改变。原发性室颤为无循环衰竭基础上的室颤,常见于冠心病,及时电除颤可逆转。在各种心脏病的终末期发生的室扑和室颤,为继发性室扑和室颤,预后极差。

(一)病因

各种器质性心脏病及许多心外因素均可导致室扑和室颤,以冠心病、原发性心肌病、瓣膜性心脏病、高血压性心脏病为最常见。原发性室颤则好发于急性心肌梗死、心肌梗死溶栓再灌注后、原发性心肌病、病态窦房结综合征、心肌炎、触电、低温、麻醉、低血钾、高血钾、酸碱平衡失调、奎尼丁、普鲁卡因胺、锑剂和洋地黄等药物中毒、长 Q-T 间期综合征、Brugada 综合征、预激综合征合并房颤等。

(二)发病机制

室颤可以被发生于心室易损期的期前收缩所诱发,即"R on T"现象。然而,室颤也可在没有"R on T"的情况下发生,故有理论认为当一个行进的波正面碰到解剖障碍时可碎裂产生多个子波,后者可以单独存在并作为高频率的兴奋起源点触发室颤。多数学者认为心室肌结构的不均一是形成自律性增高和折返的基质,而多个研究都提示起源于浦肯野系统的触发活动在室颤发生起始阶段的重要作用。

(三)诊断

1.临床特点

典型的表现为阿-斯(Adams-Stokes)综合征:患者突然抽搐,意识丧失,面色苍白,几次断续的叹息样呼吸之后呼吸停止;此时心音、脉搏、血压消失,瞳孔散大。部分患者阿-斯综合征表现不明显即已猝然死亡。

2.心电图

(1)心室扑动:正常的 QRS-T 波群消失,代之以连续、快速、匀齐的大振幅波动,频率 150~250 次/分,一般在发生心室扑动后,常迅速转变为心室颤动,但也可转变为室性心动过速,极少数恢复窦性心律。室扑与室性心动过速的区别在于后者 QRS 与 T 波能分开,波间有等电位线,且 QRS 时限不如室扑宽。

(2)心室颤动:QRS-T 波群完全消失,代之以形状不同、大小各异、极不均匀的波动,频率250~500 次/分,开始时波幅尚较大,以后逐渐变小,终于消失。室颤与室扑的区别在于前者波形及节律完全不规则,且电压极小(图 2-6)。

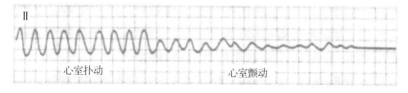

图 2-6 心室扑动与颤动

3.临床分型

(1)据室颤波振幅分型。①粗颤型:室颤波振幅>0.5 mV,多见于心肌收缩功能较好的患者,心肌蠕动幅度相对粗大有力,张力较好,对电除颤效果好;②细颤型:室颤波振幅<0.5 mV,多见于心肌收缩功能较差的情况。对电除颤疗效差。

(2)据室颤前心功能分型。①原发性室颤:又称非循环衰竭型室颤。室颤前无低血压、心力衰竭或呼吸衰竭,循环功能相对较好,室颤的发生与心肌梗死等急性病变有关,除颤成功率约为80％。②继发性室颤：又称循环衰竭型室颤。室颤前常有低血压、心力衰竭或呼吸衰竭，常同时存在药物、电解质紊乱等综合因素，除颤成功率低（＜20％）。③特发性室颤：室颤发生前后均未发现器质性心脏病，室颤常突然发生，多数来不及复苏而猝死，部分自然终止而幸存，室颤幸存者常有复发倾向，属于单纯的心电疾病。④无力型室颤：又称临终前室颤。临终患者约有50％可出现室颤，室颤波频率慢，振幅低。

（四）急诊处理

1. 非同步直流电击除颤

心室扑动或心室颤动一旦发生，紧急给予非同步直流电击除颤1次，单相波能量选择360 J，双相波选择150～200 J，电击除颤后不应检查脉搏、心律，应立即进行胸外心脏按压，2分钟或5个30：2按压/通气周期后如仍然是室颤，再予除颤1次。

2. 药物除颤

2～3次电击后仍为室颤首选胺碘酮静脉注射，无胺碘酮或有Q-T间期延长，可使用利多卡因，并重复电除颤。

3. 病因处理

由严重低血钾引起的室颤反复发作，应静脉滴注大量氯化钾，一般用2～3 g氯化钾溶于5％葡萄糖注射液500 mL内，在监护下静脉滴注，最初24小时内常需给氯化钾10 g左右，持续到心电图低血钾表现消失为止。由锑剂中毒引起的室颤反复发作，可反复用阿托品1～2 mg静脉注射或肌内注射，同时也需补钾。由奎尼丁或普鲁卡因胺引起的室颤不宜用利多卡因，需用阿托品或异丙肾上腺素治疗。

4. 复苏后处理

若经以上治疗心脏复跳，但仍有再次骤停的危险，并可能继发脑、心、肾损害，从而发生严重并发症和后遗症。因此，应积极防治发生心室颤动的原发疾患，维持有效的循环和呼吸功能及水、电解质和酸碱平衡，防治脑水肿、急性肾衰竭和继发感染。

六、房室传导阻滞

房室传导阻滞又称房室阻滞，是指房室交界区脱离了生理不应期后，冲动从心房传至心室的过程中异常延迟、传导部分中断或完全被阻断。房室传导阻滞可为暂时性或持久性。根据心电图上的表现分三度：Ⅰ度房室传导阻滞，指P-R间期延长，如心率＞50次/分且无明显症状，一般不需要特殊处理，但在急性心肌梗死时要观察发展变化；Ⅱ度房室传导阻滞指心房冲动有部分不能传入心室，又分为一型（莫氏一型即文氏型）与二型（莫氏二型）；Ⅲ度房室传导阻滞指房室间传导完全中断，可引起严重临床后果，要积极治疗。

Ⅱ度以上的房室传导阻滞，由于心搏脱漏，可有心动过缓及心悸、胸闷等症状；高度或完全性房室传导阻滞时严重的心动过缓可致心源性晕厥，需急诊抢救治疗。

（一）病因

正常人或运动员可发生Ⅱ度一型房室传导阻滞，与迷走神经张力增高有关，常发生于夜间。导致房室传导阻滞的常见病变为：急性心肌梗死、冠状动脉痉挛、病毒性心肌炎、心肌病、急性风湿热、钙化性主动脉瓣狭窄、心脏肿瘤（特别是心包间皮瘤）、原发性高血压、心脏手术、电解质紊乱、黏液性水肿等。

（二）发病机制

Ⅰ度及Ⅱ度一型房室传导阻滞，阻滞部位多在房室结，病理改变多不明显，或仅有暂时性房室结缺血、缺氧、水肿、轻度炎症。Ⅱ度二型及Ⅲ度房室传导阻滞，病理改变广泛而严重，且常持久存在，包括传导系统的炎症或局限性纤维化、急性前壁心肌梗死及希氏束、左右束支分叉处或双侧束支坏死、束支的广泛纤维性变。先天性完全性房室传导阻滞，可见房室结或希氏束的传导组织完全中断或缺如。

（三）临床表现

Ⅰ度房室传导阻滞常无自觉症状。Ⅱ度房室传导阻滞由于心搏脱漏，可有心悸、乏力等症状，亦可无症状。Ⅲ度房室传导阻滞的症状决定于心室率的快慢与伴随病变，症状包括疲倦、乏力、头晕、晕厥、心绞痛、心力衰竭。如合并室性心律失常，患者可感到心悸不适。当Ⅰ度、Ⅱ度突然进展为Ⅲ度房室传导阻滞，因心室率过缓，每分钟心输出量减少，导致脑缺血，患者可出现暂时性意识丧失，甚至抽搐，称为阿-斯综合征，严重者可引起猝死。往往感觉疲劳、软弱、胸闷、心悸、气短或晕厥，听诊心率缓慢规律。

Ⅰ度房室传导阻滞，听诊时第一心音强度减弱。Ⅱ度一型房室传导阻滞的第一心音强度逐渐减弱并有心搏脱漏。Ⅱ度二型房室传导阻滞亦有间歇性心搏脱漏，但第一心音强度恒定。Ⅲ度房室传导阻滞的第一心音强度经常变化。第二心音可呈正常或反常分裂，间或听到响亮亢进的第一心音。凡遇心房与心室同时收缩，颈静脉出现巨大的 a 波（大炮波）。

（四）诊断

1. 心电图特征

（1）Ⅰ度房室传导阻滞：每个心房冲动都能传导至心室，仅 P-R 间期＞0.20 秒，儿童 0.16～0.18 秒（图 2-7）。房室传导束的任何部位传导缓慢，均可导致 P-R 间期延长。如 QRS 波群形态与时限正常，房室传导延缓部位几乎都在房室结，极少数在希氏束。QRS 波群呈现束支传导阻滞图形者，传导延缓可能位于房室结和（或）希氏束-浦肯野系统。希氏束电图记录可协助确定部位。

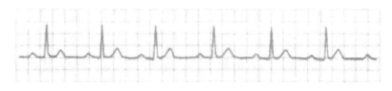

图 2-7　Ⅰ度房室传导阻滞

（2）Ⅱ度一型房室传导阻滞：是最常见的Ⅱ度房室传导阻滞类型。表现为 P-R 间期随每一心搏逐次延长，直至一个 P 波受阻不能下传心室，QRS 波群脱漏，如此周而复始；P-R 间期增量逐次减少；脱漏前的 P-R 间期最长，脱漏后的 P-R 间期最短；脱漏前 R-R 间期逐渐缩短，且小于脱漏后的 R-R 间期（图 2-8）。最常见的房室传导比率为 3∶2 和 5∶4。在大多数情况下，阻滞位于房室结，QRS 波群正常，极少数位于希氏束下部，QRS 波群呈束支传导阻滞图形。Ⅱ度一型房室传导阻滞很少发展为Ⅲ度房室传导阻滞。

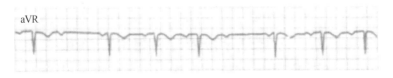

图 2-8　Ⅱ度一型房室传导阻滞

（3）Ⅱ度二型房室传导阻滞：P-R间期固定，可正常或延长，QRS波群呈周期性脱漏，房室传导比例可为2∶1、3∶1、3∶2、4∶3、5∶4等。房室传导比例呈3∶1或3∶1以上者称为高度房室传导阻滞。当QRS波群增宽、形态异常时，阻滞位于希氏束-浦肯野系统。若QRS波群正常，阻滞可能位于房室结（图2-9）。

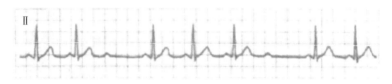

图2-9　Ⅱ度二型房室传导阻滞

（4）Ⅲ度房室传导阻滞：又称完全性房室传导阻滞。全部P波不能下传，P波与QRS波群无固定关系，形成房室脱节。P-P间期＜R-R间期。心室起搏点在希氏束分叉以上或之内为房室交界性心律，QRS波群形态与时限正常，心室率40～60次/分，心律较稳定；心室起搏点在希氏束以下，心室率30～40次/分，心律常不稳定（图2-10）。

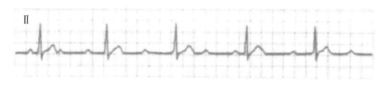

图2-10　Ⅲ度房室传导阻滞

2.评估

（1）据病史、体格检查、实验室检查和其他检查判断有无器质性心脏病、心功能状态和诱因。

（2）判断血流动力学状态。

(五)急诊处理

病因治疗主要针对可逆性病因和诱因。如急性感染性疾病控制感染，洋地黄中毒的治疗和电解质紊乱的纠正等。应急治疗可用药物和电起搏。

1.Ⅱ度一型房室传导阻滞

常见于急性下壁心肌梗死，阻滞是短暂的。若心室率＞50次/分，无症状者不必治疗，可先严密观察，注意勿发展为高度房室传导阻滞。当心室率＜50次/分，有头晕、心悸症状者可用阿托品0.5～1.0 mg静脉注射，或口服麻黄碱25 mg，3次/天。异丙肾上腺素1～2 mg加入生理盐水500 mL，静脉滴注，根据心室率调节滴速。

2.Ⅱ度二型房室传导阻滞

可见于急性前壁心肌梗死，病变范围较广泛，常涉及右束支、左前分支、左后分支或引起Ⅲ度房室传导阻滞，病死率极高。经用上述药物治疗不见好转，需安装临时起搏器。

3.洋地黄中毒的治疗

洋地黄中毒可停用洋地黄；观察病情，非低钾者一般应避免补钾；静脉注射阿托品；试用抗地高辛抗体。

4.药物应急治疗的选择

（1）异丙肾上腺素：为肾上腺能β受体兴奋药。兴奋心脏高位节律点窦房结和房室结，增快心率，加强心肌的收缩力，改善传导功能，提高心律的自律性，适用于Ⅲ度房室传导阻滞伴阿-斯综合征急性发作、病态窦房结综合征。心肌梗死、心绞痛患者禁用或慎用。

（2）肾上腺素：兴奋 α 受体及 β 受体，可增强心肌收缩力，增加心输出量，加快心率；扩张冠状动脉，增加血流量，使周围小血管及内脏血管收缩（对心、脑、肺血管收缩作用弱）；松弛平滑肌，解除支气管及胃肠痉挛；可兴奋心脏的高位起搏点及心脏传导系统，故心脏停搏时肾上腺素是首选药物。可用于Ⅱ度或Ⅲ度房室传导阻滞者。

（3）麻黄碱：为间接及直接兼有作用的拟肾上腺素药，对 α 受体、β 受体有兴奋作用，升压作用弱而持久，有加快心率作用，适用于Ⅱ度或Ⅲ度房室传导阻滞症状较轻的患者。

（4）阿托品：主要是解除迷走神经对心脏的抑制作用，使心率加快。适用于治疗各种类型的房室传导阻滞、窦性心动过缓、病态窦房结综合征。

（5）肾上腺皮质激素：具有消炎、抗过敏、抗内毒素、抑制免疫反应，减轻机体对各种损伤的病理反应，有利于房室传导改善，适用于炎症或水肿等引起的急性获得性完全性心脏传导阻滞。5%碳酸氢钠或 11.2%乳酸钠，除能纠正代谢性酸中毒外，还有兴奋窦房结的功能。适用于酸中毒、高血钾所致完全性房室传导阻滞及心脏停搏。

5. 起搏

适用于先天性或慢性完全性心脏传导阻滞。通常选用永久按需起搏器，急性获得性完全性心脏传导阻滞可选用临时按需起搏器。

第三节　收缩性心力衰竭

心脏以其收缩射血为主要功能。收缩功能障碍，心排血量下降并有阻塞性充血的表现即为收缩性心力衰竭，也是临床上常见的心力衰竭。

一、病因

我国过去以风湿性心脏病为主，但近年来其所占比例已趋下降，而高血压、冠心病的比例明显上升。

1. 基本病因

大致上可分为两大类。

（1）原发性心肌损害：冠心病心肌缺血和（或）心肌梗死是引起心力衰竭的最常见原因。病毒性心肌炎及原发性扩张型心肌病，接触心脏毒性药物包括抗肿瘤药物，如蒽环类抗生素或大剂量环磷酰胺等病史。糖尿病心肌病、继发于甲状腺功能亢进或减退的心肌病、心肌淀粉样变性等也可引起心力衰竭。

（2）心脏负荷过重：见于高血压、主动脉瓣狭窄、肺动脉高压、肺动脉瓣狭窄、主动脉瓣关闭不全、二尖瓣关闭不全、间隔缺损、动脉导管未闭等加重心脏压力负荷（后负荷）或容量负荷（前负荷），可引起心力衰竭。另外，慢性贫血、甲状腺功能亢进症等伴有循环血量增多的疾病，心脏的容量负荷也必然增加。

2. 诱因

呼吸道感染是最常见、最重要的诱因。感染性心内膜炎常因其发病隐袭而易漏诊，询问有关违禁药物使用史有助于诊断。各种类型的快速性心律失常以及严重的缓慢性心律失常均可诱发心力衰竭；摄入钠盐过多，静脉输入液体过多、过快等致血容量增加；过度体力劳累或情绪激动,如妊娠后期及分娩过程、暴怒等;不恰当停用利尿药物或降血压药等;原有心脏病变加重或并发其他疾病,如冠心病发生心肌梗死,风湿性心瓣膜病出现风湿活动,合并甲状腺功能亢进或贫血等。

二、发病机制

当基础心脏病损及心功能时,机体首先发生代偿;增加心脏的前负荷,使回心血量增多,心室舒张末期容积增加,从而增加心排血量及提高心脏做功量(Frank-Starling 机制);心肌肥厚(临床上可见心肌肌重和心室容量的增加,以及心室形状的改变,横径增加呈球状。心肌细胞数并不增多,以心肌纤维增多为主。细胞核及供给能源的线粒体也增大和增多,但从整体上显得能源不足及利用障碍,导致心肌细胞坏死、纤维化);神经体液机制进行代偿[交感神经兴奋性增强、肾素-血管紧张素-醛固酮系统(即 RAAS)激活;心钠肽和脑钠肽、精氨酸加压素、内皮素分泌增加]。长期、慢性内源性的神经内分泌和细胞因子激活促进心肌结构、功能和表型的变化,即心肌重构,其特征为:①伴有胚胎基因再表达的病理性心肌细胞肥大,导致心肌细胞收缩力降低,寿命缩短;②心肌细胞凋亡,这是心力衰竭从代偿走向失代偿的转折点;③心肌细胞外基质过度纤维化或降解增加。

这些机制可使心功能在一定的时间内维持在相对正常的水平,但如基础心脏疾病病因不能解除,即使没有新的心肌损害,随着时间的推移,心肌重构加重心肌损伤和心功能恶化,又进一步激活神经内分泌和细胞因子等,形成恶性循环,心室重塑的病理变化仍可自身不断发展,心力衰竭必然会出现,终至不可逆转的终末阶段。因此,治疗心力衰竭的关键就是阻断神经内分泌的过度激活,阻断心肌重构。

三、临床表现

临床上左心衰竭最为常见,单纯右心衰竭较少见。左心衰竭后继发右心衰竭而致全心衰竭者,以及由于严重广泛心肌疾病同时波及左、右心而发生全心衰竭者临床上更为多见。

1. 左心衰竭

以肺瘀血及心排血量降低表现为主。

(1)呼吸困难:劳力性呼吸困难是最早出现的症状。肺淤血达到一定的程度时,患者不能平卧,因平卧时回心血量增多且横膈上抬,呼吸更为困难,高枕卧位、半卧位甚至端坐时方可使憋气好转(端坐呼吸)。患者已入睡后突然因憋气而惊醒,被迫采取坐位,呼吸深快(夜间阵发性呼吸困难)。重者可有哮鸣音,称为"心源性哮喘"。急性肺水肿是左心衰竭呼吸困难最严重的形式。

(2)咳嗽、咳痰:开始常于夜间发生,坐位或立位时减轻,多为白色浆液性泡沫状痰,是肺泡和支气管黏膜淤血所致。偶有痰中带血丝。长期慢性淤血肺静脉压力升高,导致肺循环和支气管血液循环之间形成侧支,一旦破裂可引起大咯血。

(3)乏力、疲倦、头晕、心悸:是心排血量不足和器官、组织灌注不足及代偿性心率加快所致的主要症状。

(4)少尿及肾功能损害症状:血液进行再分配时肾的血流量明显减少可出现少尿。长期慢性的肾血流量减少可出现血尿素氮、肌酐升高并可有肾功能不全的相应症状。

(5)肺部湿啰音:由于肺毛细血管压增高,液体可渗出到肺泡而出现湿啰音。患者如取侧卧位则下垂的一侧啰音较多(移动性啰音)。随着病情由轻到重,肺部啰音可从局限于肺底部直至全肺。

(6)心脏体征:除基础心脏病的固有体征外,慢性左心衰竭的患者一般均有心脏扩大、肺动脉瓣区第二心音亢进及舒张期奔马律。

2. 右心衰竭

以体静脉瘀血的表现为主。

(1)消化道症状:胃肠道及肝淤血引起腹胀、食欲缺乏、恶心、呕吐等最常见。

(2)劳力性呼吸困难。

(3)水肿:体静脉压力升高首先出现于身体最低垂的部位,常为足背及踝部,呈对称性、可压陷性。胸腔积液更多见于同时有左心衰竭、右心衰竭时,以双侧多见,如为单侧则以右侧更为多见,可能与右膈下肝淤血有关。

(4)颈静脉征:颈静脉搏动增强、充盈、怒张是心力衰竭时的主要体征,肝颈静脉反流征阳性则更具特征性。

(5)肝大:肝因瘀血肿大常伴压痛,持续慢性右心衰竭可致心源性肝硬化,晚期可出现黄疸、肝功能受损及大量腹水。

(6)心脏体征:除基础心脏病的相应体征之外,右心衰竭时可因右心室显著扩大而出现三尖瓣关闭不全的反流性杂音。

3. 全心衰竭

右心衰竭继发于左心衰竭而形成的全心衰竭,当右心衰竭出现之后,右心排血量减少,因此阵发性呼吸困难等肺淤血症状反而有所减轻。

四、辅助检查

1. 二维超声心动图(2DE)及多普勒超声

收缩功能不全时左心室收缩末期容量增加及左心室射血分数(LVEF 值)≤40%,可诊断心包、心肌或瓣膜疾病,区别舒张功能不全和收缩功能不全。为评价治疗效果提供客观指标。

2. X 线胸片

提供心脏增大、肺瘀血、肺水肿及原有肺部疾病的信息。

3. 核素心室造影及核素心肌灌注显像

准确测定左心室容量、LVEF 及室壁运动,诊断心肌缺血和心肌梗死(MI),并对鉴别扩张型心肌病或缺血性心肌病有一定帮助。

4. 心电图

提供既往 MI、左心室肥厚、广泛心肌损害及心律失常信息。心力衰竭常并发传导异常,导致房室、室间和(或)室内运动不同步,严重影响左心室收缩功能。有心律失常时应做 24 小时动态心电图记录。

5. 血浆脑钠肽(BNP)和脑钠肽前体(NT-proBNP)测定

可鉴别心源性和肺源性呼吸困难,有助于心力衰竭诊断和预后判断。其水平随心力衰竭程度加重而升高,在伴急性冠脉综合征、慢性肺部疾病、肺动脉高压、高血压、心房颤动时也会升高。

6.有创性血流动力学检查

对急性重症心力衰竭患者必要时采用漂浮导管在床边进行,经静脉插管直至肺小动脉,测定各部位的压力及血液含氧量,计算心排血指数(CI)及肺小动脉楔压(PCWP),直接反映左心功能,正常时 $CI>2.5L/(min \cdot m^2)$;PC-WP$<$12 mmHg(1 mmHg$=$0.133 kPa)。

7.冠状动脉造影

适用于有心绞痛或 MI,需血管重建或临床怀疑冠心病的患者;也可鉴别缺血性或非缺血性心肌病,但不能用来判断存活心肌,而有心肌存活的患者,血管重建可有效改善左心室功能。

8.心肌活检

为有创检查,有助于明确心肌炎症性或浸润性病变的诊断。

五、诊断

1.判断是否为心力衰竭

(1)病史及体格检查有助于寻找原发病因。基础心脏病病史可提供心力衰竭的病因线索。结缔组织病、甲状腺功能亢进或减退、淀粉样变,以及嗜铬细胞瘤等病史也有助于诊断。还应询问吸烟、血糖或血脂异常、睡眠呼吸障碍、胸部放射史、接触心脏毒性药物和乙醇摄入量等情况。

(2)结合辅助检查:血和尿常规、肝肾功能、血清电解质、空腹血糖、血脂、血浆脑钠肽(BNP),检查甲状腺功能等可帮助诊断。

2.判断左心衰竭、右心衰竭或全心衰竭

根据有无呼吸困难、乏力和液体潴留(水肿)等临床症状及体征可初步判断。

3.判断心力衰竭严重程度

参见心功能评价。

六、鉴别诊断

1.左心衰竭

需要与支气管哮喘、肺栓塞、慢性阻塞性肺疾病、急性冠状动脉综合征、肺动脉高压、高血压、心房颤动(AF)、主动脉夹层等疾病鉴别。

2.慢性右心衰竭

应与肝硬化腹水伴下肢水肿、心包积液、缩窄性心包炎、腔静脉回流受阻等进行鉴别。

七、治疗

对临床心力衰竭患者,除缓解症状外,还应达到以下目的:①提高运动耐量,改善生活质量;②拮抗神经体液因子的过分激活,阻止心肌重塑的进展;③降低病死率。

1.一般治疗

(1)预防、去除诱发因素,特别是感染:冬春季节可给予流行性感冒、肺炎链球菌疫苗以预防呼吸道感染。肺梗死、心律失常、电解质紊乱和酸碱失衡、贫血、肾功能损害等均可引起心力衰竭恶化,应及时处理或纠正。

对所有可能导致心脏功能受损的常见疾病如高血压、冠心病、糖尿病、代谢综合征等,在尚未造成心脏器质性改变前即应早期进行有效的治疗。药物、介入及手术治疗改善冠心病心肌缺血;慢性心瓣膜病以及先天畸形的介入或换瓣、纠治手术等,均应在出现临床心力衰竭症状前进行。对于少数病因未明的疾病如原发性扩张型心肌病等也应早期干预,从病理生理层面延缓心室重塑过程。不应满足于短期治疗缓解症状,拖延时日终至不能耐受手术的严重心力衰竭,而失去治疗时机。

(2)监测体重:每日测定体重可早期发现液体潴留。如在3天内体重突然增加2 kg以上,应考虑患者已有钠、水潴留(隐性水肿),需加大利尿药用量。

(3)调整生活方式。①限钠:轻度心力衰竭患者应控制钠盐在2～3 g/d,中到重度心力衰竭患者钠盐摄入量应<2 g/d。避免含钠量较高的成品食物。盐代用品因常富含钾盐,如与血管紧张素转化酶抑制药(ACEI)合用,可致高钾血症,应慎用。②限水:严重低钠血症(血钠<130 mmol/L),液体入量应<2 L/d。③营养和饮食:宜低脂饮食,肥胖患者应减体重,需戒烟。严重心力衰竭伴明显消瘦(心脏恶病质)者,应给予营养支持。④休息和适度运动:失代偿期需卧床休息,可做被动运动,预防深部静脉血栓形成。较重患者可在床边小坐。临床情况改善后,应鼓励在不引起症状的情况下,进行体力活动,以防止肌肉的“去适应状态”,但要避免用力的等长运动。NYHA心功能Ⅱ～Ⅲ级患者,可在专业人员指导下进行运动训练(Ⅰ类,B级),能改善症状、提高生活质量。可每日多次步行,每次5～10分钟,并酌情逐步延长步行时间。

(4)心理和精神治疗:压抑、焦虑和孤独可促进心力衰竭恶化,也是心力衰竭患者死亡的主要因素。包括心理疏导的综合性情感干预可改善心功能状态,必要时可应用抗抑郁药物。

2.药物治疗

心力衰竭的常规治疗包括联合使用3大类药物,即利尿药、ACEI[或血管紧张素Ⅱ受体拮抗药(ARB)]和β受体阻滞剂。地高辛应是第4个联用的药物。醛固酮受体拮抗药则可应用于重度心力衰竭患者。

(1)利尿药(Ⅰ类,A级):利尿药通过抑制肾小管特定部位钠或氯的重吸收,遏制心力衰竭时的钠潴留,减少静脉回流和降低前负荷,从而减轻肺淤血,提高运动耐量。对有液体潴留的心力衰竭患者,利尿药是唯一能充分控制心力衰竭患者液体潴留的药物,是标准治疗中必不可少的组成部分。恰当使用利尿药应看做是各种有效治疗心力衰竭措施的基础。

所有心力衰竭患者有液体潴留的证据或原先有过液体潴留者,均应给予利尿药(Ⅰ类,A级)。利尿药缓解症状最迅速,数小时或数天内即可发挥作用,因此利尿药必须最早应用。利尿药应与ACEI和β受体阻滞药联合应用(Ⅰ类,C级),后二者需数周或数月起效。

袢利尿药应作为首选。噻嗪类仅适用于轻度液体潴留、伴高血压和肾功能正常的心力衰竭患者(Ⅰ类,B级)。通常从小剂量开始(氢氯噻嗪25 mg/d,呋塞米20 mg/d,或托拉塞米10 mg/d)逐渐加量。氢氯噻嗪100 mg/d已达最大效应,呋塞米剂量不受限制(Ⅰ类,B级)。一旦病情得到控制(肺部啰音消失,水肿消退,体重稳定)即以最小有效量长期维持。每日体重的变化是最可靠的检测利尿药效果和调整利尿药剂的指标(Ⅰ类,C级)。在维持期间,仍应根据液体潴留情况随时调整剂量(Ⅰ类,B级)。

长期服用利尿药应严密观察不良反应的出现(如电解质紊乱、症状性低血压),以及肾功能不全,特别在服用剂量大和联合用药时(Ⅰ类,B级)。

在应用利尿药的过程中,如出现低血压和氮质血症而患者已无液体潴留,则可能是利尿药过量、血容量减少所致,应减少利尿药剂量。如患者有持续液体潴留,则低血压和液体潴留很可能是心力衰竭恶化、终末器官灌注不足的表现,应继续利尿,并短期使用能增加肾灌注的药物如多巴胺(Ⅰ类,C级)。

出现利尿药抵抗时(常伴有心力衰竭症状恶化)处理对策为呋塞米静脉注射 40 mg,继以持续静脉滴注(10~40 mg/h),2 种或 2 种以上利尿药联合使用,或短期应用小剂量的增加肾血流的药物如多巴胺 100~250 $\mu g/min$(Ⅰ类,A级)。

(2)血管紧张素转化酶抑制药(Ⅰ类,A级):ACEI 有益于充血性心力衰竭(CHF)主要通过 2 个机制。①抑制 RAAS,降低循环和组织的 AngⅡ水平,还能阻断 Ang1~7 的降解,使其水平增加,进一步扩张血管及抗心肌重构;②作用于激肽酶Ⅱ,提高缓激肽水平,通过缓激肽-前列腺素-NO 通路而发挥有益作用。

ACEI 是证实能降低心力衰竭患者病死率的第一类药物,一直被公认是治疗心力衰竭的基石和首选药物。全部 CHF 患者必须应用 ACEI,包括阶段 B 无症状性心力衰竭和 LVEF<45%者,除非有禁忌证或不能耐受,ACEI 需终身应用。ACEI 一般与利尿药合用,如无液体潴留亦可单独应用,一般不需补充钾盐。ACEI 与 β 受体阻滞剂合用有协同作用。ACEI 与阿司匹林合用并无相互不良作用,对冠心病患者利大于弊。

ACEI 禁忌证:对 ACEI 曾有致命性不良反应,如曾有严重血管性水肿、无尿性肾衰竭的患者或妊娠妇女须绝对禁用。以下情况须慎用:①双侧肾动脉狭窄;②血肌酐水平显著升高[>265.2 $\mu mol/L$(3 mg/dL)];③高血钾症(>5.5 mmol/L);④低血压(收缩压<90 mmHg),需经其他处理,待血流动力学稳定后再决定是否应用 ACEI;⑤左心室流出道梗阻,如主动脉瓣狭窄、梗阻性肥厚型心肌病等。

ACEI 的应用方法:①采用临床试验中所规定的目标剂量,如不能耐受,可应用中等剂量或患者能够耐受的最大剂量;②从极小剂量开始,如能耐受则每隔 1~2 周剂量加倍,滴定剂量及过程需个体化,一旦达到最大耐受量即可长期维持应用;③起始治疗后 1~2 周应监测血压、血钾和肾功能,以后定期复查;如果肌酐增高<30%,为预期反应,不需特殊处理,但应加强监测;如果肌酐增高>30%,为异常反应,ACEI 应减量或停用;④应用 ACEI 不应同时加用钾盐或保钾利尿药。并用醛固酮受体拮抗药时,ACEI 应减量,并立即应用襻利尿药。如血钾>5.5 mmol/L,应停用 ACEI。

(3)β 受体阻滞剂(Ⅰ类,A级):β 受体阻滞剂因负性肌力药,以往一直被禁用于心力衰竭的治疗。临床试验表明,治疗初期对心功能有明显抑制作用,LVEF 降低;但>3 个月时则可改善心功能,LVEF 增加;治疗 4~12 个月,能降低心室肌重和容量、改善心室形状,提示心肌重构延缓或逆转。故应尽早开始应用 β 受体阻滞剂,有可能防止死亡。应告知患者:①症状改善常在治疗 2 个月后才出现,即使症状不改善,亦能防止疾病的进展;②不良反应常发生在治疗早期,但一般不妨碍长期用药。

所有慢性收缩性心力衰竭,NYHAⅡ、Ⅲ级病情稳定患者,以及阶段 B、无症状性心力衰竭或 NYHAⅠ级的患者(LVEF<40%),均必须应用 β 受体阻滞剂,而且需终身使用,除非有禁忌证或不能耐受。NYHAⅣ级心力衰竭患者需待病情稳定(4 天内未静脉用药,已无液体潴留并体重恒定,利尿药已维持在最合适剂量)后,在严密监护下由专科医师指导应用。应在利尿药和 ACEI 的基础上加用 β 受体阻滞药。禁用于支气管痉挛性疾病、心动过缓(心率低于 60 次/分)、Ⅱ度及以上房室传导阻滞(除非已安装起搏器)患者。有明显液体潴留,需大量

利尿者,暂时不能应用。

推荐应用琥珀酸美托洛尔、比索洛尔和卡维地洛。必须从极小剂量开始(琥珀酸美托洛尔 12.5 mg/d、比索洛尔 1.25 mg/d、卡维地洛 3.125 mg,每日 2 次)。如患者能耐受前一剂量,每 2~4 周剂量加倍。结合中国国情,也可应用酒石酸美托洛尔平片,从 6.25 mg 每日 3 次开始。清晨静息心率 55~60 次/分,即为 β 受体阻滞剂达到目标剂量或最大耐受量之征。但不宜低于 55 次/分,也不能按照患者的治疗反应来确定剂量。

β 受体阻滞剂应用时需注意监测以下几点。

1)低血压:一般在首剂或加量的 24~48 小时发生。首先停用不必要的扩血管药。如低血压伴有低灌注的症状,则应将 β 受体阻滞药减量或停用,并重新评定患者的临床情况。

2)液体潴留和心力衰竭恶化:如在 3 天内体重增加>2 kg,立即加大利尿药用量。如病情恶化,可暂时减量或停用,但应避免突然撤药。缓慢减量,每 2~4 天减一次量,2 周内减完。病情稳定后,必须再加量或继续应用 β 受体阻滞药,否则将增加病死率。

3)心动过缓和房室传导阻滞:如心率<55 次/分或伴有眩晕等症状,或出现 Ⅱ、Ⅲ 度房室传导阻滞,应减量。

4)无力:多数可在数周内自动缓解,某些患者可很严重而需减量。如无力伴有外周低灌注,则需停用 β 受体阻滞剂,稍后再重新应用或换用别的类型 β 受体阻滞药。

(4)地高辛(Ⅱa 类,A 级):洋地黄通过抑制衰竭心肌细胞膜 Na^+-K^+-ATP 酶,使细胞内 Na^+ 水平升高,促进 Na^+-Ca^{2+} 交换,提高细胞内 Ca^{2+} 水平,从而发挥正性肌力作用。而洋地黄的有益作用可能通过降低神经内分泌系统的活性而起到一定的治疗心力衰竭作用。副交感传入神经和肾脏的 Na^+-K^+-ATP 酶受抑制,进而使中枢交感兴奋性减弱、肾分泌肾素减少。

地高辛是正性肌力药中唯一的长期治疗不增加病死率的药物,且可降低死亡和因心力衰竭恶化住院的复合危险。因此,地高辛用于心力衰竭的主要益处与指征是减轻症状与改善临床状况,在不影响生存率的情况下降低因心力衰竭住院的危险。因而适用于已在应用 ACEI(或 ARB)、β 受体阻滞剂和利尿药治疗,而仍持续有症状的慢性收缩性心力衰竭患者。重症患者可将地高辛与 ACEI(或 ARB)、β 受体阻滞剂和利尿药同时应用。地高辛也适用于伴有快速心室率的心房颤动(AF)患者,但加用 β 受体阻滞剂,对运动时心室率增快的控制更为有效。

地高辛不主张早期应用,亦不推荐应用于 NYHA Ⅰ 级患者。急性心力衰竭并非地高辛的应用指征,除非有快速心室率的 AF。患者急性心肌梗死后,特别是有进行性心肌缺血者,应慎用或不用地高辛。地高辛不能用于窦房阻滞、Ⅱ 度或高度房室阻滞患者,除非已安置永久性起搏器;与能抑制窦房结或房室结功能的药物(如胺碘酮、β 受体阻滞剂)合用时,必须谨慎。奎尼丁、维拉帕米、胺碘酮、克拉霉素、红霉素等可使地高辛血药浓度增加,增加地高辛中毒的发生率,须十分谨慎,此时地高辛宜减量。

地高辛需采用维持量疗法,每日 0.25 mg。70 岁以上,肾功能减退者宜用 0.125 mg,每日或隔日 1 次。地高辛血清浓度与疗效无关,不需用于监测剂量。

与传统观念相反,地高辛是安全的,耐受性良好。不良反应主要见于大剂量时,特别在低血压、低血镁、甲状腺功能低下时。主要不良反应包括:①心律失常(期前收缩、折返性心律失常和传导阻滞);②胃肠道症状(厌食、恶心和呕吐);③神经精神症状(视觉异常、定向力障碍、昏睡及精神错乱)。

(5)醛固酮受体拮抗药(Ⅰ类,B级):虽然短期使用 ACEI 或 ARB 均可以降低循环中醛固酮水平,但长期应用时,循环醛固酮水平却不能保持稳定、持续的降低,即出现"醛固酮逃逸现象"。因此,如能在 ACEI 基础上加用醛固酮受体拮抗药,可望有更大的益处。

醛固酮受体拮抗药适用于中、重度心力衰竭,NYHA Ⅲ 或 Ⅳ 级患者,急性心肌梗死(AMI)后并发心力衰竭,且 LVEF<40% 的患者也可应用。应用方法为螺内酯起始量为每日 10 mg,最大剂量为每日 20 mg,酌情可隔日给予。禁忌证为高钾血症和肾功能异常。有发生这两种状况潜在危险的患者应慎用。入选患者的血肌酐浓度应在 176.8(女性)～221.0(男性)μmol/L(2.0～2.5 mg/dL)以下,且近期无恶化;血钾低于 5.0 mmol/L 且近期无严重高钾血症。在老年或肌肉量较少的患者,血肌酐水平并不能准确反映肾小球滤过率,后者或肌酐清除率应>0.5 mL/s。一旦开始应用醛固酮受体拮抗药,应立即加用襻利尿药,停用钾盐,ACEI 减量(卡托普利每日≤75 mg,依那普利或赖诺普利每日≤10 mg),避免使用非甾体类抗炎药物和 COX-2 抑制药,治疗后 3 天和 1 周要监测血钾和肾功能,前 3 个月每月监测 1 次,以后每 3 个月监测 1 次。如血钾>5.5 mmol/L,即应停用或减量。及时处理腹泻及其他可引起脱水的原因。螺内酯可出现男性乳房增生症,为可逆性,停药后消失。

(6)血管紧张素 Ⅱ 受体拮抗药(ARB):ARB 在理论上可阻断所有经血管紧张素转化酶(ACE)途径或非 ACE(如糜酶)途径生成的 Ang Ⅱ 与 AT$_1$(血管紧张素 Ⅱ 的 Ⅰ 型受体)结合,从而阻断或改善因 AT$_1$ 过度兴奋导致的诸多不良作用,ARB 还可能通过加强 Ang Ⅱ 与血管紧张素 Ⅱ 的 Ⅱ 型受体(AT$_2$)结合来发挥有益的效应。ARB 对缓激肽的代谢无影响,故一般不引起咳嗽。

ARB 可用于 A 阶段患者,以预防心力衰竭的发生(Ⅱa 类,C 级);亦可用于 B、C 和 D 阶段患者,对于不能耐受 ACEI 者,可替代 ACEI 作为一线治疗,以降低病死率和并发症发生率;对于常规治疗(包括 ACEI)后心力衰竭症状持续存在,且 LVEF 低下者,可考虑加用 ARB。

ARB 的各种药物均可考虑使用,小剂量起用,在患者耐受的基础上逐步将剂量增至推荐剂量或可耐受的最大剂量。ARB 应用中需注意的事项同 ACEI,如要监测低血压、肾功能不全和高血钾等。在开始应用 ARB 及改变剂量的 1～2 周,应监测血压(包括直立性低血压)、肾功能和血钾。

(7)神经内分泌抑制药的联合应用。

1)ACEI 和 β 受体阻滞剂的联合应用:临床试验已证实二者有协同作用,可进一步降低 CHF 患者的病死率,已是心力衰竭治疗的经典常规,应尽早合用。

2)ACEI 与醛固酮受体拮抗药合用:醛固酮受体拮抗药的临床试验均是与以 ACEI 为基础的标准治疗作对照,证实 ACEI 加醛固酮受体拮抗药可进一步降低 CHF 患者的病死率(Ⅰ类、B 级)。ACEI 与醛固酮拮抗药合用,优于 ACEI 与 ARB 合用。

3)ACEI 加用 ARB:目前仍有争论,欧洲心脏病学会(ESC)指南和 AHA/ACC 指南分别将其列为 Ⅱa 类和 Ⅱb 类推荐,B 级证据。根据 VALIANT 试验,AMI 后并发心力衰竭的患者,不宜联合使用这两类药物。

4)ACEI、ARB 与醛固酮受体拮抗药三药合用:安全性证据尚不足,且肯定会进一步增加肾功能异常和高钾血症的危险,故不能推荐 RAAS 抑制药,不能三药合用(Ⅲ类,C 级)。

5)ACEI、ARB 与 β 受体阻滞药三药合用:ARB 与 β 受体阻滞剂合用,或 ARB+ACEI 与

β受体阻滞药合用,目前并无证据表明,对心力衰竭或 MI 后患者不利。

(8)其他药物。

1)血管扩张药:直接作用的血管扩张药在 CHF 的治疗中并无特殊作用(Ⅲ类,A 级)。也没有证据支持应用 α 受体阻滞药治疗心力衰竭患者(Ⅲ类,B 级)。

硝酸酯类可以缓解心绞痛或呼吸困难的症状(Ⅱa 类,B 级),可与 ACEI、β 受体阻滞剂、ARB 或醛固酮受体拮抗药合用治疗心力衰竭。此类药为减少耐药性,二次给药,应至少间隔 10h。近期报道硝酸酯类和肼屈嗪二者合用的 A-HeFT 试验显示,对非洲裔美国人有益。

2)钙拮抗药(Ⅲ类,C 级):钙通道阻滞药(CCB)是一类特殊的血管扩张药,具有扩张全身和冠脉循环阻力型动脉血管的作用。理论上应可改善心脏做功和缓解心肌缺血,但对照的临床试验未能证实这些可能的有益作用,此类药物不宜应用。

现有的临床试验仅证实氨氯地平和非洛地平长期治疗心力衰竭具有较好的安全性(PRAISEⅠ、Ⅱ和 V-HeFTⅢ),有令人信服的证据表明氨氯地平对生存率无不利影响,但不能提高生存率(Ⅲ类,C 级)。心力衰竭患者并发高血压或心绞痛而需要应用 CCB 时,可选择氨氯地平或非洛地平。

具有负性肌力作用的 CCB 如维拉帕米和地尔硫草,对 MI 后伴 LVEF 下降、无症状的心力衰竭患者可能有害,不宜应用。

3)正性肌力药物的静脉应用(Ⅲ类,A 级):这类药物系指环腺苷酸(cAMP)依赖性正性肌力药,包括 β 肾上腺素能激动药如多巴胺、多巴酚丁胺,以及磷酸二酯酶抑制药如米力农。

循证医学证据得出结论:CHF 发作加剧时不支持长期间歇静脉滴注米力农。对阶段 D 难治性终末期心力衰竭患者,可作为姑息疗法应用。对心脏移植前终末期心力衰竭、心脏手术后心肌抑制所致的急性心力衰竭,可短期应用 3～5 天。多巴酚丁胺剂量为 $100\sim250~\mu g/min$;多巴胺剂量为 $250\sim500~\mu g/min$;米力农负荷量为 $2.5\sim3~mg$,继以 $20\sim40~\mu g/min$,均静脉给予。

4)抗凝和抗血小板药物:心力衰竭时由于扩张且低动力的心腔内血液淤滞、局部室壁运动异常,以及促凝因子活性的提高等,可能有较高血栓栓塞事件发生的危险,实际上心力衰竭时血栓栓塞事件的发生率很低,每年在 $1\%\sim3\%$。

心力衰竭伴有明确动脉粥样硬化疾病如 CHD 或 MI 后、糖尿病和脑卒中而有二级预防适应证的患者必须应用阿司匹林(Ⅰ类,C 级)。其剂量应在每天 $75\sim150~mg$,剂量低,出现胃肠道症状和出血的风险较小(Ⅰ类,B 级)。单纯性扩张型心肌病患者不需要阿司匹林治疗。大剂量的阿司匹林和非甾体类抗炎药都能使病情不稳定的心力衰竭患者加重。

心力衰竭伴心房颤动的患者应长期应用华法林抗凝治疗,并调整剂量使国际标准化比率在 2～3(Ⅰ类,A 级)。有抗凝治疗并发症高风险但又必须抗凝的心力衰竭患者,推荐抗血小板治疗(Ⅱb 类,C 级)。窦性心律患者不推荐常规抗凝治疗,但明确有心室内血栓或超声心动图显示左心室收缩功能明显降低、心室内血栓不能除外时,可考虑抗凝治疗(Ⅱa 类,C 级)。不推荐常规应用抗血小板和抗凝联合治疗,除非为急性冠脉综合征患者(Ⅲ类,A 级)。

3.非药物治疗

(1)心脏再同步化治疗(CRT)(Ⅰ类,A 级):NYHA 心功能Ⅲ、Ⅳ级伴低 LVEF 的心力衰竭患者,其中约 1/3 有 QRS 时间延长>120 ms,即存在心室收缩不同步,可致心室充盈减少、左心室收缩力或压力的上升速度降低、时间延长,加重二尖瓣反流及室壁逆向运动,使心室排血效率下降。心室收缩不同步还会导致心力衰竭患者病死率增加。CRT 尚不适于推荐应用于心房颤动患者。其他如"单纯"有束支阻滞、右心室起搏伴心室不同步等,是否推荐应用 CRT,目前均不明了,必须等待临床试验的结果。

适应证:凡 LVEF≤35%,窦性节律,左心室舒张末期内径(LVEDD)≥55 mm,尽管使用了优化药物治疗,NHYA 心功能仍为Ⅲ级或Ⅳ级的 CHF 患者,心脏不同步(目前标准为 QRS 波群>120 ms)(Ⅰ类,A 级),除非有禁忌证,均应该接受 CRT。

(2)埋藏式心律转复除颤器(ICD):MERIT-HF 试验中 NYHA 分级不同患者的死因分析表明,中度心力衰竭患者 50%以上死于心律失常导致的猝死,推荐应用于全部曾有致命性快速心律失常而预后较好的心力衰竭患者。因此 ICD 可以改善心力衰竭患者的生存率,特别是中度心力衰竭患者。有条件的应尽量置入 CRT-D。适应证包括以下几点。

1)心力衰竭伴低 LVEF 者,曾有心脏停搏、心室颤动(VF)或伴有血流动力学不稳定的室性心动过速(VT),推荐置入 ICD 作为二级预防以延长生命(Ⅰ类,A 级)。

2)缺血性心脏病患者,MI 后至少 40 天,LVEF≤30%,长期优化药物治疗后 NYHA 心功能Ⅱ或Ⅲ级,合理预期生存期超过 1 年且功能良好,推荐置入 ICD 作为一级预防减少心脏性猝死,从而降低总病死率(Ⅰ类,A 级)。

3)非缺血性心肌病患者,LVEF≤30%,长期最佳药物治疗后 NYHA 心功能Ⅱ或Ⅲ级,合理预期生存期超过 1 年且功能良好,推荐置入 ICD 作为一级预防减少心脏性猝死从而降低总病死率(Ⅰ类,B 级)。

4)对于 NYHAⅢ~Ⅳ级、LVEF≤35%且 QRS>120 ms 的症状性心力衰竭患者可置入 CRT-D,以改善发病率和病死率(Ⅱa,B 级)。重度心力衰竭患者的预期存活时间和生活质量不高,不推荐置入 ICD。

(3)移植:心脏移植可作为终末期心力衰竭的一种治疗方式,主要适用于无其他可选择治疗方法的重度心力衰竭患者。尽管目前还没有对照性研究,但公认对于特定条件的患者而言,与传统治疗相比,它会显著增加生存率,改善运动耐量和生活质量(Ⅰ类,C 级)。此外,心脏移植的主要问题是供体心脏短缺、移植排斥。排斥是术后 1 年死亡的主要原因,长期预后主要受免疫抑制药并发症影响。近年的研究结果显示,联合应用 3 种免疫抑制药治疗,术后患者 5 年存活率显著提高,可达 70%~80%。

联合应用 ACEI 和 β 受体阻滞药,以及近年的 CRT 治疗显著改善了重度心力衰竭患者的预后与生活质量,使许多患者免于心脏移植。

第四节　舒张性心力衰竭

心肌收缩力尚可使射血功能维持正常,但由于心肌细胞肥大伴间质纤维化,左心室舒张期主动松弛能力受损和心肌顺应性降低,导致心肌舒张功能障碍,左心室充盈压异常增高,使肺静脉回流受阻,而导致肺循环瘀血,称为舒张期心力衰竭。

一、临床表现

多见于老年女性有高血压、糖尿病、左心室肥厚,并常有冠脉疾病或心房颤动,原发性限制型心肌病、原发性肥厚型心肌病、缩窄性心包炎等常伴发舒张性心力衰竭。舒张性心力衰竭可与收缩功能障碍同时出现,也可单独存在。单纯性舒张性心力衰竭占心力衰竭患者的20%~60%,其预后优于收缩性心力衰竭。

以肺瘀血及心排血量降低表现为主,可有呼吸困难、咳嗽、咳痰、乏力、疲倦、头晕、心悸等表现。

超声心动图上左心室舒张功能不全的3种形式主要表现为:①早期松弛受损型,表现为E峰下降和A峰增高,E/A减小;②晚期限制型充盈异常,表现为E峰升高,E峰减速时间缩短,E/A显著增大;③中期假性正常化充盈,介于以上二者之间,表现为E/A和减速时间正常。松弛功能受损、假性正常化充盈和限制性充盈分别代表轻、中、重度舒张功能异常。

二、诊断要点

(1)有典型心力衰竭的症状和体征。

(2)左心室射血分数(LVEF)正常(>45%),左心腔大小正常。

(3)超声心动图有左心室舒张功能异常的证据。

(4)超声心动图检查无心瓣膜疾病,并可排除心包疾病、肥厚型心肌病、限制性(浸润性)心肌病等。

三、治疗要点

(1)积极控制血压:舒张性心力衰竭患者的达标血压宜低于单纯高血压患者的标准,即收缩压<130 mmHg,舒张压<80 mmHg(Ⅰ类,A级)。

(2)控制心房颤动(AF)心率和心律:心动过速时舒张期充盈时间缩短,心排血量降低。建议:①慢性心房颤动应控制心室率(Ⅰ类,C级);②AF转复并维持窦性心律,可能有益(Ⅱb类,C级)。

(3)应用利尿药:可缓解肺瘀血和外周水肿,但不宜过度,以免致低血压(Ⅰ类,C级)。

(4)血供重建治疗:CHD患者如有症状性或可证实的心肌缺血,应考虑冠脉血供重建(Ⅱa类,C级)。

(5)逆转左心室肥厚,改善舒张功能:可用血管转化酶抑制剂(ACEI)、血管紧张素受体拮抗剂(ARB)、β受体阻滞药等(Ⅱb类,C级)。维拉帕米有益于肥厚型心肌病。

(6)地高辛不推荐应用于舒张性心力衰竭(Ⅱb类,C级)。

(7)如同时有收缩性心力衰竭,则以治疗后者为主。

四、注意事项

1. 心力衰竭时避免使用的药物

下列药物应尽量避免使用(Ⅲ类,C级)。①非甾体类抗炎药和CDX-2抑制药;②皮质激素;③Ⅰ类抗心律失常药物;④大多数钙通道阻滞剂(CCB),包括地尔硫草、维拉帕米、短效二氢吡啶类制剂;⑤"心肌营养"药,这类药物包括辅酶泛癸利酮、牛磺酸、抗氧化剂、激素(生长激素、甲状腺素)等。

2. 氧气治疗

氧气用于治疗急性心力衰竭,对伴夜间睡眠呼吸障碍心力衰竭者,夜间给氧可减少低氧血症的发生。慢性心力衰竭无应用指征(Ⅲ类,A级)、无肺水肿的心力衰竭患者,给氧可导致血流动力学恶化。

3.每日体重测量

每日体重的变化是最可靠的检测利尿药效果和调整利尿药剂量的指标(Ⅰ类,C级)。

4.难治性终末期心力衰竭的治疗

一部分心力衰竭患者虽经优化内科治疗,但休息时仍有症状、极度无力,常有心源性恶病质,且需反复长期住院者,即为难治性心力衰竭的终末阶段,在作出这一诊断时,必须首先肯定诊断的正确性,有无任何参与作用的情况(如风湿活动、感染性心内膜炎、贫血、甲状腺功能亢进、电解质紊乱、洋地黄类过量、反复发生的小面积的肺栓塞等,或者患者是否有与心脏无关的其他疾病如肿瘤等),治疗措施是否均已恰当地应用等。治疗应注意以下几点。

(1)控制液体潴留:难治性心力衰竭的终末阶段常与钠、水潴留有关,因此,控制液体潴留是治疗成功的关键(Ⅰ类,B级)。可加大呋塞米用量,或联用静脉滴注多巴胺或多巴酚丁胺,但可能会引起氮质血症恶化,如果肾功能不全严重,可应用超滤法或血液透析,患者有可能恢复对利尿药的反应。

(2)神经内分泌抑制药的应用:此类患者对 ACEI 和 β 受体阻滞剂耐受性差,宜从极小剂量开始。如收缩压<80 mmHg,则二药均不宜应用。如有显著液体潴留,近期内曾应用静脉注射正性肌力药者,则不宜用 β 受体阻滞药。ARB 疗效尚不清楚,但也容易引起低血压和肾功能不全。醛固酮受体拮抗药的临床试验证据仅限于肾功能正常的人群;对肾功能受损的患者则可引起危险的高钾血症。

(3)静脉应用正性肌力药或血管扩张药:静脉滴注正性肌力药如多巴酚丁胺、米力农和血管扩张药如硝酸甘油、硝普钠,可作为姑息疗法,短期(3～5 天)应用以缓解症状(Ⅱb 类,C级)。一旦情况稳定,即应改换为口服方案,不推荐常规间歇静脉滴注正性肌力药(Ⅲ类,B级)。某些患者,实在无法中断静脉治疗时,可允许持续静脉输注多巴酚丁胺、米力农,但通常多应用于等待心脏移植的患者。

(4)机械和外科治疗:心脏移植适用于有严重心功能损害或依赖静脉正性肌力药的患者(Ⅰ类,B级)。

左心室辅助装置可考虑应用于内科治疗无效、预期 1 年存活率<50%,且不适于心脏移植的患者(Ⅱa 类,B级)。

第五节　心包积液及心脏压塞

心包疾病或其他病因累及心包可造成心包渗出和心包积液,当积液迅速或积液量达到一定程度时,可造成心输出量和回心血量明显下降而产生临床症状,即心脏压塞。

一、病因

各种病因的心包炎均可能伴有心包积液。常见的原因是肿瘤、特发性心包炎和感染性,近年来结核性心包炎造成的心包积液也有回升趋势。严重的体循环淤血也可产生漏出性心包积液;穿刺伤、心室破裂、心胸外科手术及介入操作造成的冠状动脉穿孔等可造成血性心包积液。迅速或大量心包积液可引起心脏压塞。

二、病理生理

正常时心包腔平均压力接近于零或低于大气压,吸气时呈轻度负压,呼气时近于正压。心包内少量积液一般不影响血流动力学,但如果液体迅速增多,即使仅达 200 mL,也因为心包无法迅速伸展而使心包内压力急剧上升,即可引起心脏受压,导致心室舒张期充盈受阻,周围静脉压升高,最终使心排血量显著降低,血压下降,产生急性心脏压塞的临床表现。而慢性心包积液则由于心包逐渐伸展适应,积液量可达 2000 mL。部分老年人可出现右心室压塞综合征,即少量或中量心包积液就可出现严重心包压塞表现,常与体位变化有关。

三、临床表现

心脏压塞的临床特征为 Beck 三联征:低血压、心音低弱、颈静脉怒张。

1. 症状

呼吸困难是心包积液时最突出的症状,可能与支气管、肺、大血管受压引起肺瘀血有关。呼吸困难严重时,患者可呈端坐呼吸,身体前倾、呼吸浅速、面色苍白,可有发绀。也可因压迫气管、食管而产生干咳、声音嘶哑及吞咽困难。还可出现上腹部疼痛、肝大、全身水肿、胸腔积液或腹腔积液,重症患者可出现休克。

2. 体征

心尖搏动减弱,位于心浊音界左缘的内侧或不能扪及;心脏叩诊浊音界向两侧增大,均为绝对浊音区;心音低而遥远。积液量大时可于左肩胛骨下出现叩浊音,听诊闻及支气管呼吸音,称心包积液征(Ewart 征),此乃肺组织受压所致。少数病例可于胸骨左缘第 3、第 4 肋间闻及心包叩击音(见缩窄性心包炎)。大量心包积液可使收缩压降低,而舒张压变化不大,故脉压变小。依心脏压塞程度,脉搏可减弱或出现奇脉。大量心包积液影响静脉回流,出现体循环淤血表现,如颈静脉怒张、肝大、肝颈静脉凹流征、腹腔积液及下肢水肿等。

3. 心脏压塞

短期内出现大量心包积液可引起急性心脏压塞,表现为窦性心动过速、血压下降、脉压变小和静脉压明显升高。如果心排血量显著下降,可造成急性循环衰竭和休克。如果液体积聚较慢,则出现亚急性或慢性心脏压塞,产生体循环静脉淤血征象,表现为颈静脉怒张、Kussmaul 征,即吸气时颈静脉充盈更明显。还可出现奇脉,表现为桡动脉搏动呈吸气性显著减弱或消失、呼气时恢复。奇脉也可通过血压测量来诊断,即吸气时动脉收缩压较吸气前下降 10mmHg 或更多。

四、辅助检查

1. X 线检查

可见心影向两侧增大呈烧瓶状,心脏搏动减弱或消失。特别是肺野清晰而心影显著增大常是心包积液的有力证据,有助于鉴别心力衰竭。

2. 心电图

心包积液时可见肢体导联 QRS 低电压,大量渗液时可见 P 波、QRS 波、T 波电交替,常伴窦性心动过速。

3. 超声心动图

对诊断心包积液简单易行,迅速可靠(图 2-11)。心脏压塞时的特征为:整个心动周期可见脏层心包与壁层心包之间存在积液,大量时呈"游泳心",舒张末期右心房塌陷及舒张早期右心室游离壁塌陷。此外,还可观察到吸气时右心室内径增大,左心室内径减少,室间隔左移等。超声心动图可用于心包积液定量、定位,并引导心包穿刺引流。

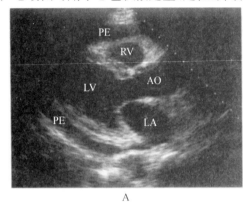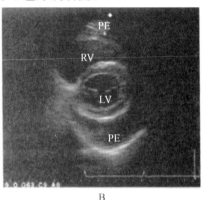

图 2-11　心包积液

A. 左心长轴切面见心包腔无回声区环绕心脏;B. 左心室短轴观察心包积液,主要在左心室后壁处心包腔。PE,心包积液。

4. 心脏磁共振成像

心脏磁共振成像(MRI)能清晰显示心包积液的位置、范围和容量,并可根据心包积液的信号强度推测积液的性质。同时能显示其他病理表现,如心包膜的增厚和心包腔内肿瘤。

5. 心包穿刺

心包穿刺术对穿刺液行常规、生化、细菌培养和查找抗酸杆菌及细胞学检查,有助于了解心包积液的性质,明确病因。

五、诊断与鉴别诊断

1. 诊断标准

对于呼吸困难的患者,如查体发现颈静脉怒张、奇脉、心浊音界扩大、心音遥远等典型体征,应考虑此诊断,超声心动图见心包积液可确诊。心包积液病因诊断可根据临床表现、实验室检查、心包穿刺液检查以及是否存在其他疾病进一步明确。

2. 鉴别诊断

主要鉴别引起呼吸困难的临床情况,尤其是与心力衰竭鉴别。根据心脏原有的基础疾病如冠心病、高血压、瓣膜病、先天性心脏病或心肌病等病史,查体闻及肺部湿啰音,并根据心音、心脏杂音和有无心包摩擦音进行判断,心脏超声有助于明确诊断。

六、治疗

心包穿刺引流是解除心脏压塞最简单、有效的手段,对所有血流动力学不稳定的急性心脏压塞,均应紧急行心包穿刺或外科心包开窗引流,解除心脏压塞。对伴休克患者,需紧急扩容、升压治疗。对于血流动力学稳定的心包积液患者,应设法明确病因,针对原发病进行治疗同时应注意血流动力学情况,必要时心包减压并将引流液送实验室检查。

第三章 呼吸系统急危重症

第一节 呼吸机相关肺损伤

呼吸机相关肺损伤(ventilator-induced lung injury,VILI)是常见而严重的正压机械通气并发症之一,相关研究与争论由来已久。随着对 VILI 发生机制的深入认识,机械通气策略发生了根本性的转变。本节将从 VILI 的研究历史、发生的高危因素、诊断及防治进行阐述。

一、呼吸机相关肺损伤的概念:从气压伤到生物伤

人类很早就注意到,在一些特殊情况,如潜水过程中,用力呼气也可引起肺泡破裂、气体逸出。Macklin 等最早通过研究发现,肺泡过度扩张可导致肺泡和周围血管间隙压力梯度明显增大,致使血管周围肺泡基底部破裂,形成间质气肿;又因纵隔内平均压较周围肺间质低,气体沿支气管血管鞘进入纵隔,形成纵隔气肿;随着纵隔内气体积聚,压力增高,气体沿着其周边间隙进入皮下组织、心包、腹膜后和腹腔,形成间质气肿、皮下气肿,心包和腹膜后积气;若脏层胸膜破裂,气体可直接进入胸腔,形成气胸。由于这种肺泡外气体的逸出常于气道压较高的情况下出现,故称为气压伤。这种因高气道压而致肺损伤的概念一直沿用了很长时间。

Dreyfuss 等对老鼠进行 5 种不同方式的通气:低 PIP(7 cmH$_2$O)/低 VT(13 mL/kg);高 PIP(45 cmH$_2$O)/高 VT(40 mL/kg);高 PIP(45 cmH$_2$O)/VT(25 mL/kg)及 10 cmH$_2$O 呼气末正压(PEEP);高 PIP(45 cmH$_2$O)/低 VT(19 mL/kg,包裹胸腹部限制 VT);低压高容通气(通过铁肺)行负压通气使 VT 达到 44 mL/kg。结果发现,不论气道压高低,高容积通气均能产生高通透性肺水肿,而低容积通气则无明显肺损伤发生,并且加用一定水平的 PEEP 可显著减少肺损伤。结合其他研究,Dreyfuss 认为"气压伤"实质上应为"容积伤",即肺损伤为肺容积增加而导致。Bouhuys 于 1969 年在 *Nature* 就报道过,吹号时气道开口压力可达 150 cmH$_2$O左右,但不会造成肺损伤。之后陆续完成的研究也表明,不管是大 VT,还是吸气末肺容积过大,均会造成肺损伤。

但也有学者对"容积伤"提出了异议。因为从呼吸力学的角度而言,压力变化是容积变化的原因。真正决定肺容积变化的压力是跨肺压(transpulmonary pressure,Ptp),即肺泡压(alveolar pressure,Palv)与胸腔压(pleural pressure,Ppl)之差,而不是气道压(airway opening pressure,Pao)。如图 3-1 所示:气道压增高导致肺损伤(A);负压通气时,胸膜腔内压力(即胸腔压)明显降低,肺泡压为 0,跨肺压与 A 相近(B);胸腹固定带限制通气后,胸膜腔及肺泡内压力均显著增高,跨肺压反而较 A、B 明显降低(C)。Dreyfuss 实验设计的初衷是研究容积和气道压对肺损伤的影响,但实际上肺容积的变化不与气道压直接相关,而主要决定于跨肺压。因此,将"气压伤"的压力理解为跨肺压,"气压伤"的提法仍是合理的,许多研究者仍主张继续应用"气压伤"的概念,或统称为气压-容积伤。无论是气压伤,还是容积伤,都与过度的机械牵张使肺泡承受较大的应力而产生较大的形变有关,因此有人提出了"肺泡应力损伤"的概念,以更准确地描述 VILI 发生的力学机制。

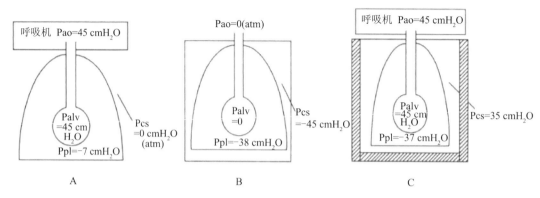

图 3-1 气道压(Pao)、肺泡压(Palv)与胸腔压(Ppl)的相互关系

Pcs：胸壁表面的压力。

除了上述机械牵张会导致肺损伤外，另一种力学因素，即剪切力在肺损伤的形成机制中也起到很重要的作用，尤其是对于肺部病变不均一者，其致肺损伤的作用更为明显。跨肺压作用于脏层胸膜，肺实质内的纤维系统产生与之相对应的应力。正常的肺组织结构均一，所有纤维共同分担外力并产生相同的应力和应变。但在很多情况下，肺的病变是不均一的，如果部分纤维被破坏，所有的外力均由剩余纤维承担，将产生更大的应力和应变；如果部分肺组织在吸气时仍然陷闭或完全不能扩张（如实变），病变区域的纤维将承受外力产生应力，但不产生应变，附近的正常纤维则会承受更大的外力而产生更大的应力与应变。在机械通气过程中，在过度膨胀的肺组织与正常肺组织之间、持续开闭的肺组织与正常肺组织之间以及扩张程度不同的肺组织之间，都会产生较大剪切力。Mead 等通过肺模型推算，如果施加 $30 \ cmH_2O$ 的跨肺压于萎陷肺泡，使其肺容积增加到复张前的 10 倍，则会对萎陷肺泡附近的正常肺泡产生高达 $140 \ cmH_2O$ 的剪切力。大量的离体和在体试验也证实，如果使呼气末肺容积处于较低水平，或存在终末气道反复开闭的情况，机械通气均会导致明显的肺损伤。基于上述认识，Slutsky 提出了"肺萎陷伤"的概念，特指由于呼气末肺容积过低导致终末气道反复开闭而形成的肺损伤。

肺气压伤、容积伤和肺萎陷伤均属于机械性损伤。研究还表明，在机械通气条件下，可出现由肺泡内炎症细胞募集、活化并释放炎症介质和细胞因子而引起的肺损伤，与内毒素所致肺损伤有相似之处，称为生物伤。Kawano 等最早（1987 年）注意到在机械通气条件下，在发生 VILI 的肺组织中性粒细胞明显增多；在中性粒细胞缺乏的动物中重复以上研究，则肺损伤明显减轻，以确凿的证据证实炎症机制参与 VILI 的发生。1998 年，Tremblay 和 Slutsky 提出了生物伤的概念，之后越来越多的研究者开始关注生物伤，并进行了大量基础和临床研究。目前认为，机械通气使肺组织承受较大的应力和剪切力，除直接使肺泡损伤外，还刺激大量细胞因子、趋化因子和其他炎性介质的分泌，这些介质与 VILI 发生密切相关，有研究者将此机械信号向化学信号的传递称为"机械传导"。尽管对此信号传导途径提出了多种假设，并且进行了大量研究，其确切机制仍不清楚。

二、呼吸机相关肺损伤发生的高危因素

了解影响 VILI 发生的各种因素，对于 VILI 的防治具有重要意义。VILI 发生的高危因素可分为患者自身相关因素（内因）和机械通气相关因素（外因）。

（一）患者相关因素

1. 基础疾病

基础研究证实，存在基础疾病的肺泡上皮细胞较正常上皮细胞对机械牵张的敏感性增加。将大鼠分为正常对照组和sepsis动物模型组，取出肺组织，分离并纯化肺泡上皮细胞，分别给予肺泡上皮细胞一定程度的机械牵张，结果显示在相等的牵张力作用下，sepsis动物模型组肺泡上皮细胞死亡率显著高于正常对照组。临床观察也表明，严重肺部疾病患者肺气压伤发生率明显增高，尤其是慢性间质性肺疾病、吸入性肺炎和重症哮喘患者。通常这部分患者基础肺功能差，当发生呼吸衰竭需要正压通气时，原有肺损伤基础之上压力和容积负荷进一步增加，发生肺气压伤的危险性即明显增加。急性呼吸窘迫综合征（ARDS）患者肺气压伤发生率明显高于其他疾病，这与其具有正常通气功能肺泡明显减少（即"婴儿肺"）和病变严重分布不均一有关。病毒性肺炎如严重急性呼吸综合征（SARS）、禽流感患者肺气压伤发生率明显高于其他肺炎，可能与其病变重、需要较高压力支持有关，也可能与其原发病所致肺病变不同于其他肺炎有关。而肺孢子菌肺炎（PCP）患者往往存在发生自发性气肿的可能，使用机械通气时更易出现气肿。

2. 血流动力学因素

Macklin推测肺泡压与周围血管鞘之间的压力梯度增加是导致肺泡破裂、间质性气肿形成的主要因素。肺泡扩张、肺血管未发生相应变化或肺血管血流量减少均可致压力梯度增大，气压伤发生危险性增加。Lenaghan以犬模型论证以下假设：10只犬采用放血法制成低血压模型，逐渐增加气道压，1小时后，7只犬出现出血性肺不张，造成肺泡破裂平均气道压为25.1 mmHg；3只犬无明显变化，继续增加气道压直至出现肺泡破裂，平均气道压力为46.4 mmHg，与正常血容量动物肺泡破裂时平均气道压力无显著差异。该研究虽然未能得出确切结论，但仍提示肺血流量与气压伤发生可能存在相关关系，有待进一步研究证实。

3. 年龄和性别

研究报道，肺气压伤多发生于年轻患者。早期研究入选171例机械通气患者，肺气压伤组患者平均年龄为（38.7±19.4）岁，显著低于未发生肺气压伤组患者（56.9±15.6岁）。近年临床试验也有类似报道，但具体原因仍不清楚，有可能与年轻患者发生人机对抗比率更高，瞬时气道压增高有关。除年龄因素外，有报道ARDS患者行机械通气过程中，男性气压伤发生率显著高于女性，但是该研究中气压伤患者样本数偏少（41例），可信区间范围大，尚不能得出明确结论，仍需进一步研究论证。

（二）机械通气相关因素

1. 通气模式

早期研究认为，控制通气条件下，人机对抗明显，气道压显著增高，肺气压伤发生率增加，因此建议采用同步间歇指令通气或辅助通气模式减少肺气压伤的发生。然而近期大型临床研究未发现类似结果，不同的通气模式下，肺气压伤发生率无显著差异。

高频通气是一种高通气频率、低VT的通气方式，其通气频率至少为机体常规机械通气频率的4倍，而VT近于或小于解剖死腔。其中高频振荡通气（high frequency oscillatory ventilation，HFOV）是目前所有高频通气中频率最高的一种，可达15～17 Hz。与传统通气模式相比，HFOV采用较高的平均气道压（MAP）以复张萎陷的肺泡，维持较高的肺容积，使肺内气体分布最大限度地处于均匀状态，有利于氧合的改善。此外，HFOV尚可通过下述机制降低肺损伤的可能；减少局部肺过度扩张和终末气道反复开闭所造成的肺损伤；由于频率高，VT 小（1～4 mL/kg），吸呼相的压差小，肺泡压仅为传统正压通气的 1/15～1/5；随着氧合的改善，氧中毒发生的可能性也降低；减少因炎症反应所致肺生物伤的发生。目前已有大量的动物研究和部分婴幼儿临床研究证实，与常规正压通气相比，HFOV 能显著减少肺损伤的发生，是实施肺保护性通气的一种理想手段。有一些 HFOV 成功救治发生严重气压伤 ARDS 患者的个案报道，但在这些报道中气压伤总体发生率与 CMV 相近（9% vs 12%）。另外，俯卧位通气、单肺通气、部分液体通气也是近年提出并陆续用于 ARDS 患者的保护性通气策略，但其确切效果及对肺气压伤发生率的影响仍有待大规模的临床研究证实。

2. 气道峰压

早期研究多认为气道峰压（PIP）与肺气压伤的发生密切相关，PIP>70 cmH_2O 时肺气压伤发生率为 43%，PIP 在 50～70 cmH_2O 时降至 8%，PIP<50 cmH_2O 则无发生气压伤者。Bruce 等观察了 139 例患者，其中 34 例发生不同形式的肺气压伤，气压伤组 PIP 为（55±12）cmH_2O，显著高于非气压伤组[（44±12）cmH_2O]。然而，近年来多项研究并未发现 PIP 与肺气压伤直接相关。Weg 等对 725 例接受雾化吸入肺表面活性物质治疗的 ARDS 患者的观察结果显示，气胸等肺泡外气体的发生与 PIP 无显著关系。Anzueto 和 Bousarsar 的大规模临床研究和 Meta 分析均未发现 PIP 与肺气压伤发生有关。这可能与 PIP 受较多影响因素有关，如气道阻力、呼吸系统顺应性、吸气流速、VT 及 PEEP 等，并不能够准确反映肺泡扩张程度。

3. 平台压/潮气量

平台压（plateau pressures，Pplat）为吸气末时的气道压，主要与呼吸系统顺应性、VT 及 PEEP 有关，近似吸气末肺泡压，是影响肺泡扩张程度的重要因素之一。Bousarsar 总结 1976—1999 年与肺气压伤有关的 224 项研究，根据文献特点，将肺气压伤发生率分为低发生率（<15%）和高发生率（>15%）两类，发现 Pplat<35 cmH_2O 时肺气压伤发生率<15%，而且肺气压伤的发生与 Pplat 无显著相关性，主要与原发疾病有关；Pplat>35 cmH_2O 时肺气压伤发生率>15%，并且随 Pplat 升高，肺气压伤发生率显著增加。临床研究发现，ARDS 患者采取限制 VT 和 Pplat 的通气策略可明显改善预后。1998 年，Amato 等采用不同的 VT（12 mL/kg 和 6 mL/kg）对 ARDS 患者行机械通气，结果发现大 VT/高平台压组患者气胸发生率及病死率显著高于小 VT/低平台压组（气胸发生率 42% vs 7%，病死率 71% vs 38%）。最近旨在减少 VT 和限制平台压的保护性通气策略的临床研究表明，使用小 VT 通气可显著降低病死率，同时发现，在机械通气第 3 天，小 VT 组白细胞介素 6（IL-6）显著低于大 VT 组，尽管未发现肺气压伤发生率显著降低。

4. 跨肺压

跨肺压（Ptp）为 Palv 与 Ppl 之差值，是决定肺泡扩张程度的主要因素。据测定，正常肺组织达到最大扩张程度时的 Ptp 为 30～35 cmH_2O。假设 Ppl 为 0，当 Pplat>35 cmH_2O 时，即可出现肺泡过度扩张；但 Pplat>35 cmH_2O 若同时伴随 Ppl 增高，则不至于导致肺泡过度扩张。实际上，Ppl 可受多种因素影响，如患者胸壁和肺的顺应性、腹腔压力、体位等。有关 Pplat 与肺气压伤关系的研究结果不完全一致，可能与此有一定关系。目前有研究表明，通过监测食管压（代表胸内压）以估测跨肺压来指导通气参数的设置更有利于改善氧合和顺应性。但能否降低气压伤的发生率，尚不清楚。

5. 呼气末正压

对 ARDS 患者采用高水平 PEEP 有利于纠正其低氧血症。然而,ARDS 患者肺部病变分布不均,病变区域与健康肺组织顺应性不同,提高 PEEP 水平可能导致气体分布于低阻力、高顺应性的肺区,反而造成正常组织过度膨胀,同时还可导致 V/Q(通气血流比)失调,低氧血症进一步加重。因此推断,过高的 PEEP 不仅不利于改善氧合,而且增加肺气压伤发生的危险。早期研究认为,PEEP 在 $5\sim15$ cmH_2O 治疗效果及安全性能够较好保证,>15 cmH_2O 则肺气压伤发生危险及病死率显著增加。但是也有临床研究并未发现 PEEP 与肺气压伤发生有关。事实上,多数研究中 PEEP 与吸氧浓度(FiO_2)的选择是依据患者的氧合水平,而氧合水平与肺损伤程度相关,因此肺气压伤发生率较高患者 PEEP 水平有增高趋势的根本原因可能是肺损伤程度较重,而非压力本身。2002 年,*Acute Respiratory Distress Syndrome Network* 发表论文,分析了 718 例急性肺损伤(ALI)/ARDS 患者发生气压伤的危险因素,发现在基础平台压、基础 VT、基础 PEEP、年龄、通气分组、APACHE 评分(急性生理及慢性健康评分)、血管活性药物用量、血清总蛋白、肝功能、凝血功能等因素匹配的情况下,气压伤发生前 1 天和当天的高水平 PEEP 增加肺气压伤发生的危险。肺顺应性改变、肺泡-动脉血氧分压差变化均能从某种程度上表明肺损伤严重程度,为进一步确定高水平 PEEP 是造成肺气压伤的原因而非肺损伤加重的结果,该研究将顺应性和肺泡-动脉血氧分压差列入匹配因素再次进行分析,结果仍然提示气压伤发生当天高水平 PEEP 是肺气压伤发生的危险因素。因此,在临床使用较高水平 PEEP 时,应注意发生气压伤的可能。

6. 驱动压

在控制通气时,驱动压(driving pressure,ΔP)可理解为平台压与 PEEP 的差值。一般而言,呼吸系统顺应性(Crs)越差,意味着肺内可容纳气体的正常肺泡显著减少。从 Crs$=$VT/AP 可推断出 $\Delta P=$VT/Crs,因此,在 Crs 一定时,VT 的大小直接决定了 ΔP 的大小。引入 ΔP 来预测患者发生 VILI 的风险,兼顾了肺部病变的严重程度(内因)及 VT 的大小(外因),较之单纯用平台压,VT 和 PEEP 更为合理。通过对 3562 例 ARDS 病例的严格分析,发现 ΔP 与病死率高度相关,ΔP 增加约 7 cmH_2O,病死率即可显著增加(RR,1.41;95%[CI],$1.31\sim1.51$;$P<0.001$),VT 与 PEEP 只有在导致 ΔP 明显下降时才与病死率相关。

7. 平均气道压

平均气道压(MAP)是整个呼吸周期呼吸机传送至呼吸道压力的平均值,与 PIP、吸气时间及 PEEP 水平有关。理论上分析,当吸气与呼气阻力相近的情况下,MAP 与肺泡压接近。Broccard 等固定 PIP 水平,采用不同 MAP 对持续灌流兔肺模型进行机械通气,结果发现MAP 增高可导致肺严重出血和通透性改变。但目前的临床研究并未发现 MAP 与肺气压伤直接相关。此外,有研究表明,对于存在动态肺过度充气的患者,MAP 并不能准确反映肺泡压,随着内源性 PEEP(PEEPi)的增加,MAP 与肺泡压差异逐渐增加,当 PEEPi 达到10cmH_2O 时,MAP 只及肺泡压的 50%。

8. 分钟通气量和呼吸频率

关于呼吸频率和分钟通气量与肺气压伤的关系报道相对较少,有基础研究证实分钟通气量或呼吸频率增加时肺损伤加重。

9. 机械通气时间

气压伤发生与机械通气时间的关系,各家报道不一。Antonio 等的观察显示,5183 例患者中154例（2.9%）发生肺气压伤,机械通气的第1～第3天肺气压伤发生危险性最高（1.7%）,随机械通气时间的延长,危险性明显下降,肺气压伤的累积发生率逐渐增加。早期Gattinoni报道机械通气条件下,ARDS患者通气＞2周时肺气压伤发生率为87%,1～2周为46%,＜1周为30%。原因可能在于,ARDS发病的不同时间肺内病变进展程度存在差异,多数肺气压伤发生于ARDS后期,此时肺组织改变不均一,肺纤维化程度和顺应性减低更加突出,使肺气压伤发生风险增加。

三、呼吸机相关肺损伤的表现与诊断

VILI可表现为轻微的镜下改变,也可表现为严重的张力性气胸。本部分仅对传统气压伤,即肺泡外气体的表现作进一步讨论。

肺气压伤的临床表现多种多样,从无明显症状的少量间质性气肿到引起呼吸衰竭甚至心搏骤停的张力性气胸各不相同。临床上患者（突然）出现烦躁、呼吸困难、血压下降、氧合降低、气道压进行性升高（定容通气时）和肺顺应性进行性下降时应考虑到发生肺气压伤的可能。目前临床诊断肺气压伤的主要依据仍是影像学表现,根据肺外气体聚集位置不同,分为间质性气肿、纵隔气肿、皮下气肿和气胸等,其相应X线征象如图3-2所示。

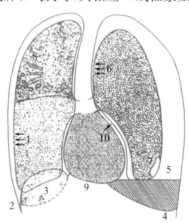

图3-2 气压伤的X线征象

1.脏层胸膜线;2.深膈征;3.膈上透过度增加;4.反膈征（凸面向下）;5.气液平;6.纵隔移位;7.胸膜下气囊;8.间质气肿;9.横膈凸现（表明双侧膈上积气）;10.纵隔气肿。

（一）间质性肺气肿

间质性肺气肿(pulmonary interstitial emphysema,PIE)是肺泡内气体减压的结果。在肺气压伤中,PIE出现最早,发生率也最高。PIE多分布在肺组织结构相对正常的非坠积区域。少量PIE对心肺功能可无明显影响,广泛性PIE时因大量肺间质血管受挤压,导致肺循环阻力和肺内分流增加,严重者出现肺水肿和急性右心衰竭。胸部X线检查可早期发现PIE,表现为肺脏前中部、心脏周围和膈肌上方斑点状透亮影,也可表现为朝向肺门的放射状条形透亮带、大血管周围或胸膜下气体聚集等。也有部分间质性肺气肿患者影像学表现细微,尤其在其肺内渗出明显时诊断较为困难,需借助CT方可建立明确诊断。

（二）纵隔气肿和皮下气肿

约37%的PIE患者可相继发生纵隔气肿。根据患者呼吸困难的严重程度和纵隔气肿扩散情况,纵隔气肿可分为张力性和非张力性两种。张力性纵隔气肿发病时间短,病情发展快,

伤后数小时皮下气肿可扩散至两侧颈、胸、面及两上肢,严重者可达腰腹部及会阴部,患者表现为重度呼吸困难,胸闷气促,病情呈进行性加重,多数须行胸骨上前纵隔切开减压排气。非张力性纵隔气肿往往发展缓慢,患者出现轻度呼吸困难,仅需卧床休息,降低呼吸支持水平,密切观察病情变化。有学者认为出现颈部皮下气肿和 Hamman's 征(在心包区域闻及具有特征性的"嘎吱"声)即可诊断纵隔气肿。目前临床最有效的诊断仍依赖影像学表现,正位 X 线胸片可见一侧(多为左侧)或双侧纵隔胸膜被气体推移而呈线条状阴影,与纵隔的轮廓平行,在线条状阴影的内侧有透亮的气体(图 3-3)。纵隔气肿常沿纵隔筋膜面进入颈部皮下软组织并可蔓延到胸部和腹部形成皮下气肿,皮下气肿是纵隔气肿向外减压的结果。纵隔气肿常常是气胸发生的先兆,ICU 患者中纵隔气肿转变为气胸的比例约为 42%,其中 ARDS 患者约为 50%,非 ARDS 患者约为 30%,多数纵隔气肿发生 1 天后转变为气胸。

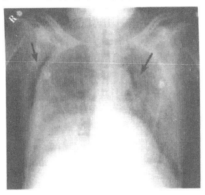

图 3-3　皮下气肿及纵隔气肿的 X 线表现

(三)气胸

气胸是机械通气较为常见的严重并发症之一。肺功能正常患者气胸的发生率为 3%～5%,而 ARDS 患者则可高达 50% 左右。近年来随着肺保护性通气策略的应用,ARDS 患者气胸发生率降至 10% 以下。气胸患者常规立位 X 线摄片时胸腔内气体多集中在肺尖部,易于发现;而危重患者多数是床边仰卧位或半卧位摄片,气体集中在肺尖部者只有 22%,在胸腔前中部和下部者分别占 38% 和 26%,表现为深膈征或膈上透过度增加(图 3-4)。后两者中约33% 漏诊,往往经胸部 CT 检查或发展为张力性气胸后才被发现。

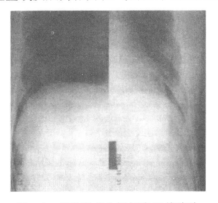

图 3-4　危重患者右侧气胸 X 线胸片

危重患者右侧气胸 X 线胸片(与无气胸的左侧相比),显示肺泡外气体聚集在右膈之上,表现为右侧肋膈角较对侧变深及右侧横膈上透过度增加,右侧横膈影较对侧清晰。

四、呼吸机相关肺损伤的防治

(一)呼吸机相关肺损伤的预防

严重 VILI 一旦发生,尚无有效的治疗方法,处理困难,患者往往会因此而死亡,因此预防 VILI 的发生至为重要。

1. 树立良好的防治意识

应深刻理解 VILI 对患者的危害,熟悉 VILI 发生的高危因素和相应的临床表现,合理设置压力上限水平。机械通气过程中应随时观察有无发生气压伤的证据,做到早期诊断、早期处理。

2. 小潮气量通气策略

有较为确切的证据表明,采用小 VT(5～8 mL/kg)或限制平台压(不超过 35 cmH$_2$O)的肺保护性通气策略可显著降低 ARDS 病死率。在对 VT 和平台压进行限制后,分钟通气量降低,PaCO$_2$ 随之升高,但允许在一定范围内高于正常水平,即所谓的允许性高碳酸血症(permissive hypercapnia,PHC)。PHC 策略是为了防止气压伤不得已而为之的做法,毕竟高碳酸血症是一种非生理状态,清醒患者不易耐受,需使用镇静剂,而对脑水肿、脑血管意外等患者,则列为禁忌。在实施 PHC 策略时应注意 PaCO$_2$ 上升速度不应太快,使肾脏有时间逐渐发挥其代偿作用。一般认为 pH 维持在 7.20～7.25 是可以接受的,若低于此值,可适当补碱。但近年的研究显示,PaCO$_2$ 升高可增加肺泡表面活性物质和降低肺泡毛细血管壁的通透性,因此已有学者提出"治疗性高碳酸血症"的概念。

3. 适宜的 PEEP 和肺复张方法

适宜的 PEEP 不仅可以使肺泡维持在开放状态,降低肺损伤的不均一性,而且可以降低肺水肿的程度。PEEP 的设定过低,可能导致肺萎陷伤,并加重肺水肿。过高的 PEEP 导致肺过度膨胀,影响静脉回流并引起气压-容积伤。当考虑到 VILI 的本质是跨肺压过大导致肺泡过度膨胀或跨肺压为负压导致肺泡萎陷时,以跨肺压指导 PEEP 水平的理论依据就显得较为充分。

由于小潮气量通气策略仍可能导致肺泡(尤其是萎陷肺泡)的周期性开合并加重肺损伤,因此对 ARDS 患者使用肺复张方法(recruitment maneuver,RM)可以打开萎陷的肺泡,减少肺部病变的不均一性,改善氧合。但到目前为止,尚无大型临床试验证实此种方法可以降低病死率,并且 RM 不当还可能导致已开放的肺泡过度扩张。

4. 高频通气高频振荡通气

小于或接近解剖死腔的小潮气量通气,在理论上也成为降低 VALI 的一种方法。但近期的两项大规模的多中心 RCT 显示,高频通气高频振荡通气(high frequency oscillatory ventilation,HFOV)虽然可以改善氧合水平,但未能改善 ARDS 患者的预后。因此,目前并不推荐 HFOV 常规用于该类患者。

5. 俯卧位通气

由于 ARDS 患者肺部病变的不均一性,对所有的 ARDS 患者进行小潮气量或同水平的 PEEP 必然导致部分肺泡的过度牵张和部分肺泡的萎陷。因此,调整患者体位为俯卧位可以改善病变的不均一性,从而进一步改善氧合水平。近期的研究显示,对于严重 ARDS 的患者行俯卧位通气还可以降低病死率。

6.体外生命支持系统

体外生命支持系统(extracorporeal life support,ECLS)包括体外膜肺氧合(ECMO)和体外 CO_2 清除($ECCO_2R$)等在内的 ECLS 技术近年来发展十分迅速并日趋成熟,应用 ECMO 或 $ECCO_2R$ 技术可以更好地实施"超保护通气策略",减少 VALI 的风险与发生,并且可以确切改善患者的氧合和 CO_2 潴留的情况。ECMO 的上述作用在 2009 年重症甲型 H1N1 患者的救治和 CESAR 研究中已得到验证。

7.神经肌肉阻滞剂

由于机械通气时人机对抗发生难以避免,可能导致原有肺损伤的进一步加重,因此 ARDS 患者早期使用神经肌肉阻滞剂可以增加人机协调性、降低跨肺压和 28 天病死率。但需要同时注意该类药物长期使用带来的肌无力等不良反应。

与上述 ARDS 不同,COPD 和哮喘等气道阻塞性疾病的病理生理改变主要是由于气道阻力增加和动态肺过度充气(DPH)导致的肺容积增加和内源性 PEEP(PEEPi)的产生。因此,机械通气不当所引起的 VALI 更多的表现为肺泡过度牵张(应力增加)所导致的肺损伤。针对上述患者的机械通气策略除了小潮气量(5～7 mL/kg)以外,早期给予充分镇静、较低通气频率及延长呼气时间(吸呼比 1：4～5)是防治 VALI 的主要措施。哮喘急性发作早期不建议使用较高 PEEP,而 AECOPD 患者则要结合 PEEPi 水平使用适宜的 PEEP(通常为 PEEPi 的 80%)改善小气道动态陷闭,降低患者吸气做功,减少 VALI 的发生。

(二)严重气压伤的处理

对于已形成气压伤的患者,张力性气胸是危及患者生命的重要原因之一。无论哪一种类型的气胸,一旦确诊,原则上应立即放置胸腔引流管排气减压,以避免向张力性气胸的转化。同时,应尽量下调 VT 和 PEEP,采用自主通气模式,降低通气需求(控制原发病、镇静、降温等),同时密切监测其演变。对于不会立即危及患者生命的其他类型肺气压伤,也应该尽量下调通气参数以减少对肺脏的过度牵拉,并应密切观察胸部 X 线影像的动态变化,防止发生气胸。若常规通气难以维持,可考虑使用 HFOV 与 ECMO 等非常规手段。

第二节　急性呼吸窘迫综合征

急性呼吸窘迫综合征(acute respiratory distress syndrome,ARDS)是发生于感染、休克、创伤等疾病过程中以肺容积减少、肺顺应性降低、严重的通气血流比例失调为病理生理特征,以进行性低氧血症、呼吸窘迫为主要临床表现的综合征。根据 1994 年欧美联席会议提出的 ALI/ARDS 诊断标准,ARDS 发病率为(13～23)/10 万。在所有入住 ICU 的患者中 ARDS 的发病率为 7.1%,如住 ICU 超过 24 小时,则 ARDS 的发病率可上升至 12.5%。近年来,ARDS 的治疗措施虽得到不断改进,但 ARDS 的病死率仍维持 30%～40%,严重威胁重症患者的生命。

一、病因

临床上多种因素均可造成 ARDS 的发生。根据对肺损伤作用途径的不同,可将 ARDS 的病因分为直接肺损伤因素(肺源性 ARDS)和间接肺损伤因素(肺外源性 ARDS),前者指对肺的直接损伤,后者指肺外疾病或损伤通过激活全身炎症反应所产生的肺损伤。直接肺损伤因素主要包括:①严重肺部感染,包括细菌、真菌、病毒及肺囊虫感染等;②误吸,包括胃内容物、烟雾及毒气等误吸;③肺挫伤;④淹溺;⑤肺栓塞,包括脂肪、羊水、血栓栓塞等;⑥放射性肺损伤;⑦氧中毒等。间接肺损伤因素主要包括:①严重感染及感染性休克;②严重非肺部创伤;③急性重症胰腺炎;④体外循环;⑤大量输血;⑥大面积烧伤;⑦弥散性血管内凝血;⑧神经源性(见于脑干或下丘脑)损伤等。

不同的病因引起 ARDS 的发病率存在较大差别。严重感染造成 ARDS 的发病率最高,为 25%~50%,其次为大量输血,可达 40%,多发性创伤为 11%~25%,严重误吸可达 9%~26%。同时存在 2 个或 3 个危险因素时,ARDS 的发病率会进一步升高。除此之外,危险因素持续作用时间越长,ARDS 发病率越高。高龄、存在肺外器官功能障碍、肝硬化、恶性肿瘤以及感染性休克是 ARDS 患者预后不良的危险因素。

二、发病机制

ARDS 发病机制主要为弥漫性肺泡损伤(diffuse alveolar damage,DAD)。肺泡毛细血管屏障主要由肺泡上皮细胞和毛细血管内皮细胞组成。不同的损伤因素可以作用于肺泡毛细血管屏障的不同单元,造成 DAD 的发生。

1. 肺泡上皮细胞损伤

直接损伤因素常常通过肺泡上皮细胞损伤引发 ARDS。正常肺泡上皮由扁平的 I 型上皮细胞和立方形的 II 型上皮细胞组成,后者在肺泡表面活性物质的生成、离子的转运以及分化成 I 型肺泡上皮细胞方面具有重要的作用。ARDS 时,肺泡上皮细胞受损一方面丧失了肺泡上皮的完整性,还可以造成:①肺泡腔内液体清除障碍,促进肺水肿的形成;②肺泡表面活性物质生成减少,降低肺泡表面张力造成肺不张;③在细菌性肺炎的患者中增加了发生感染性休克的风险;④对于严重的肺泡上皮细胞受损,肺组织修复混乱以及不足能够促进肺纤维化的形成;⑤受损的肺泡上皮细胞能够诱导邻近内皮细胞的炎症激活以及中性粒细胞聚集,促进局部炎症反应的发生。

2. 肺泡毛细血管内皮细胞损伤

间接损伤因素如脓毒症和胰腺炎等造成 ARDS 的主要损伤靶点为肺泡毛细血管内皮细胞。内皮细胞受损一方面造成肺泡毛细血管通透性增加,促进了肺水肿的形成。另一方面,内皮细胞活化对于 ARDS 的发生发展也具有非常重要的作用。活化的内皮细胞通过表达黏附分子等途径募集中性粒细胞,使得中性粒细胞迁移到肺间质及肺泡腔内。迁移到肺泡腔内的中性粒细胞通过释放细胞因子和炎症介质包括 TNF-α、IL-1、活性氧、NO 以及蛋白酶等启动肺损伤或加重肺损伤严重程度。活化的内皮细胞还能够激活局部的凝血系统并弱化纤溶能力,造成肺组织局部过多的纤维蛋白沉积。活化内皮细胞还可以通过蛋白激酶 C 等途径影响肺毛细血管液体的转运。由于肺泡毛细血管内皮细胞受损所导致的局部缩血管物质及扩血管物质之间的失衡,最终造成肺组织微循环功能障碍,从而进一步加重肺组织通气血流比例失调,促进顽固性低氧血症的发生。

3. 中性粒细胞介导的肺损伤

中性粒细胞是 ARDS 炎症反应过程中重要的参与者。ARDS 肺损伤的严重程度与中性粒细胞浸润到肺泡腔的数量直接相关。在肺损伤局部,中性粒细胞除发挥抵御入侵病原微生物的作用之外,其生成和释放的促炎症介质、自由基、活性氧及蛋白酶等物质能够进一步造成肺组织细胞的损伤。因此,中性粒细胞相关的炎症反应不仅是 ARDS 的结果,同时也是造成 ARDS 的原因。但是,在中性粒细胞减少的患者中也可以有 ARDS 的发生,提示在 ARDS 发生发展过程中也存在着非中性粒细胞依赖的发病机制。因此,中性粒细胞虽然是 ARDS 发病过程中重要的参与者,但并不是损伤作用的必要成分。

4.炎症反应

ARDS 的炎症反应过程是由多种细胞因子和炎症介质共同参与完成的。这些细胞因子和炎症介质通常是由肺损伤局部的中性粒细胞、巨噬细胞、肺泡上皮细胞以及成纤维细胞所生成和释放的。在不同的刺激因素作用下,肺泡巨噬细胞分泌过多的促炎介质包括 TNF-α、IL-1、IL-6 和 IL-8,能够进一步趋化、聚集并激活中性粒细胞。高迁移率族蛋白-1(HMGB-1)、血管内皮细胞生长因子(VEGF)及凝血酶可使血管通透性增加从而促进肺水肿的形成。血小板活化因子(PAF)对于中性粒细胞和血小板的激活具有重要的作用。

5.呼吸机相关肺损伤(VILI)

机械通气是治疗 ARDS 的重要措施之一,但临床和实验研究均证实高容量和压力机械通气能够造成 ARDS 肺组织的进一步损伤。高压力和容量机械通气能够造成肺泡过度扩张,增加氧毒性,并促进炎症介质和细菌毒素从肺组织移位到全身血液循环。肺泡过度膨胀以及塌陷肺泡周期性的开放和塌陷是造成肺组织结构和功能损害的最危险因素。

三、病理改变

依据病理改变的不同,ARDS 可大致分为 3 个阶段,每个阶段之间互有重叠。

1.渗出期

本期主要为损伤急性期(损伤因素作用机体后 1~7 天),特征性表现为弥漫性肺泡损伤(DAD)伴随弥漫性肺泡上皮细胞损伤(尤其是Ⅰ型肺泡上皮细胞坏死)和肺泡毛细血管通透性增加,造成肺间质和肺泡中充填富有蛋白质的水肿液、肺泡出血以及弥漫性中性粒细胞浸润。本期的标志性改变为肺泡腔内由含有纤维蛋白、免疫球蛋白、脱落细胞碎片以及补体成分的均匀的嗜酸性结构组成的透明膜的形成。

2.增生期

肺组织在损伤因素作用后 1~2 周进入增殖期,也可被认为是肺组织的修复期,主要表现为肺泡Ⅱ型上皮细胞的增生和增殖以覆盖急性期肺泡Ⅰ型上皮细胞坏死所造成的肺泡上皮的裸露。本期另一个特点为肺间质及肺泡腔内成纤维细胞的增殖,所造成的结果是气道进一步狭窄乃至闭塞。

3.纤维化期

仅有部分 ARDS 患者能够发展到本期,通常发生在损伤因素作用 10 天之后。本期的特征性表现为慢性炎症反应伴随淋巴细胞和巨噬细胞聚集、纤维化的形成以及由于血管肌内膜增厚及血管壁纤维化所造成的微血管的扭曲变形。本期的标志性改变为大量的肺组织胶原含量增加,从而造成肺顺应性和潮气量的下降以及 CO_2 潴留的发生。

四、临床表现与诊断标准的变迁

除原发疾病的临床表现外,ARDS 主要以进行性低氧血症、呼吸窘迫为主要临床表现。ARDS 是一个序贯事件,诊断标准必须联合危险因素、临床表现、氧合指标、影像学变化甚至生物标记物等因素综合考虑。多年来由于不同 ARDS 诊断标准之间存在较大差异,造成临床诊断和研究的困难。

ARDS 首次由 Ashbaugh 于 1967 年报道。12 例危重患者在原发病的治疗过程中均出现类似的急性呼吸衰竭表现:呼吸频速、低氧血症、肺顺应性明显降低、肺泡表面张力明显升高。X 线胸片早期为双肺斑片状浸润阴影,随病情进展,浸润阴影进一步扩大。最后 9 例患者死亡,其中 7 例尸检发现肺重量明显增加,而且变硬,肺切面类似肝脏。光镜检查显示肺毛细血管充血、扩张,广泛肺泡萎陷,并有大量中性粒细胞浸润,肺泡内有透明膜形成。部分尸检标本有明显的间质纤维化。患者的低氧血症不能被吸氧等传统治疗手段纠正,但呼气末正压(PEEP)能够部分纠正低氧血症。鉴于上述患者有类似的临床表现、病理结果和治疗反应,Ashbaugh 将其归结为"成人呼吸窘迫综合征"。

1988 年 Murry 肺损伤评分对 ARDS 诊断标准进行了扩展,可对 ARDS 的肺损伤程度进行量化分析。根据氧合指数(PaO_2/FiO_2)、呼气末正压(PEEP)水平、X 线胸片中受累象限数及肺顺应性变化定义不同程度的肺损伤。0 分代表无肺损伤,1~2.5 分代表轻至中度肺损伤,大于 2.5 分代表重度肺损伤或 ARDS。该标准强调了肺损伤从轻到重的连续发展过程,考虑到 PEEP 和肺顺应性的因素对肺损伤做量化评价,并对影像学变化做了特征性的描述。但该标准未涉及危险因素,未排除心源性肺水肿导致的低氧,判断预后的能力较差,且操作烦琐,限制了其在临床上的推广。

1994 年欧美联席会议通过了 ARDS 的 AECC 诊断标准,将 ARDS 定义为多种病因引起的急性呼吸功能衰竭综合征,其病理生理特点为非心源性肺水肿、低氧血症和弥漫性肺实质实变。ARDS 的诊断标准包括:①急性起病;②氧合指数(PaO_2/FiO_2)≤200(不管 PEEP 水平);③正位 X 线胸片显示双肺均有斑片状阴影;④肺动脉嵌顿压≤18 mmHg 或无左心房压力增高的临床证据。如 PaO_2/FiO_2≤300 且满足上述其他标准,则诊断为 ALI。该标准的主要优点为简单方便,在临床及科学研究中得到广泛采用。但 AECC 标准未能考虑机械通气及 PEEP 水平对氧合的影响,未明确定义急性起病及提出危险因素,胸片上双肺浸润影的存在对 ARDS 的特异性不够,需要有经验的医生来判定。因此,AECC 诊断标准仍需进一步改进。

2005 年的 Delphi 诊断标准包括:①低氧血症,PaO_2/FiO_2<200 且 PEEP≥10 cmH_2O;②急性起病,发病时间<72 小时;③胸部影像学异常,双肺浸润影大于 2 个区间;④无心源性因素,没有充血性心力衰竭的临床证据(可通过肺动脉导管或超声判断);⑤肺顺应性下降,呼吸系统静态顺应性<50 mL/cmH_2O(镇静状态,Vt 8 mL/kg,PEEP≥10 cmH_2O);⑥高危因素,导致肺损伤的直接或间接因素。Delphi 诊断标准的优点是强调了危险因素,界定了急性起病的时间,考虑到 PEEP 的影响,以及排除了心源性低氧的可能,较之前具有一定的进步。但其仅针对氧合指数低于 200mmHg 的 ARDS 患者,不利于早期发现 ARDS。

2011 年柏林欧洲年会中,ARDS 定义工作组提出了新的柏林诊断标准,从起病时间、氧合指数、肺水肿的来源和胸片的表现 4 个方面对 ARDS 进行诊断(表 3-1)。

表 3-1　ARDS 柏林诊断标准

柏林标准	ARDS		
	轻度	中度	重度
起病时间	一周之内急性起病的或者加重的呼吸系统症状		
低氧血症	200＜P/F≤300 且 PEEP 或 CPAP≥5 cmH_2O	100＜P/F≤200 且 PEEP≥5 cmH_2O	P/F≤100 且 PEEP≥5 cmH_2O
肺水肿来源	呼吸衰竭无法用心功能不全或液体过负荷解释;如果没有危险因素,需要客观指标(如超声)排除高静水压的肺水肿		
X 线胸片	双侧浸润影,不能由胸腔积液、结节、肿块、肺叶塌陷所完全解释		

柏林标准的改进点在于：①将 ARDS 依据氧合指数分为 3 个病程连续发展的过程,去除了急性肺损伤的诊断标准;②对于 ARDS 起病时机进行了规定;③加入了 PEEP 对氧合指数的影响;④剔除了 PAWP 对心功能不全的诊断;⑤临床可以借鉴胸片,协助对 ARDS 严重程度的分层;⑥诊断提出了导致 ARDS 的一些危险因素,但主要还是为了排除心源性肺水肿;⑦柏林诊断标准的有效性较 AECC 标准更高,其预计病死率的受试者工作曲线(ROC)下面积分别为 $0.577(95\%CI,0.561\sim0.593)$ vs $0.536(95\%CI,0.520\sim0.553;P<0.001)$。

柏林标准中 ARDS 严重程度与血管外肺水指数、肺血管通透性指数明显相关,对 ARDS 患者的预后有一定的预测价值。但柏林标准去除了平台压、死腔测定等一些非临床常规评价指标,对胸片的评价标准依然不清楚,未考虑肺血管病变和不同机械通气条件对氧合指数的影响,仍存在一定缺陷。而且 ARDS 柏林诊断标准主要来源于一些研究的临床数据和专家意见,能否符合临床诊断并且广泛推广,也还需要进一步的临床研究验证。

五、ARDS 的生物标志物

ARDS 的生物标志物涵盖内容较广,包括炎症介质、组织降解产物、血浆衍生标志物以及基因多态性等方面,在 ARDS 的识别、危险因素分层、判断预后及监测治疗效果等方面可能发挥一定的作用。

1. 与高危患者 ARDS 诊断相关的生物标志物

对 20 余种有关 ARDS 诊断的生物标志物的 Meta 分析结果显示,大部分生物标志物血浆水平升高预示着 ARDS 的诊断,其中Ⅱ型肺泡细胞表面抗原(KL-6)、LDH、可溶性糖基化终产物受体(sRAGE)、vWF、IL-8 的 OR 值最高。相反,血浆转铁蛋白与蛋白 C 水平降低与 ARDS 的诊断相关。

2. 与 ARDS 病死率相关的生物标志物

对 19 种与 ARDS 病死率相关的生物标志物的 Meta 分析结果显示,IL-4、IL-2、血管生成素-2、与 KL-6 血浆水平升高与 ARDS 病死率相关,蛋白 C 血浆水平降低预示着高的 ARDS 的病死率。

六、ARDS 的治疗

(一)病因治疗

全身性感染、创伤、休克、烧伤、急性重症胰腺炎等是导致 ARDS 的常见病因。积极控制原发病,遏制其诱导的全身失控性炎症反应,是预防和治疗 ALI/ARDS 的必要措施。

(二)呼吸支持治疗

及时采用适当的方法进行呼吸支持治疗是 ARDS 患者救治的关键。

1. 氧疗

ARDS 患者氧疗的目的是改善低氧血症,使动脉血氧分压(PaO$_2$)达到 $60\sim80$ mmHg,可根据低氧血症改善的程度和治疗反应调整氧疗方式。ARDS 患者往往低氧血症严重,大多数患者一旦诊断明确,常规的氧疗常常难以奏效,机械通气仍然是最主要的呼吸支持手段。

2. 无创机械通气

NPPV 治疗急性低氧性呼吸衰竭的主要目的是改善氧合、缓解呼吸肌疲劳和纠正呼吸窘迫,最终达到降低气管插管率和病死率的目的。尽管 NPPV 已被证明能够有效用于治疗慢性阻塞性肺疾病和心源性肺水肿导致的急性呼吸衰竭，但在 ARDS 中的应用仍未得到认可。

多数研究提示 NPPV 治疗 ARDS 有较高的失败率（气管插管率 50%～70%）。治疗失败的危险因素与年龄（>40 岁）、氧合指数（<146）、SAPS Ⅱ 评分（>34 分）相关。此外，肺炎导致的 ARDS 也是 NPPV 治疗失败的独立危险因素。2012 年中国一项研究比较了 NPPV 和高浓度吸氧对 ALI 的治疗作用，结果表明，NPPV 组的气管插管率显著低于高浓度吸氧组，NPPV 组出线器官衰竭的数量显著低于高浓度吸氧组，两组间住院病死率和住院时间、住 ICU 时间均无显著差异。该研究提示，对于 ALI 患者应用 NPPV 是安全的，有可能避免气管插管和器官功能衰竭。但该研究纳入病例太少，不具有普遍性，且没有对器官功能衰竭的原因进行分析，其结论可能是由于样本量过少所导致的，从而使得该研究结论受到质疑。

ARDS 柏林标准摒弃了 ALI 的定义，根据 PEEP 水平和氧合指数将 ARDS 分为轻、中、重 3 种程度。对于轻、中度的 ARDS 可谨慎试用 NPPV，但应尽可能满足以下条件：①具备 ICU 严密的监测条件，一旦出现病情恶化时可立即进行气管插管和有创正压通气；②NPPV 应选择在原发病已得到有效控制，处于低氧血症恢复期、氧合状态恶化可能性不大的患者；③患者不合并其他器官功能衰竭；④SAPS Ⅱ 评分≤34 分。具备上述条件的 ARDS 患者可试用 NPPV，如 1 小时后氧合指数仍不能维持在 200 mmHg 以上，或呼吸频率超过 35 次/分或 pH<7.30 应立即转为有创正压通气。

对于合并免疫功能低下的 ARDS 患者应用 NPPV 有可能降低气管插管率和病死率。2012 年 Razlaf 回顾性分析了 2005—2011 年该院内科 ICU 中 NPPV 治疗的 120 例免疫功能不全患者，比较了其临床过程和 NPPV 失败率，结果显示高 APACHE Ⅱ 评分、需要儿茶酚胺药物治疗及低氧和指数是 NPPV 失败的危险因素，提示无论是否存在免疫功能低下，对于氧合指数较低的重度 ARDS 以及高 SAPS Ⅱ 或高 APACHE Ⅱ 评分的患者均不适宜应用 NPPV。另外，多数应用 NPPV 治疗 ARDS 的研究均排除了严重腹胀的患者，提示对于近期腹部手术或腹腔感染导致的肺外源性 ARDS 可能不适宜应用 NPPV 治疗。

对于 NPPV 的通气模式选择也无定论。应用 BIPAP 可以增加潮气量，缓解呼吸肌疲劳；而 CPAP 则会降低潮气量，不利于缓解呼吸肌疲劳；但高水平的 CPAP（10 cmH$_2$O 以上）有利于改善低氧血症。目前并没有证据证明在 ARDS 治疗方面两者的优劣。

ARDS 患者在以下情况不适宜应用 NPPV 治疗：①神志不清；②血流动力学不稳定；③气道分泌物明显增加而且气道自洁能力不足；④因脸部畸形、创伤或手术等不能佩戴鼻面罩；⑤上消化道出血、剧烈呕吐、肠梗阻和近期食管及上腹部手术；⑥危及生命的低氧血症。

3. 常规有创机械通气

ARDS 患者经高浓度吸氧仍不能改善低氧血症时，应气管插管进行有创机械通气。ARDS 患者呼吸功明显增加，表现为严重的呼吸困难，早期气管插管和有创机械通气能更有效地改善低氧血症，降低呼吸功，缓解呼吸窘迫，并能够更有效地改善全身缺氧，防止肺外器官功能损害。

以往的观念认为，对 ARDS 患者进行机械通气的目的主要是增加动脉血氧合，因此通常采用较高的吸氧浓度和较大的分钟通气量，使得潮气量通常维持在 10～15 mL/kg。由于肺水肿和肺泡陷闭使得 ARDS 患者能够进行有效气体交换的肺泡面积减少，大潮气量通气会使得通气功能相对正常的肺泡过度充气，而实变肺泡的顺应性降低，大潮气量和高跨肺压就会造成呼吸机相关肺损伤（VILI）的发生。而在正常通气肺泡与实变肺泡之间的临界区域，由于剪切力的作用,及时较低水平的压力也会造成 VILI 的发生。VILI 除了可以造成物理性损伤包括肺泡上皮和血管内皮的断裂之外,还可以诱导局部炎症反应的发生,促进炎症介质和细胞因子的释放。

1993 年,美国胸科医师协会推荐对于平台压超过 35 cmH_2O 的 ARDS 患者应采用小潮气量的机械通气策略。

Amato 于 1998 年首次提出"肺保护性通气"的概念并应用小潮气量(6 mL/kg)机械通气治疗 ARDS 患者,结果发现,与常规潮气量(12 mL/kg)通气方式相比较,小潮气量通气能够明显降低 ARDS 患者 28 天病死率。随后,ARDSnet 对 861 例 ARDS 患者随机接受 12 mL/kg 或 6 mL/kg 通气,平台压力控制在 30 cmH_2O 以下,结果进一步验证小潮气量通气能够降低 ARDS 患者的病死率。

在实施小潮气量通气时,呼吸机各参数的设置需要进行相应调整。

(1)潮气量:初始潮气量的设置为 6 mL/kg(预计体重),男性预计体重为:(50.0+0.91)(身高-152.4)kg,女性预计体重为:(45.5+0.91)(身高-152.4)kg。

(2)呼吸频率:初始呼吸频率设置为 18～22 次/分,略高于常规机械通气时呼吸频率的设置,其目的在于维持足够的分钟通气量以尽可能避免高碳酸血症(允许性高碳酸血症,PHC)的发生。小潮气量通气时不可避免会造成一定程度的高碳酸血症的发生。通常情况下,动脉血 CO_2 水平应不超过 80 mmHg,pH 不低于 7.20。如超出上述范围,可适当应用碱性药物纠正。

(3)平台压力:气道平台压力能够客观反映肺泡内压,过度升高则可导致 VILI 的发生。多项研究表明,随着气道平台压力升高,ARDS 患者的病死率显著增加,说明在实施肺保护性通气策略时,限制气道平台压力可能比限制潮气量更为重要。因此,平台压力水平是评价小潮气量通气效果的基础。目标平台压力为不超过 30 cmH_2O,如此目标无法达到,则应进一步降低潮气量至 4 mL/kg 以尽可能使平台压力达标。

(4)吸入氧浓度:适宜吸入氧浓度的设定应综合考虑其他通气参数以及患者的需求等因素。长时间高浓度氧摄入会增加氧中毒以及肺实质损伤的风险。在降低吸入氧浓度时,可联合调整其他通气参数如 PEEP 的设置,以维持较理想的氧合水平。ARDSnet 的研究中即采用了吸入氧浓度与 PEEP 联动的调整方式。但 ARDS 患者氧合的水平并不能直接反映预后,因此 PEEP 的设置更多应该考虑的是患者呼吸力学方面的相关参数。

(5)PEEP:PEEP 能够防止呼气末肺泡塌陷,增加功能残气量水平,改善低氧血症,并避免剪切力,防治 VILI。Meta 分析结果表明,ARDS 早期采用 PEEP>12 cmH_2O,尤其是>16 cmH_2O 时明显改善存活率,提示对于 ARDS 早期患者应采用较高水平的 PEEP。有学者建议可参照肺静态压力-容积(P-V)曲线低位转折点压力来选择 PEEP。Amato 及 Villar 的研究显示,在小潮气量通气的同时,以静态 P-V 曲线低位转折点压力+2 cmH_2O 作为 PEEP,结果与常规通气相比,ARDS 患者的病死率明显降低。若有条件,应根据静态 P-V 曲线低位转折点压力+2 cmH_2O 来确定 PEEP。除此之外,还有多种 PEEP 选择方法,如氧合法、最大顺应性法、肺牵张指数法、氧输送法、CT 法等。

尽管小潮气量、限制平台压的通气策略能够使 ARDS 患者获益,但如何选择最佳 PEEP 依然不明确。对于胸腔内压高的患者提高 PEEP 以维持适当的跨肺压可能改善肺通气,提高氧合而不导致肺过度膨胀。与之相反,对胸腔内压低的患者,维持较低的 PEEP 可能使得跨肺压维持在较低水平,从而避免肺的过度膨胀以及随之而来的气压伤。近年来,食管内压测量技术的成熟使得跨肺压的常规监测成为可能。应用食管内压来评估跨肺压的机械通气策略能够显著改善ARDS患者的氧合及顺应性。Soroksky等提出了一种新的机械通气策略,以食管内压为指导,以最小的跨肺压获得肺的最佳顺应性,以此作为机械通气的目标。这种策略主要用于严重的呼吸衰竭、机械通气时吸气峰压高的患者,至少需要满足以下4个条件之一。①低呼吸系统顺应性(Ct),定义为<49 mL/cmH$_2$O;②P/F<300;③需要PEEP>10 cmH$_2$O以维持SaO$_2$>90%;④PCO$_2$>60 mmHg或呼吸性酸中毒引起pH<7.2。但这种治疗策略也存在局限性。首先,目前根据食管内压调整PEEP的研究对象均为弥漫性病变的患者,对于单肺病变的效果如何尚不清楚。其次,当应用高水平PEEP,更需要注意PEEP对于血流动力学的影响,尤其是对于低血容量的患者。

小潮气量通气策略的不良反应主要是高碳酸血症所引起的肺血管收缩、肺动脉高压以及脑血管扩张和颅内压升高。因此,对于合并心脏疾病或颅内高压的患者,小潮气量通气应慎重。另外,清醒患者在接受小潮气量通气时常会有呼吸困难的感觉,往往需要应用镇静甚至肌松剂以促进人机同步性。

4.ARDS挽救性治疗措施

挽救性治疗措施是在ARDS患者经基本治疗策略无法维持时才开始采用。

(1)肺复张:肺复张手法(recruitment maneuver,RM)是在可接受的气道峰压范围内,间歇性地给予较高的复张压,以期促使塌陷的肺泡复张进而改善氧合。给予复张压力的水平以及复张作用时间是RM实施过程中两个重要因素。传统的RM模式可分为4类。①持续CPAP模式:通常采用35~50 cmH$_2$O压力,持续时间20~40秒,最常用的组合为40 cmH$_2$O压力持续40秒,在RM期间压力支持水平必须设置为0以避免气压伤的发生;②叹气模式:在一个或几个呼吸周期内增加潮气量或PEEP水平,以达到设定的目标平台压;③延长叹气模式:此模式考虑到压力与作用时间之间的相互作用,在较长的时间内逐渐增加PEEP水平,同时逐渐降低潮气水平;④压力控制模式:在压力控制通气模式下,首先设定气道压上限,逐渐增加PEEP水平,维持合适的压力差(通常为15 cmH$_2$O)以保证潮气水平,达到良好的复张作用之后再逐渐降低PEEP水平,以需求适宜的维持肺泡开放压力。如果ARDS患者在吸氧浓度100%时,PaO$_2$+PaCO$_2$=400 mmHg或PaO$_2$/FiO$_2$>350,肺泡塌陷重量低于肺组织重量5%,预示RM会发挥较好的复张作用。对于气体交换严重受损,顺应性降低,无效腔通气增加或弥漫性病变的ARDS患者,RM能有助于改善氧合水平及呼吸力学参数,但尚无明确证据表明RM对ARDS患者病死率及机械通气时间和住院时间具有明显改善作用。

RM的效果受多种因素的影响,包括患者自身的因素以及ARDS的病变特点。①ARDS来源:RM对肺外源性ARDS的改善作用优于肺源性ARDS,原因可能归于肺间质水肿是肺外源性ARDS早期的主要病变,相比肺源性ARDS早期的肺泡实质受累具有更大的复张能力。②ARDS病期:多项研究证明RM对早期ARDS效果显著,对于晚期ARDS,优于肺纤维化的形成影响了肺泡弹性,使得RM无法发挥复张作用,反而容易造成气压伤的发生。③患者体位:ARDS患者俯卧位时RM效果更为显著。由于俯卧位通气也增加了ARDS患者的跨肺压,因此俯卧位通气也被认为是一种肺复张手段。④血管活性药物使用:血管活性药物的应用能够影响心排血量以及肺血管血流分布和气体交换,因此在一定程度上也能影响RM的效果。⑤胸腔扩张能力:研究显示,对于存在胸腔扩张受限的ARDS患者,RM无法发挥有效作用。⑥RM之前机械通气参数设置：RM对于已经接受大潮气量和高PEEP通气模式的ARDS患者可能无法发挥良好的复张作用。⑦RM之后通气参数的设置：RM之后通气策略的选择，尤其是PEEP水平的设置，是决定能否维持肺开放，避免肺泡再度塌陷的关键因素。

临床上实施RM需注意的并发症主要有血流动力学波动及气压伤等。因此，对于基础血流动力学不稳定的患者实施RM时应格外慎重，必须首先保证充足容量状态。在实施RM过程中，如动脉收缩压降低到90 mmHg或比复张前下降30 mmHg，心率增加到140次/分，或比复张前增加20次/分，经皮动脉血氧饱和度（SpO_2）降低到90%或比复张前降低5%以上，以及出现新发生心律失常时，应及时终止肺复张。

（2）俯卧位通气：俯卧位通气（prone ventilation）应用于临床已有40余年，是重症ARDS患者挽救性治疗手段之一。俯卧位通气改善ARDS患者预后的机制如下。①改善ARDS肺顺应性：ARDS患者肺水肿所致重力依赖区肺组织叠加压力高于正常肺组织4～5倍，加之纵隔器官及腹内压对背侧肺组织的压迫等原因，使得非重力依赖区和重力依赖区肺组织顺应性存在较大差异，后者塌陷肺组织复张需要更高的压力。俯卧位通气可以复张背侧塌陷肺组织，增加背侧胸壁顺应性，降低跨肺压，从而使整体肺组织顺应性得到改善。②改善肺损伤的不均一性：ARDS肺组织损伤不均一性是VILI产生的重要因素。俯卧位通气下原重力依赖区肺组织转位非重力依赖区，跨肺压的腹背方向压力梯度明显减少，跨肺压沿腹侧至背侧的分布更均一。③降低肺应力和应变：由于重力依赖区肺泡塌陷，受到腹背侧组织叠加压等因素影响，仰卧位通气时非重力依赖区应力和应变明显高于重力依赖区。俯卧位通气时非重力依赖区胸壁顺应性增加，相同气道压力下背侧胸腔内压明显下降，跨肺压降低，从而降低损伤性肺应力和应变。④改善氧合：俯卧位通气可通过改善通气血流比例失调、促进分泌物排出以及肺复张等机制改善ARDS患者的氧合。⑤减轻VILI：肺泡反复复张和塌陷造成的剪切力损伤主要发生在重力依赖区，俯卧位可使原重力依赖区肺泡复张，从而减轻由于剪切力造成的肺损伤。

ARDS患者行俯卧位通气治疗并不需要高新技术设备，但是临床操作相对烦琐，并发症多，需要医护团队协作进行。根据ARDS柏林标准，在基本治疗12小时后再次评估仍符合重度ARDS标准的患者推荐进行俯卧位通气。存在低氧血症（P/F＜150，FiO_2≥0.6，PEEP≥5 cmH_2O）的ARDS患者，尽早开始俯卧位通气可改善预后。俯卧位通气每日1次，每次持续16～18小时。肺内源性ARDS患者氧合改善需要时间长于肺外源性ARDS患者。不稳定的脊髓损伤和颅内高压是俯卧位通气的绝对禁忌证。相对禁忌证包括开放性腹部损伤、不稳定骨折、孕妇、严重血流动力学不稳定、困难气道以及高度依赖血管活性药物者。一过性低氧和低血压、体内导管包括人工气道、血管内导管、体腔引流管、喂养管等打折或脱出、面部受压、吸痰困难等是俯卧位通气的并发症。有经验的团队和良好的护理管理可有效减少俯卧位通气相关并发症的发生。

（3）液体通气：以液体作为携氧介质输入肺内进行机械通气即为液体通气。1966年Clark等发现强大携氧能力的高氟碳化合物（PFC），并将实验动物浸没其中进行气体交换取得成功，从而解开了液体通气技术研究的新篇章。PFC的比重较高，达到11.9 kg/cm，表面张力仅相当于水的1/4，携氧能力强，极少量通过肺泡吸收入血，在体内几乎不被代谢，而通过肺部蒸发为气体呼出，PFC对人体没有任何不良反应，这些独特的物理性质是发挥它作为呼吸介质的理论基础。

液体通气治疗 ARDS 的主要原理如下。①改善气体交换。PFC 具有较高的携氧和二氧化碳的能力,可起到"液态 PEEP"效应,使萎陷的肺泡得以重新开放,降低肺泡表面张力,减少死腔。此外,PFC 比重较高,在重力作用下,使肺内上下区域的血流得到重新分布,尤其是使肺下垂部位的血流相对减少,改善肺内通气/血流比例,进而改善氧合。②改善肺顺应性。PFC 能使原来的气-液界面改变成液-液界面,从而降低了表面张力,加上 PFC 本身就具有较低的表面张力,有类似表面活性物质作用,可以使肺泡复张并降低肺泡表面张力,改善顺应性。③抗炎作用。PFC 有直接抗炎作用。研究发现,暴露在 PFC 中的巨噬细胞产生的过氧化氢和氧自由基减少。PFC 也有间接抗炎作用。PFC 因其密度高且不与亲水性物质相溶,沉积于肺泡内炎性渗出物与肺泡上皮之间,可形成一层保护屏障,有利于炎性渗出物排出。

部分液体通气是在常规机械通气的基础上经气管插管向肺内注入相当于功能残气量的全氟碳化合物,以降低肺泡表面张力,促进肺重力依赖区塌陷肺泡复张。研究显示,部分液体通气 72 小时后,ARDS 患者肺顺应性可以得到改善,并且改善气体交换,对循环无明显影响,但患者预后均无明显改善,病死率仍高达 50% 左右。对于年龄 <55 岁的患者,部分液体通气有缩短机械通气时间的趋势。部分液体通气能改善 ALI/ARDS 患者气体交换,增加肺顺应性,可作为严重 ARDS 患者常规机械通气无效时的一种选择。

(4)其他挽救性治疗措施:高频振荡通气(HFOV)通过使用高平均气道压,保持肺泡持续处于膨胀状态,避免了常规通气模式呼气时的肺泡塌陷以及肺泡反复塌陷复张导致的肺损伤,同时也避免了由于部分肺泡塌陷所致的肺内分流,有助于改善 ARDS 患者氧合。体外膜氧合(ECMO)经导管将静脉血引到体外,经过膜式氧合器氧合,再输回患者体内,从而改善重度呼吸衰竭患者的氧合状态,并让肺脏得以充分休息。

5.自主呼吸

自主呼吸过程中膈肌主动收缩可增加 ARDS 患者重力依赖区的通气,促进重力依赖区塌陷的肺泡复张,改善通气血流比例失调,进而改善氧合。与控制通气相比,保留自主呼吸的患者镇静剂使用量、机械通气时间和 ICU 住院时间均明显减少。因此,在循环功能稳定、人机协调性较好的情况下,ARDS 患者机械通气时有必要保留自主呼吸。

(三)非机械通气治疗措施

对 ARDS 患者的治疗机械通气策略之外,非机械通气治疗手段包括液体管理、药物治疗、体外生命支持治疗等也显示出不同的临床疗效,需要临床医生加以关注。

1.液体管理

ARDS 的特征性表现是肺毛细血管通透性增高所引发的肺水肿,因此理论上讲,通过限制液体输入以降低肺毛细血管压力,有助于减轻肺水肿的严重程度并促进水肿液的引流。2006 年,一项全球多中心、前瞻性的 RCT 研究对于不伴有休克及肾功能障碍的 ARDS 患者分别采用开放性及限制性液体输注策略,结果发现限制性液体输注组患者较开放性液体输注组患者氧合改善,无机械通气时间延长,但 60 天病死率方面两组患者无明显差别。对于存在血流动力学不稳定的 ARDS 患者,早期积极的液体复苏能够改善预后。只有当血流动力学稳定后,采用限制性液体策略以争取达到出入量零平衡,才能缩短机械通气时间以及住 ICU 时间。这种"双相的"液体管理策略对于 ARDS 患者的治疗是十分重要的。

低蛋白血症引起的血浆胶体渗透压降低时,由于血浆和组织之间胶体渗透压梯度降低,在静水压较低的情况下也可发生肺水肿。但针对 ARDS 患者单独给予白蛋白或白蛋白联合呋塞米治疗的相关研究显示,除了能够轻微及短暂地改善 ARDS 患者的氧合指数之外,未见到其他益处。SAFE 研究也告诉我们,选择白蛋白和生理盐水进行液体复苏对于 ICU 患者作用相当。因此,白蛋白并不推荐应用于 ARDS 患者的治疗。

虽然高渗液体在肺泡毛细血管屏障功能障碍时能够在一定程度上限制肺水肿的形成,但对于 ARDS 患者也未见到明显优势。

2. 糖皮质激素

炎症反应是 ARDS 病理生理机制中的关键因素。糖皮质激素(GC)具有强效的抗炎症反应、抗纤维化以及免疫调节作用,对于炎症级联反应的多个阶段均发挥抑制作用,因此,理论上讲,GC 可能是 ARDS 治疗的一个合理选择。

对于易于发生 ARDS 的高危患者预防性应用 GC 是无效的。对于已经诊断为 ARDS 的患者,其病期的不同使得 GC 的作用效果存在很大差别。在 ARDS 早期持续使用 GC 可改善 ARDS 患者肺内肺外器官损伤评分,缩短机械通气时间以及住 ICU 时间,并明显降低病死率。但对于 H1N1 所致 ARDS 患者早期给予 GC 治疗,其病死率可能高于对照组,因此不建议在此类患者中应用。

晚期 ARDS 的特征是更多的纤维化形成,因此,GC 所能发挥的作用存在争议。ARDS-net 的研究中针对晚期 ARDS(发病 13 天以后)应用 GC 治疗发现反而增加患者的病死率以及神经肌肉无力并发症的发生。因此,GC 对于晚期 ARDS 患者的最终结局可能没有明显改善作用。

多项研究结果显示,低剂量[$0.5 \sim 2.5$ mg/(kg·d)]持续使用 GC 治疗 ARDS 有利于改善患者的预后,并未见到 GC 所引发的继发感染、高血糖、神经肌肉无力、消化道出血以及威胁生命的严重器官功能衰竭(心、肝、肾)等不良反应的增加。

3. 肺泡表面活性物质

在 ARDS 的发病过程中,炎症因子和趋化因子可以损伤肺泡 II 型上皮细胞,从而使得肺泡表面活性物质的生成减少。同时,氧自由基、蛋白酶、磷脂酶等多种因素可以灭活肺泡表面活性物质,造成肺泡表面活性物质功能障碍。对于 ARDS 动物模型以及早产儿发生的新生儿呼吸窘迫综合征(NRDS)应用外源性肺泡表面活性物质具有良好疗效。但对于 ARDS 患者给予外源性肺泡表面活性物质虽可在给药后 24 小时内改善患者的氧合状态,但对病死率无明显作用,尚不推荐常规应用肺泡表面活性物质治疗 ARDS 患者。

4. 一氧化氮

吸入一氧化氮(NO)能够扩张通气区域的肺血管,使得血流从非通气区域再分布,从而改善氧合状态。NO 也可减弱中性粒细胞激活和血小板聚集。目前研究结果显示吸入 NO 仅能够有限地改善 ARDS 患者的氧合状态,但是对病死率无明显影响,同时却能够增加患者发生肾功能障碍的风险,因此不推荐常规用于 ARDS 患者的治疗。

5. 抗凝治疗

ARDS 的本质是炎症反应失衡在肺部的表现,而炎症与凝血两者之间存在错综复杂的联系。纤维蛋白沉积是 ARDS 的重要特征,提示抗凝治疗可能是 ARDS 治疗的一个新靶点。对 ARDS 患者进行不同剂量的肝素吸入治疗,虽未见到对于氧合及顺应性的明显改善作用,但亦未见到严重并发症的发生,提示对 ARDS 患者吸入肝素治疗是安全可行的。ARDS 患者内源性 APC 水平是降低的,外源性给予 APC 能够降低内毒素诱导的 ARDS 患者凝血与炎症系统的激活。Heslet 对一例常规治疗无效的 ARDS 患者采用吸入 APC 190 $\mu g/kg$ 每日 3 次持续 7 天,可使患者肺部浸润阴影明显减轻,氧合指数显著改善,同时并未见到局部及全身系统不良反应发生。但是 2008 年一项关于 APC 治疗非脓毒症引起的 ARDS 的多中心 RCT 研究在录入 60 例患者后由于无效而提前终止。因此,对于非脓毒症引起的 ARDS 患者不推荐应用 APC 治疗。Richard 对一例脓毒症引发的 ARDS 患者应用 APC 治疗,发现 APC 能够显著降低患者的 V_D/V_T,从而改善氧合状态,并分析这一作用可能与 APC 降低了患者肺血管阻塞有关。Meta 分析显示,对于脓毒症引发的具有高死亡风险的 ARDS 患者,在没有明显出血倾向时,可考虑应用 APC 治疗。另外,研究显示炎症与凝血途径的基因多态性与 ARDS 患者的病死率密切相关,因此 APC 可能使那些具有炎症和凝血基因异常改变的 ARDS 患者受益。未来的生化和基因分析可能会帮助我们找出那些高危和可能受益于 APC 的 ARDS 患者,这方面的研究仍需进一步深入。其他的抗凝药物,包括 AT、TM 等对于 ARDS 的治疗相关研究也在不断深入进行中。

6. β_2-肾上腺素受体激动剂

β_2-肾上腺素受体激动剂可抑制中性粒细胞活化及促炎因子的释放,降低内皮细胞通透性,促进肺泡内液体的清除,调控炎症与凝血的级联反应,因此对 ARDS 患者可发挥治疗作用。早期研究显示,β_2-肾上腺素受体激动剂可迅速降低气道峰压、平台压力及气道阻力,对 ARDS 有益。但多中心 RCT 研究并未证明雾化吸入或静脉应用 β_2-肾上腺素受体激动剂对 ARDS 患者有益,尚有待进行深入的研究。

7. 他汀类药物

辛伐他汀能够抑制 LPS 诱导的肺毛细血管渗漏及炎症反应,提示他汀类药物对 ARDS 可能具有保护作用。其机制可能与他汀类药物改变内皮细胞蛋白表达,从而影响内皮屏障的完整性及微血管内凝血活化有关。正在进行的他汀类药物对脓毒症急性肺损伤作用的研究(SAILS)将会为我们提供他汀类治疗 ARDS 的相关指导性意见。

8. 鱼油

鱼油富含 ω-3 脂肪酸,具有免疫调节作用,可抑制促炎因子释放,并促进 PGE1 生成。研究显示,通过肠道给 ARDS 患者补充鱼油可使患者肺泡灌洗液内中性粒细胞减少,IL-8 释放受到抑制,显著改善氧合和肺顺应性,明显缩短机械通气时间及住 ICU 时间,减少新发的器官功能衰竭。肠外补充鱼油也可缩短严重感染患者 ICU 住院时间,并有降低病死率的趋势。因此,对于 ALI/ARDS 患者,特别是严重感染导致的 ARDS 患者,可补充鱼油以改善氧合,缩短机械通气时间。

9. 镇静镇痛与肌松

机械通气患者应考虑使用镇静镇痛剂,以缓解焦虑、躁动、疼痛,减少过度的氧耗。合适的镇静状态、适当的镇痛是保证患者安全和舒适的基本环节。对机械通气的 ARDS 患者应用镇静剂时应先定镇静方案,并实施每日唤醒,以判断患者的意识状态。

近年研究显示,神经肌肉阻滞剂(肌松药)的应用能够使 ARDS 患者获益。其可能的机制包括促进人机协调、改善氧合、拮抗肺部和全身炎症反应、减少氧消耗、预防或减轻 VILI 等。因此,对严重 ARDS 患者,早期短时间应用肌松药有助于肺保护性通气策略的贯彻,对患者是有益的。

重症患者应用肌松药后,可能导致肺泡塌陷、增加 VAP 和膈肌功能不全的发生率,并可能延长住院时间。因此,对 ARDS 患者使用肌松药物时应监测肌松水平以指导用药剂量,以预防膈肌功能不全和 VAP 的发生。

10. 其他药物

前列腺素 E1、N-乙酰半胱氨酸和丙半胱氨酸、环加氧酶抑制剂、细胞因子单克隆抗体或拮抗剂、己酮可可碱及其衍化物利索茶碱、酮康唑等药物也被用于 ARDS 患者的治疗,但其疗效尚有待商榷。

(四)ARDS 治疗措施六步法

将上述对严重 ARDS 患者有益的治疗措施按顺序总结为六个步骤(六步法),应综合考虑患者的具体情况,根据需要选择适当的挽救治疗措施(表 3-2)。

表 3-2　挽救危及生命的低氧血症"六步法"治疗策略

步骤 1	测量气道平台压力,如果<30 cmH$_2$O,进入步骤 2a;如果>30 cmH$_2$O,进入步骤 2b
步骤 2a	实施肺复张和(或)单独使用高 PEEP
步骤 2b	实施俯卧位通气或高频振荡通气
步骤 3	评价氧合改善效果、静态顺应性和无效腔通气,如果改善明显则继续治疗;如果改善不明显,则进入下一步
步骤 4	给予吸入 NO 治疗;如果几小时内没有反应,则进入下一步
步骤 5	给予糖皮质激素治疗;个体化评价患者的风险与收益
步骤 6	考虑实施体外生命支持,入选者高压通气时间需小于 7 天

七、争议的问题

目前对于 ARDS 患者的诊断和治疗方面尚存在很多不确定性。在诊断方面,柏林标准是否能够普遍应用于临床及科研,并能够预示 ARDS 患者的预后尚有待进一步验证。对于不同病因引起的 ARDS 能否采用同一种治疗策略,不同的治疗手段应用的时机以及新的对 ARDS 有效的药物等问题,尚需全面深入的研究不断带给我们新的结论。

第三节　呼吸衰竭

一、病因及发病机制

呼吸衰竭是指多种病因所致的呼吸组织严重受损,呼吸功能严重障碍,导致缺氧和(或)二氧化碳潴留,从而使气体交换不能满足组织和细胞代谢需要的临床综合征。呼吸衰竭目前无统一概念,仍以血气检查结果为准。如在海平面大气压下,排除心血管等疾病后,静息状态呼吸室内空气时,动脉血氧分压(PaO$_2$)低于 60 mmHg(7.89 kPa)或伴有二氧化碳分压(PaCO$_2$)高于 50 mmHg(6.65 kPa),即为呼吸衰竭。若在静息状态下动脉血气正常,而在某种程度的劳力后出现血气异常,有人称为呼吸功能不全。在无血气分析条件下,若在静息状态下即感呼吸困难,出现重度发绀,也可考虑呼吸衰竭,但可能漏掉无呼吸困难表现的慢性呼吸衰竭者或贫血不出现发绀者。呼吸衰竭可为暂时的、可逆的,但也可能造成多脏器功能损害,严重危及患者生命,其病死率的高低与能否早期诊断合理治疗有密切关系。

(一)病因

呼吸衰竭的病因很多,可归纳为以下 3 大类。

1.通气功能障碍的病因

(1)阻塞性通气功能障碍:①慢性支气管炎;②阻塞性肺气肿;③支气管扩张;④反复发作的重症支气管哮喘。

(2)限制性通气功能障碍:①胸廓扩张受限,某些胸壁疾病、脊柱后侧突、广泛胸膜增厚、多发性肋骨骨折、胸部外科手术等;②肺膨胀受限,大量气胸、胸腔积液、弥漫性肺间质纤维化等;③膈肌运动受限,大量腹腔积液、腹膜炎、膈胸膜炎、腹部外科手术,极度肥胖等;④神经肌肉疾病,脊髓灰质炎、多发性硬化症、重症肌无力、破伤风、肌肉萎缩、胸和脊髓损伤等;⑤呼吸中枢抑制或受损,脑血管病变、脑炎、脑外伤、电击、各种麻醉剂及镇静剂过量或中毒等直接或间接抑制呼吸中枢。

2.气体交换和弥散功能障碍

肺水肿(心源性和非心源性),肺血管疾病(肺动脉栓塞:血栓栓塞、肿瘤栓子栓塞、羊水栓塞、骨髓栓子栓塞、脂肪栓塞等,多发性微血栓形成,肺血管炎,肺毛细血管瘤),肺纤维化性疾病(特发性肺间质纤维化、尘肺病、结节病等)。

3.通气/血流比例失调和右向左的分流

细支气管炎、肺炎、重症肺结核、肺气肿、肺不张、肺血栓栓塞症等,引起肺容量、通气量、有效弥散面积减少,通气与血流比例失调、肺内右至左分流增加,发生缺氧。

(二)发病机制

缺氧和二氧化碳潴留是呼吸衰竭的主要病理生理改变,由于缺氧和二氧化碳潴留在程度和发生速度上的差别,机体组织细胞对它们有不同的代偿能力和耐受性,缺氧和二氧化碳潴留对人体的相互作用又往往是相互交叉影响的。缺氧与二氧化碳潴留的发生与以下因素有关。

1.通气功能障碍

表现为低氧血症和高碳酸血症性呼吸衰竭。以慢性阻塞性肺病(COPD)最为常见,主要由于呼吸道(尤其是小气道)慢性炎症,引起黏膜充血、水肿、痉挛、管壁增厚、管腔狭窄,同时杯状细胞和黏液腺细胞分泌亢进,分泌物增加,阻塞气道。上述病理改变可致气道阻力增加,空气进入肺泡受阻,肺泡通气不足,影响气体交换,导致缺氧和二氧化碳潴留,气道慢性炎症急性发作明显加速了上述病理过程的发展。

2.换气功能障碍

表现为低氧血症性呼吸衰竭。

(1)弥散功能障碍:呼吸膜(肺泡-毛细血管膜)是完成气体交换的功能单位。气体交换是根据气体物理特性,受膜厚度和通透性,气体弥散面积,肺泡与血液两侧气体压力差,气体与血液接触时间的影响。若呼吸膜发生病变,可使其厚度增大,通透性减小,对弥散面积、分压差及血液流经时间均可产生明显的影响,使气体弥散障碍,最终导致以缺氧为主的Ⅰ型呼吸衰竭,常见于肺动脉栓塞和 ARDS 等。

(2)通气/血流比例失调:生理情况下,单位时间内通过肺泡的气量和血流量是相对恒定的,前者每分钟约 4 L(以 V 表示),后者每分钟约 5 L(以 Q 表示),通气/血流比例(V/Q)约为0.8。凡使肺通气或血流减少的病变如肺气肿、肺动脉栓塞、肺间质纤维化、肺炎和肺不张等均可导致 V/Q 比例失调,引起低氧血症。常有以下三种情况。①病理死腔增加:病变部位血流减少或停止,即使通气保持良好状态,进入病变区域的气体也不能进行充分的气体交换,使

V/Q 比例明显增加,形成所谓无效腔通气,从而导致不同程度的缺氧,此种情况一般无二氧化碳潴留,这是因为氧和二氧化碳离解曲线具有不同特点,二氧化碳弥散能力比氧大 20 倍,血流通过通气良好的肺泡时,足以将过多的二氧化碳排出体外。②肺内分流样效应:即病变部位肺泡通气量减少或无通气,但血流正常,V/Q 比例小于 0.8,致使肺动脉血未经充分氧合或完全未氧合即进入肺静脉,从而导致缺氧,此种情况的肺泡因低通气常合并二氧化碳潴留。上述两种情况见于不同类型慢性支气管炎患者,红喘型,主要表现为肺泡过度通气,导致 V/Q 比例升高,二氧化碳潴留多不明显;而在紫肿型(blue bloater),主要表现为肺内分流样效应,V/Q 比例降低,出现明显缺氧和二氧化碳潴留,分流样效应氧疗效应较好。③肺内分流:肺病变部位无通气,血流灌注正常,V/Q 比例为 0,静脉血流经无通气肺泡,未经氧合即流入体循环动脉,造成静脉血掺杂,即肺内右向左分流,导致低氧血症,见于 ARDS 患者,系肺泡毛细血管膜严重受损,血浆外渗,充填间质和肺泡,致非心源性肺水肿,因严重肺内分流,患者氧疗效应不好,吸入高浓度氧并不能明显提高患者的 PaO_2。临床上少有单纯通气功能障碍或单纯换气功能障碍,常合并存在,但以其一为主。

二、临床表现及特征

呼吸衰竭的临床症状主要是缺氧和二氧化碳潴留所引起的多脏器功能紊乱表现。

(一)呼吸困难

往往是临床最早出现的症状,并随呼吸功能减退而加重。中枢性呼吸衰竭,呼吸困难主要表现在呼吸节律、频率和幅度方面的改变;呼吸器官病变引起的周围性呼吸衰竭,多伴有呼吸劳累,呼吸辅助肌多参与活动,表现为点头或提肩呼吸。某些中枢神经抑制药物中毒,并无呼吸困难表现,而出现呼吸匀缓、表情淡漠或昏睡。

(二)发绀

发绀是缺氧的典型症状。当血氧饱和度低于 85%,口腔黏膜、舌及指甲即见明显发绀,但合并严重贫血者可无发绀。

(三)神经精神症状

缺氧和二氧化碳潴留都会引起神经精神症状。急性严重缺氧,可立即出现精神错乱、狂躁、昏迷、抽搐等症状,严重二氧化碳潴留可出现所谓"肺性脑病",呈二氧化碳麻醉现象。首先出现失眠、烦躁、躁动、定向功能障碍等兴奋症状,继而出现神志淡漠、肌肉震颤、间歇抽搐、嗜睡、昏睡、昏迷等中枢抑制症状。二氧化碳潴留本身并不是决定精神症状的单一因素,与 pH 的降低也有密切关系,在严重二氧化碳潴留者,若动脉血二氧化碳分压在 100 mmHg (13.3 kPa)以上,如 pH 代偿,患者仍能保持日常生活活动;而急性二氧化碳潴留,pH 低于 7.3 就可能出现危重精神症状。此外,缺氧降低神经系统对二氧化碳潴留的耐受性和适应性。二氧化碳潴留时,神经检查可出现反射减弱或消失,锥体束征阳性等症状。

(四)血液循环系统症状

缺氧和二氧化碳潴留时,心率增快、心输出量增加,血压上升、肺循环小血管收缩,产生肺动脉高压。心肌对缺氧十分敏感,早期轻度缺氧即可从心电图上显示出来,主要出现 T 波改变,急性严重心肌缺氧,可出现心律不齐、心室颤动以至心搏骤停。故严重缺氧者,心脏衰竭后心肌收缩力就会减弱,每分钟心搏量减少,血压下降,最后导致循环衰竭。

二氧化碳可直接作用于血管平滑肌,使血管扩张,故外周浅表静脉充盈,皮肤温暖、红润、潮湿多汗,血压增高、心输出量增加,故脉搏洪大有力。脑血管在二氧化碳潴留时亦扩张,缺氧又增加脑血流量,故患者常诉血管扩张、搏动性头痛,特别在熟睡醒觉后更为剧烈。

（五）消化和泌尿系统症状

肝细胞缺氧发生变性坏死,肝脏有淤血,可导致血清谷丙转氨酶增加至 $100\sim200$ U 或更高。因消化道黏膜充血水肿、糜烂、溃疡渗出而导致消化道出血,出现呕血或便血。肾功能损害表现为肌酐、非蛋白氮升高、蛋白尿、尿中出现红细胞或管型,甚至少尿无尿。上述情况多为可逆的,随着呼吸衰竭的缓解,肾功能一般可能恢复正常,消化道出血在缺氧和二氧化碳潴留纠正后即可缓解消失。

三、诊断和鉴别诊断

（一）诊断

(1)具有引起呼吸衰竭的病史和诱因,如慢性支气管、肺胸病史和肺血管病史,及 COPD 感染后急性发作病史。

(2)缺氧和(或)二氧化碳潴留的临床表现。

(3)实验室检查:血气分析和阴离子间隙(AG)是确定诊断,判断病情轻重、酸碱紊乱类型和指导临床治疗的依据。

（二）鉴别诊断

呼吸衰竭主要应与呼吸功能不全进行鉴别,后者在静息状态下,$PaO_2 > 7.98$ kPa (60 mmHg) 和(或)$PaCO_2 < 6.55$ kPa(50 mmHg),运动后 $PaO_2 < 7.98$ kPa(60 mmHg) 和（或)$PaCO_2 > 6.55$ kPa(50 mmHg)。

四、急救处理

（一）现场急救

急性意外伤害如溺水、电击、中毒等急性呼吸衰竭、呼吸骤停,应立即进行现场心肺复苏抢救。呼吸骤停后,如能保持肺循环,借肺泡-静脉血氧和二氧化碳存在的分压差,可使静脉血继续动脉化,这种现象称为弥散呼吸或称无呼吸运动氧合。一般认为弥散呼吸的通气量可为机体额外提供 $1.5\sim2$ 分钟时间,这样进行间歇口对口呼吸、冲洗呼吸道和肺泡存气,就可以借弥散呼吸保持动脉血氧在较安全的水平,因此,畅通的呼吸道、有效的体外心脏按摩、间歇人工通气,以新鲜空气或高浓度氧冲洗肺泡气,是急性呼吸衰竭现场复苏抢救发挥弥散呼吸作用不可缺少的条件。

（二）病因治疗

呼吸衰竭常见的病因为严重感染。抗生素的应用以广谱、联合、大剂量、静脉内给药为宜,老年患者应尽量避免对胃肠道和肾脏有毒性作用的药物。因控制感染需时较长,所以救急、解危和延续生命的主要措施是改善通气,纠正缺氧,提高应激状况,以便更好发挥抗菌药物疗效,彻底祛除病因。

（三）改善通气

改善通气是治疗呼吸衰竭的首要措施。上呼吸道急性炎症,COPD 急性发作及各种原因所致的昏迷患者,均可发生不同程度的气道阻塞,进而导致呼吸衰竭。应积极清除口咽部及呼吸道分泌物,予以解痉剂以缓解支气管痉挛,在此基础上也可使用呼吸兴奋剂以改善通气。

如无效可建立人工气道,行短期机械通气治疗,对不能维持自主呼吸者尤为必要。行机械通气治疗时,有条件单位应予血气监测,以防通气过度使二氧化碳排出过快而导致代谢性碱中毒,使组织更加缺氧,造成不可逆脑损害,甚至导致患者死亡。

(四)给氧治疗

氧疗是治疗呼吸衰竭的重要措施,可取得以下治疗效果:①提高 PaO_2,保证组织器官供氧,维持人体正常生理和代谢需要;②可消除肺小动脉痉挛,降低肺动脉压,从而减轻右心负荷;③减轻呼吸肌做功,减少氧消耗,有利于恢复呼吸肌疲劳。

给氧治疗应根据呼吸衰竭类型不同而异。Ⅰ型呼吸衰竭如重症肺炎、肺水肿和 ARDS等,气道通畅,无二氧化碳潴留的病理因素存在,所以应予高浓度给氧(60%~80%或80%以上),将 PaO_2 迅速提高到 60 mmHg 以上为宜。因无二氧化碳潴留弊端。故吸入高浓度氧不会导致呼吸抑制;Ⅱ型呼吸衰竭如 COPD,肺心病及急性发作期,特别是长期有二氧化碳潴留的患者,以气道阻塞为主,缺氧和二氧化碳潴留并存,靠低氧刺激兴奋呼吸中枢,以维持通气功能,如给以高浓度氧疗,缺氧得以纠正,呼吸兴奋因素消除,呼吸减慢,二氧化碳潴留加重,使呼吸中枢抑制加深,所以Ⅱ型呼吸衰竭给氧原则目前仍坚持持续低浓度(24%~28%)低流量(1~2 L/min)吸氧,即控制性氧疗。如氧流量 5 L/min 以下时,给氧浓度可按下列公式计算:给氧浓度%=21+4×氧流量/min 以下时。Ⅱ型呼吸衰竭经鼻给氧应注意的几个问题:①保持鼻孔通畅,鼻塞吸氧者,注意检查鼻道有无狭窄或阻塞,以免影响氧的吸入;②因鼻阻塞口腔呼吸的患者应适当加大氧流量或经口腔吸氧;③经鼻塞或鼻导管吸氧,禁用镇静安眠药,以防抑制呼吸中枢,导致患者死亡;④不能因为患者吸氧时感到不适而间断给氧或停止供氧;⑤无血气监测的情况下,注意给氧疗效的临床观察,以皮肤发绀减轻,心率减慢,尿量增多,神经精神症状减轻或消失等最为重要。

如经综合治疗无效者,可考虑人工气道和机械通气治疗。

(五)气管插管与气管切开术

Ⅱ型呼吸衰竭患者,经有力控制感染,控制性氧疗和积极改善通气等治疗后,病情继续加重,PaO_2 继续下降,$PaCO_2$ 继续升高,咳嗽无力,痰液阻塞气道,出现球结膜充血水肿,呼吸微弱和节律改变,并出现神经精神症状时,应积极行气管插管或气管切开术,施行人工机械通气治疗。

(六)机械通气治疗

在呼吸衰竭治疗中,机械通气占有极其重要的位置,有不可替代的作用,使用得当可使患者转危为安,起死回生,使用不当可能加速患者死亡。机械通气的目的是通过呼吸支持以改善肺泡通气,纠正缺氧和二氧化碳潴留,使生命活动得以维持。

1.适应证

COPD 急性发作,出现Ⅱ型呼吸衰竭者,呼吸频率30~40 次/分或 6~7 次/分,潮气量200~250 mL 或最大吸气压力 20~25 cmH_2O,在适当控制性氧疗情况下,PaO_2 35~45 mmHg,失代偿性呼吸性酸中毒,pH7.20~7.25,$PaCO_2$ 进行性升高时。上述数据并非绝对,基层单位也难以做到,应以临床表现为主,如出现呼吸微弱,张口呼吸或呼吸节律改变,并伴有意识障碍者,应不失时机地行机械通气治疗。

2.呼吸机的选用

轻症患者采用简易呼吸器配合面罩进行辅助加压通气治疗,可改善缺氧和二氧化碳潴留,获得良好效果。重症患者应建立人工气道行机械通气治疗,下列通气模式可用于慢性呼吸衰竭或呼吸衰竭急性加重期的治疗。

(1)持续气道内正压通气(CPAP):用于有自主呼吸的患者,在整个呼吸周期内人为地施以一定程度的气道内正压,以对抗内源性PEEP,从而有利于防止气道萎陷,改善肺顺应性,减少呼吸功的消耗,有利于恢复呼吸肌的疲劳。

(2)间歇正压通气(IPPV):属辅助控制模式。该型呼吸机在有自主呼吸时机械通气随自主呼吸启动,一旦自主呼吸停止则机械通气自动由辅助通气转为控制型通气,其优点是既允许患者建立自己的呼吸频率,也能在呼吸发生抑制暂停时保证必要的通气量,对慢性呼吸衰竭患者是适用的。

(3)间歇指令通气(IMV)和同步间歇指令通气(SIMV):IMV是在单位时间内既有强制性机械通气又有自主呼吸,两者交替进行,共同构成每分钟通气量。机械送气时气道内为正压,自主呼吸时吸气相气道内为负压,SIMV与IMV不同点只是机械通气的间歇指令与自主呼吸同步,无机械通气与自主呼吸对抗,消除了IMV的指令通气与自主呼吸对抗的不适感。该型呼吸机优点是减少患者自主呼吸与呼吸机对抗,可防止代谢性碱中毒,减低气道内压力,降低胸内压升高所致的气压伤。其缺点是患者仍需自主呼吸而呼吸肌不能完全休息,有一定的氧消耗,不能很好地消除呼吸肌疲劳,该型呼吸机用于COPD、呼吸衰竭患者已取得良好效果。

(4)双水平气道正压通气(BIPAP):可提供两个正压的辅助通气。有一个较高的吸气压作为压力支持通气(PSV);呼气时又能立即将呼气压自动调到较低水平将气体呼出,故具有呼气末正压的作用。它与定压、定容通气相比产生同样潮气量所产生的最大吸气压及平均气道压都明显降低,以利减少气压伤和对循环功能的影响。该型呼吸机应用密闭性较好的鼻和口鼻面罩通气,避免了气管插管或气管切开给患者带来的痛苦,适合于COPD、肺心病急性发作期呼吸衰竭的治疗。

(5)压力支持通气(PSV):是一种新型辅助通气模式。在患者自主呼吸的前提下,每次吸气都接受一定程度的压力支持,即患者与呼吸机共同协作完成通气,可使肺顺应性下降的患者获得较大的潮气量,并能以较低的吸气功维持同样的潮气量。因此,对肺或胸廓顺应性不良、气道黏膜水肿、分泌物增多、支气管痉挛所致的气道阻力增高及呼吸肌疲劳的患者均有良好的效果,对COPD所致Ⅱ型呼吸衰竭应用PSV治疗可缩短通气时间,用于撤机过程也可收到良好治疗效果。

(6)SIMV加PSV:两种模式组合可使SIMV中的自主呼吸变成PSV,可有效避免呼吸肌疲劳的发生,主要用于呼吸衰竭的撤机过程。

(7)呼气末正压通气(PEEP):传统观念认为PEEP不能用于COPD患者,其根据是PEEP主要是改善肺换气功能,因COPD主要是通气障碍,吸氧即能增加PaO_2;COPD已处于过度充气状态,若加PEEP会进一步增加肺容积,从而增加气压伤。近几年的报道,多数学者对低水平PEEP治疗COPD持肯定意见。

3.注意事项

应用呼吸机应避免发生以下几个主要问题:①防止二氧化碳排出过快导致代谢性碱中毒;②防止送气压力过高导致的肺气压伤;③防止胸内压增高对循环功能的影响。

(七)纠正酸碱平衡失调

1.呼吸性酸中毒

呼吸性酸中毒,简称呼酸,主因气道阻塞,二氧化碳潴留使 pH 降低所致。因此治疗的主要措施应以缓解支气管痉挛,清除呼吸道分泌物,凭借此达到改善通气,促使二氧化碳排出的目的。病情严重者,如 pH<7.25 时,可应用碱性药物治疗。首选三羟甲基氨基甲烷(THAM),该药系有机氨缓冲剂,对细胞内外酸中毒均有良好治疗效果,其与二氧化碳结合后形成 HCO_3^-,从而使 $PaCO_2$ 下降,pH 上升。应用方法:5%葡萄糖注射液 250 mL 加3.64% THAM 溶液 200 mL 静脉滴注,每日 1 次或 2 次,不良反应有快速大量滴注时可引起低血糖、低血压、低血钙和呼吸抑制等,漏出血管外可引起组织坏死,应予以注意。

2.代谢性酸中毒

代谢性酸中毒,简称代酸。Ⅱ型呼吸衰竭时,呼酸合并代酸很常见,代谢系因严重缺氧,葡萄糖无氧酵解,体内乳酸堆积所致,通气改善后缺氧纠正,乳酸所致代谢即可终止,一般无须碱性药物治疗。如病因一时难以祛除,pH<7.20 时可予碱性药物治疗。因呼酸、代酸多合并存在,故一般情况下不主张选用碳酸氢钠治疗,仍以选用 THAM 为好。

3.代谢性碱中毒

常在使用强利尿剂,大剂量皮质激素,使 K^+ 和(或)Cl^- 大量丢失所致,机械通气使二氧化碳排出过速,从而导致 pH 明显升高也是常见原因之一。治疗应积极补充氯化钾、谷氨酸钾、精氨酸等药物,严重低氯者,如无明显 $PaCO_2$ 增高,也可静脉补充氧化铵治疗。机械通气者,应有血气监测或小潮气量通气,使 $PaCO_2$ 缓慢下降,以防发生代谢性碱中毒。

(八)纠正电解质紊乱

Ⅱ型呼吸衰竭者常合并电解质紊乱。以低钾、低钠、低氯最为多见,高血钾者并不多见。多因摄入不足或应用强利尿剂及大剂量皮质激素排出过多有关。治疗仍以积极补充丢失电解质为主,常用药物见前。

低钠者补充方法应按下列公式计算:

$$（正常血清钠－实测血清钠）×（体重×20\%）＝应补充血清钠总量$$

首次补充剂量以总量的 1/3 为妥,之后用量应根据复查血清钠结果进行调整。

(九)肺性脑病的治疗

肺性脑病系Ⅱ型呼吸衰竭严重并发症,多于 COPD 急性发作期出现,病死率较高,预后不好,应予高度重视,治疗同Ⅱ型呼吸衰竭,应以改善通气,控制性氧疗和有效控制感染为主。

(十)水分补充和营养支持

1.水分补充

肺心病急性发作期,呼吸衰竭常与右心功能衰竭合并存在,因消化道瘀血水肿常出现厌食,摄入不足,加之利尿剂使用不当,使体液大量丢失,有效循环血量严重不足,临床表现虽口干舌燥而不欲饮水,常因右心衰竭而出现全身水肿,严重者可出现大量体腔积液,掩盖脱水实质,干扰液体补充,故应积极补充,每日应补充液体 2500～3000 mL。

2.营养支持

因摄入过少或消耗过多,理论上应积极进行营养支持。补充原则:在补充糖盐的同时,应补充氨基酸、蛋白制剂和脂肪乳剂,以改善全身营养状况,促进呼吸肌力的恢复,有助于通气功能的改善。

第四节　慢性阻塞性肺疾病急性加重患者的机械通气

慢性阻塞性肺疾病(chronic obstructive pulmonary disease,COPD)是一种常见的慢性呼吸系统疾病,患病人数多,病死率高,严重影响患者的劳动能力和生活质量。2014 年世界卫生组织(WHO)公布的资料显示,COPD 是目前世界上死亡的第 3 位病因。COPD 急性加重(AECOPD)合并呼吸衰竭是导致 COPD 患者住院最重要的原因,加强对 AECOPD 的防治,特别是提高机械通气技术的应用水平,对提高 AECOPD 合并呼吸衰竭的抢救成功率具有重要意义。

一、COPD 所致呼吸衰竭的病理生理基础

COPD 是一种具有气流受限特征的疾病,其气流受限不完全可逆,呈进行性发展,与肺部对有害气体或有害颗粒的慢性异常炎症反应有关。

慢性炎性反应累及全肺,中央气道(内径＞2 mm)的主要改变为杯状细胞和鳞状细胞化生、黏液腺分泌增加、纤毛功能障碍,临床表现为咳嗽、咳痰;外周气道(内径＜2 mm)的主要改变为管腔狭窄、气道阻力增大、肺内气体排出延迟,患者表现为呼气不畅、功能残气量增加。其次,肺实质组织(呼吸性细支气管、肺泡、肺毛细血管)广泛破坏导致肺弹性回缩力下降,使呼出气流的驱动压降低,造成呼气气流缓慢。这两个因素使 COPD 患者呼出气流受限,在呼气时间内肺内气体呼出不完全,形成动态肺过度充气(dynamic pulmonary hyperinflation,DPH)。由于 DPH 的存在,肺动态顺应性降低,其压力-容积曲线趋于平坦,在吸入相同容量气体时需要更大的压力驱动,从而使吸气负荷增大。

DPH 时呼气末肺泡内残留的气体过多,呼气末肺泡内呈正压,称为内源性呼气末正压(intrinsic positive end-expiratory pressure,PEEPi)。由于 PEEPi 存在,患者必须首先产生足够的吸气压力才可能使肺内压低于大气压而产生吸气气流,这也增大了吸气负荷。肺容积增大造成胸廓过度扩张,并压迫膈肌使其处于低平位,造成曲率半径增大,从而使膈肌收缩效率降低,辅助呼吸肌也参与呼吸。但辅助呼吸肌的收缩能力差,效率低,容易发生疲劳,而且增加了氧耗量。

COPD 急性加重时上述呼吸力学异常进一步加重,氧耗量和呼吸负荷显著增加,超过呼吸肌自身的代偿能力使其不能维持有效的肺泡通气,从而造成缺氧及 CO_2 潴留,严重者发生呼吸衰竭。COPD 急性加重的原因包括支气管-肺部感染、肺栓塞、肺不张、胸腔积液、气胸、左心功能不全、电解质紊乱、代谢性碱中毒等,其中支气管-肺部感染是最常见原因,呼吸衰竭的发生与呼吸肌疲劳和痰液引流不畅两方面因素有关。因此,在这类患者应用机械通气的主要目的包括:改善通气和氧供,使呼吸肌疲劳得以缓解,设法减少 DPH 及其不利影响;通过建立人工气道以利于痰液的引流,在降低呼吸负荷的同时为控制感染创造条件。

在 AECOPD 的早期,患者神志清楚,咳痰能力尚可,痰液引流问题并不十分突出,而呼吸肌疲劳是导致呼吸衰竭的主要原因,此时予以无创正压机械通气(noninvasive positive pressure ventilation,NPPV)早期干预可获得良好疗效。若痰液引流障碍或有效通气不能保障时,需建立人工气道行有创正压机械通气(invasive positive pressure ventilation,IPPV)以有效引流痰液和提供较 NPPV 更有效的通气。一旦支气管-肺部感染或其他诱发急性加重的因

素得到控制,自主呼吸功能有所恢复,痰液引流问题已不是主要问题时,可撤离 IPPV,改用 NPPV 以辅助通气和进一步缓解呼吸肌疲劳。实践表明,有创-无创序贯通气行之有效,已成为 AECOPD 机械通气的实用方法。

二、无创正压机械通气

NPPV 是指患者通过鼻罩、口鼻面罩或全面罩等无创性方式将患者与呼吸机相连进行正压辅助通气。相比常规治疗而言,NPPV 可降低 AECOPD 的气管插管需求率、住院时间以及院内病死率。

(一)适应证

如何选择合适的病例进行 NPPV,是成功应用 NPPV 的关键。NPPV 并非对所有的 AECOPD 患者都适用,不恰当地应用 NPPV 会延误 IPPV 的时机,因此,患者应具备行 NPPV 的一些基本条件,其中意识、咳痰能力、血流动力学状态和患者主观及客观配合 NPPV 的能力最为重要(表 3-3)。

表 3-3　NPPV 应用于 AECOPD 的基本条件

合作能力	神志基本清楚,依从性好,有一定的配合和理解能力
气道保护能力	分泌物少或自主咳嗽咳痰能力较强
血流动力学	稳定或仅需较少量的血管活性药物维持

对中度呼吸性酸中毒($7.25 < pH < 7.35$)及有呼吸困难表现(辅助呼吸肌参与呼吸、呼吸频率>25 次/分)的 AECOPD,与常规治疗相比,NPPV 不但具有良好的即时效应(NPPV 短时间应用后呼吸困难症状缓解,基本生命体征、血气指标好转),还能显著降低气管插管率、院内/ICU 病死率和住院/住 ICU 时间。

对于 PH$\geq$7.35 的 AECOPD 患者,由于其通气功能尚可,$PaCO_2$ 处于较低水平,pH 处于代偿范围,传统的做法是不给予呼吸支持,而仅以常规治疗。最近一项在普通病房早期应用 NPPV 治疗 AECOPD 患者的多中心 RCT 中,根据血气指标进行亚组分析后提示,对于 pH$\geq$7.35 的患者,在入选后 2 小时即可出现呼吸频率降低、辅助呼吸肌的参与减少、后期气管插管率较对照组明显降低(2.8% vs 11.3%,$P = 0.047$)。这可能与 NPPV 早期使用缓解呼吸肌疲劳、防止呼吸功能不全进一步加重及提高患者的自主排痰能力有关。

对于 AECOPD 所致严重的高碳酸性呼吸衰竭患者(pH$<$7.25),NPPV 失败率和死亡率较高,对这类患者行 IPPV 可能更为有效。在具备较好的监护条件和经验丰富的单位,可在严密观察的前提下应用 NPPV,但应用 1~2 小时无明显改善则须及时改用 IPPV。

对于出现意识水平改变的患者,在一项对 153 例 COPD 患者进行 5 年的病例对照研究后发现,如果伴有严重意识障碍,其病死率则高达 50%,故不应在这类患者中使用 NPPV。

当 IPPV 条件不具备或患者/家属拒绝有创正压通气时,可考虑试用 NPPV。

(二)禁忌证及相对禁忌证

气道保护能力和自主呼吸能力较差,以及无法应用面罩的患者均为 NPPV 禁忌证,包括:①误吸危险性高及气道保护能力差,如昏迷、呕吐、气道分泌物多且排出障碍等;②心跳或呼吸停止;③面部、颈部和口咽腔创伤、烧伤、畸形或近期手术;④上呼吸道梗阻等。

NPPV 相对禁忌证:①无法配合 NPPV 者,如紧张、不合作或精神疾病,神志不清者;②严重低氧血症;③严重肺外脏器功能不全,如消化道出血、血流动力学不稳定等;④肠梗阻;⑤近期食管及上腹部手术。

三、有创正压机械通气

(一)适应证

对于 AECOPD 患者,早期 NPPV 的干预明显减少了 IPPV 的使用,但对于有 NPPV 禁忌或使用 NPPV 失败的严重呼吸衰竭患者,一旦出现严重的呼吸形式、意识、血流动力学等改变,应及早插管改用 IPPV。具体指征见表 3-4。

表 3-4　AECOPD 患者行有创正压通气的适应证

危及生命的低氧血症(PaO_2 小于 50 mmHg 或 $PaO_2/FiO_2<200$)

$PaCO_2$ 进行性升高伴严重的酸中毒(pH≤7.20)

严重的神志障碍(如昏睡、昏迷或谵妄)

严重的呼吸窘迫症状(如呼吸频率>40 次/分、矛盾呼吸等)或呼吸抑制(如呼吸频率<8 次/分)

血流动力学不稳定

气道分泌物多且引流障碍,气道保护功能丧失

NPPV 治疗失败的严重呼吸衰竭患者

(二)人工气道的建立

AECOPD 患者行 IPPV 时,人工气道应首选气管插管,其常见途径包括经鼻气管插管和经口气管插管。经鼻气管插管时,患者耐受性较好,患者可经口饮食,插管留置时间长,且口腔护理方便,但鼻窦炎的发生率较高。经口气管插管操作相对简单,管径较粗,便于痰液引流,鼻窦炎的发生率较低。由于有创-无创序贯通气技术应用的日益成熟,AECOPD 行 IPPV 的时间较前明显缩短。综合考虑,目前推荐 AECOPD 患者行 IPPV 治疗时,人工气道宜选经口气管插管。

气管切开主要用于长期机械通气、头部外伤、上呼吸道狭窄或阻塞、解剖死腔占潮气量较大(如单侧肺或一侧肺严重毁损)的患者。对于需长期机械通气的患者早期气管切开能降低机械通气时间及住 ICU 时间,但气管切开后可能发生气管狭窄;对可能因反复呼吸衰竭而需要多次接受人工通气的 COPD 患者,再次实施气管插管或气管切开皆非常困难,因此应严格掌握气管切开的指征,原则上应尽量避免气管切开;若需行气管切开,可选经皮扩张气管切开术。

(三)通气模式的选择与参数调节

1.通气模式的选择

在通气早期,为了使呼吸肌得到良好的休息,使用控制通气较为合适,但需尽量减少控制通气的时间。一旦患者的自主呼吸有所恢复,宜尽早采用辅助通气模式,保留患者的自主呼吸,使患者的通气能力得到锻炼和恢复,为撤机做好准备。

常用的通气模式包括辅助控制模式(A/C)、同步间歇指令通气(SIMV)和压力支持通气(PSV),也可试用一些新型通气模式,如比例辅助通气(PAV)等。其中 SIMV+PSV 和 PSV 已有较多的实践经验,临床最为常用。PSV 的吸气触发、吸气流速和吸呼切换 3 个环节均由患者控制,人机协调性好,患者感觉舒适,所以上机早期即可考虑单独应用或与低频率的 SIMV 联用,这样有利于及时动员自主呼吸能力。

2.通气参数的调节

DPH 和 PEEPi 是导致呼吸衰竭最重要的呼吸力学改变,为缓解其不利影响,可采取限制潮气量和呼吸频率、增加吸气流速等措施促进呼气,同时给予合适水平的 PEEPe,降低吸气触发功耗,改善人机的协调性。

(1)潮气量或气道压力:目标潮气量达到 $6\sim8$ mL/kg 即可,或使平台压不超过 30 cmH_2O 和(或)气道峰压不超过 $35\sim40$ cmH_2O,以避免 DPH 的进一步加重和气压伤的发生;同时要配合一定的通气频率以保证基本的分钟通气量,使 $PaCO_2$ 值逐渐恢复到缓解期水平,以避免 $PaCO_2$ 下降过快而导致的碱中毒的发生。

(2)通气频率:需与潮气量配合以保证基本的分钟通气量,同时注意过高频率可能导致 DPH 加重,一般 $10\sim15$ 次/分即可。

(3)吸气流速:一般选择较高的峰流速($40\sim60$ L/min),使吸呼比(1:E)≤1:2,以延长呼气时间,同时满足 AECOPD 患者较强的通气需求,降低呼吸功耗,并改善气体交换。

(4)外源性 PEEP:加用适当水平的 PEEPe 可以降低 AECOPD 患者的气道与肺泡之间的压差,从而减少患者的吸气负荷,降低呼吸功耗,改善人机协调性。控制通气时 PEEPe 一般不超过 PEEPi 的 80%,否则会加重 DPH。可采用呼气阻断法(expiration hold)测量静态 PEEPi 并据此调节 PEEPe。临床也可常采用以下方法进行设定:在定容通气条件下从低水平开始逐渐地增加 PEEPe,同时监测平台压,以不引起平台压明显升高的最大 PEEPe 为宜。

(5)吸氧浓度:通常情况下,AECOPD 只需要低水平的氧浓度就可以维持基本的氧合。若需要更高水平的氧浓度来维持患者基本的氧合,提示存在合并症和(或)并发症,如肺不张、肺栓塞、气胸、心功能不全等。

(四)有创正压通气的撤离

当患者满足以下条件时,可考虑进行撤机。①引起呼吸衰竭的诱发因素得到有效控制。②神志清楚,可主动配合。③自主呼吸能力有所恢复。④通气及氧合功能良好:$PaO_2/FiO_2>250$,$PEEP<8$ cmH_2O,$PH>7.35$,$PaCO_2$ 达缓解期水平。⑤血流动力学稳定:无活动性心肌缺血,未使用升压药治疗或升压药剂量较小。

当患者满足上述条件后,可逐渐降低部分通气支持模式的支持力度,而增加患者的自主呼吸成分,直至过渡到完全自主呼吸。常用的部分支持通气模式包括 SIMV+PSV 和 PSV 模式。在运用 SIMV+PSV 模式撤机时,可逐渐降低 SIMV 的指令频率,当调至 $2\sim4$ 次/分后不再下调,然后降低压力支持水平,直至能克服气管插管阻力的压力水平($5\sim7$ cmH_2O),稳定 $4\sim6$ 小时后可脱机。单独运用 PSV 模式撤机时,压力支持水平的调节可采取类似方法。与其他撤机方式相比,SIMV 可能会增加撤机的时间,不宜单独运用于撤机。

自主呼吸试验(spontaneous breathing trial,SBT)是指导撤机的常用方法之一。但对于部分 SBT 成功的 AECOPD 患者,尤其是长期机械通气者,在拔管后 48 小时内仍可能需要重新气管插管。因此,SBT 只可作为 AECOPD 撤机前的参考。

35%~67% 的 COPD 患者存在撤机困难,其 59% 的机械通气时间用于撤机,需逐步撤机。造成这些患者撤机困难的主要原因是呼吸泵功能和呼吸负荷之间的不平衡,表现为撤机过程中呼吸肌肌力下降、中枢驱动增强、PEEPi 和气道阻力增加等,也可由于营养不良、心功能不全和呼吸机依赖等因素造成。所以,对于撤机困难的 COPD 患者,在逐渐降低通气支持水平和逐渐延长自主呼吸时间的同时,还应积极地为撤机创造条件。①增强呼吸泵的功能:

保持适宜的中枢驱动力、加强呼吸肌肌力和耐力的训练、避免电解质紊乱和酸碱失衡等。②减少呼吸肌负荷：如降低 PEEPi 和气道阻力、减少 DPH 的形成、避免人工鼻的使用等。③加强营养支持；④对于有心功能不全的患者，在撤机过程中可适当地使用扩血管、利尿等药物改善患者的心功能；⑤加强心理支持，增强患者对撤机的信心。

近年来，国内外学者将 NPPV 运用于辅助撤机，发现这种早期拔管改为 NPPV 的方法，可以显著提高撤机成功率，缩短 IPPV 和住 ICU 的时间，降低院内感染率，并增加患者存活率。

患者能脱离呼吸机并不意味着能拔除气管内导管。在拔管前应确认患者的咳嗽反射正常，可以有效地清除气管内分泌物和防止误吸，无明显喉头水肿等导致气道阻塞的临床倾向方可考虑拔管。拔管后需密切监测患者生命体征、神志和氧合状态的变化，鼓励患者咳嗽排痰，禁食 2 小时以上，以防止误吸的发生。若拔管后出现气道阻塞、呼吸窘迫、喘鸣、血气指标的严重恶化等情况需及时重新气管插管。

四、无创正压通气在慢性阻塞性肺疾病急性加重患者撤机中的应用

采取 NPPV 辅助撤机的方法，是指接受 IPPV 的急性呼吸衰竭患者，在未达到脱机后能有效自主呼吸的撤机标准之前即脱离 IPPV，去除人工气道，继之施行 NPPV。

(一)无创正压通气在 AECOPD 患者撤机中的临床价值

1. 缩短留置气管内导管的时间，减少人工气道相关并发症

近 30% 的急性呼吸衰竭患者在行 IPPV 病情得到控制后需要逐步撤机，而无法耐受截然脱机，而行 IPPV 的 AECOPD 患者需要逐步撤机的比例更高达 35%～67%。延长 IPPV 时间会带来许多并发症，如气道损伤、呼吸机依赖，另一个重要问题是由于带有气管内导管，可造成细菌沿气管-支气管树移行、气囊上滞留物下流，加之吸痰等气道管理操作污染、呼吸机管道污染等，造成呼吸机相关肺炎（VAP），使病情反复、上机时间延长和撤机困难，而 VAP 的死亡率较普通院内获得性肺炎（HAP）高 2～10 倍。鉴于气管内导管在 VAP 发生中的关键作用，有学者提出将之改称为人工气道相关肺炎。若能在保证通气效果的前提下，尽可能地缩短留置气管内导管的时间，将有助于减少人工气道相关并发症，这就使采取 NPPV 辅助撤机成为实际需要。

2. 提供正压通气支持，避免再插管

NPPV 与 IPPV 的主要区别在于是否建立有创人工气道，而两者的正压通气原理是相同的，与 IPPV 时相比，NPPV 同样可以有效地降低呼吸功耗和改善气体交换。因此，可以将机械通气的治疗作用分为两个方面：人工气道的治疗作用（引流气道分泌物、防止误吸、保证有力的呼吸支持）和呼吸机的正压通气作用。由于 NPPV 技术引入急性呼吸衰竭的治疗，使建立人工气道和行正压通气不再必然联系在一起，这使采取 NPPV 辅助撤机在技术上成为可能。

撤机后 48 小时内再插管率在 5%～15%。再插管使患者住 ICU 的时间明显延长，院内感染率及院内死亡率都显著增加。所以，应尽量避免撤机后再插管的发生。对于 AECOPD 患者拔管后是否需立即改用 NPPV 以降低再插管率，目前尚无前瞻性的对照研究证实。但早期应用 NPPV 干预轻中度呼吸功能不全的 AECOPD，能显著降低气管插管率。而对于满足传统撤机标准撤机后立即使用 NPPV 的患者，其 ICU 病死率显著降低，亚组分析显示 NPPV

的这种治疗作用在具有慢性肺疾病的患者更突出。如果在撤机后等到呼吸衰竭加重再使用NPPV,其死亡率显著高于常规治疗(25% vs 14%)。因此,对于尚未达到传统撤机标准而提前拔管的患者,更有早期应用NPPV的需要,而不必等到呼吸衰竭明显加重时才给予NPPV干预。

(二)采取无创正压通气辅助撤机的实施

成功实施NPPV辅助撤机的关键在于:病情评估,IPPV与NPPV切换点的把握,NPPV的规范操作。

1. 病情评估

适合采取NPPV辅助撤机的病例首先应具备如前所述应用NPPV的基本条件。再者,由于NPPV的通气支持水平有限,对于基础肺功能很差而需较高呼吸支持水平的病例也不适合。

2. IPPV与NPPV切换点的把握

实施NPPV辅助撤机的另一个关键是正确把握IPPV转为NPPV的切换点。由于COPD急性加重主要是由支气管-肺部感染引起,AECOPD患者建立有创人工气道有效引流痰液并合理应用抗生素后,在IPPV 5～7天时支气管-肺部感染多可得到控制,临床上表现为痰液量减少、黏度变稀、痰色转白、体温下降、白细胞计数降低、胸片上支气管-肺部感染影消退,这一肺部感染得到控制的阶段称为"肺部感染控制(pulmonary infection control,PIC)窗"。PIC窗是支气管-肺部感染相关的临床征象出现好转的一段时间,出现PIC窗后若不及时拔管,则很有可能随插管时间延长并发VAP。出现PIC窗时患者痰液引流问题已不突出,而呼吸肌疲劳仍较明显,需要较高水平的通气支持,此时撤离IPPV,继之NPPV,既可进一步缓解呼吸肌疲劳,改善通气功能,又可有效地减少VAP,改善患者预后。

国外的两项研究在IPPV早期以T管撤机试验为标准,对撤机试验失败的患者行NPPV辅助撤机。对肺部感染不显著的COPD患者可采用此法,而支气管-肺部感染明显的患者,以PIC窗的出现作为切换点,更符合COPD急性加重的治疗规律。

由于患者提前拔管后还合并有较明显的呼吸肌疲劳和呼吸功能不全,往往还需要较长时间的使用NPPV。因此,规范操作NPPV能保证患者从中获得最佳呼吸支持,是成功实施NPPV辅助撤机另一重要方面。

第四章　骨科重症

第一节　创伤性休克

创伤性休克系指严重创伤包括挤压伤、大面积软组织撕脱伤、颅脑损伤、骨折、灼伤或大手术等原因,对机体造成严重刺激,或伴有急性大量失血而发生的休克。

休克基本特征是心排血量降低,小动脉痉挛、血管内有效循环血容量不足,微循环灌注不足与血液淤滞,导致组织、细胞缺血缺氧,而发生组织坏死、体液因子释放、代谢紊乱与脏器损害。

主要病理生理改变有:①血容量不足和微循环代偿和失代偿;②组织破坏,产生毒素;③神经内分泌改变刺激血管舒缩中枢,使循环失去调节能力;④激素量失常,使血管压异常;⑤血管活性物质如肾素、组胺等异常;⑥代谢改变。

休克不同时期微循环变化见图4-1。

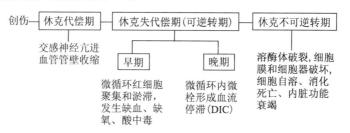

图4-1　休克不同时期微循环变化

一、诊断

1.症状

有严重外伤或出血史,尚应注意年龄,伤前健康状况,伤时饥饿、过度疲劳、恐惧、多量输入血浆等因素。

2.临床表现

(1)意识:早期烦躁不安、焦虑或激动,病情加重后变为精神淡漠、意识模糊,甚至昏迷。

(2)皮肤:苍白、发绀、湿冷,并有斑片状皮下瘀斑。

(3)指甲下微循环:正常时对指甲压迫松开后,甲床迅速变红,休克时甲床苍白或压迫松开后缓慢转红,提示微循环充盈不足。也可应用微循环显微镜直接观察判断微循环状况。长时间不改善者预后不佳。

(4)外周静脉和颈静脉:可见萎陷,提示血容量不足。

(5)脉搏:早期脉细速,多出现于血压下降之前,晚期因心力衰竭无力,则脉细缓。

(6)呼吸:常有呼吸困难和发绀。代偿性代谢性酸中毒呼吸深而快;严重代谢性酸中毒呼吸深而慢;发生心力衰竭或呼吸窘迫综合征时,则出现严重呼吸困难。

3.实验室检查

(1)测定血红蛋白、红细胞及细胞压积,观察有无血液浓缩或稀释,以指导补液。

(2)血气分析:动脉氧分压降低,动脉二氧化碳分压下降;静脉血气和 pH 的测定与动脉血相对照,表明组织氧利用率情况。因 CO_2 排出过多,虽乳酸蓄积,动脉 pH 仍高,当休克加重或休克时间延长时 pH 下降。

(3)血液 pH 测定:正常为 7.35~7.45,>7.45 为碱中毒,<7.35 为酸中毒。

(4)动脉血乳酸测定:正常<2 mmol/L(18 mg/dL),>4 mmol/L(36 mg/dL)时预后不佳。

(5)血清电解质测定:可出现高钾低钠血症。

(6)尿常规、比重、酸碱度测定可以了解肾功能情况。

(7)有关弥散性血管内凝血(DIC)的测定:可行血小板计数、凝血酶原时间和纤维蛋白原含量测定,均为异常可能为 DIC 之凝血阶段。纤溶阶段时鱼精蛋白副凝固试验阳性,凝血酶原时间延长,优球蛋白溶解时间缩短。

(8)动脉血氧分压(PaO_2)测定:正常为 100 mmHg,<80 mmHg 时即需给氧。

(9)动脉血二氧化碳分压($PaCO_2$)测定:正常为 34~35 mmHg,升高为呼吸性酸中毒,<30 mmHg 为呼吸性碱中毒。

4.血流动力学检查

(1)动脉血压和脉压:若收缩压<80 mmHg、脉压<20 mmHg,结合尿量<25 mL/h,皮肤湿冷、意识障碍等,即提示存在休克。

(2)中心静脉压(CVP):正常为 6~12 cmH_2O。压力<2 cmH_2O 为血容量不足,>15 cmH_2O 为心力衰竭。若介于两者之间,不能确定血容量是否不足,可试用容积负荷试验,即在 20~30 分钟内,以每分钟 20~30 mL 的速度;快速输入液体或血液,根据全身反应及 CVP 变化进行评估。

(3)休克指数:休克指数=脉率÷收缩压。指数 0.5 表示血容量正常。指数为 1 时,丧失 20%~30%血容量,>1 时,丧失 30%~50%血容量。

(4)肺毛细血管楔压(PCWP):是了解心房压力情况的重要指标,正常为 16~18 cmH_2O,升高为左心衰竭。较 CVP 可靠。

5.其他检查

(1)有效血容量测定有助于早期诊断,并指导治疗。因缺氧可出现心律失常,局灶性心肌梗死,心电图显示 ST 段降低和 T 波倒置。

(2)尿量提示内脏血液灌流量,尿量<25 mL/h 时提示肾血液灌流量不足。

(3)定时测定血小板计数、凝血酶原时间和纤维蛋白原含量,过低时,即应补充相关因子,提示 DIC 即将出现。

二、治疗

关键是早发现,早处理。治疗原则是消除病因,提高血压,尤其是解除小动脉痉挛,改善微循环血流障碍,增加毛细血管血流,纠正组织、细胞代谢紊乱,纠正酸中毒,降低易凝性。

(一)一般处理

首先消除病因,如骨折临时固定,伤口止血、闭合等。患者平卧,保持安静,给予镇静止痛药、保暖、吸氧并保持呼吸道通畅。

(二)补充血容量

静脉切开或锁骨下静脉穿刺,同时行中心静脉插管,由两个途径输液、输血及血浆或其他代用品,如右旋糖酐、胶质衍化物、聚维吡咯衍化物(PVP)、淀粉衍化物(706代血浆)等。输入速度与入量依据有效循环血容量(ECBV)、中心静脉压、肺毛细血管楔压、血压及脉搏而定。大量晶体液尤其平衡液治疗创伤性休克效果较好,用量可为实际损失量的数倍。

(三)纠正电解质及酸碱平衡紊乱

1.碱性药物应用

按下述公式计算用量。

按毫克分子/升(mmol/L)计算,正常 CO_2-CP 值为 27 mmol/L:[27-X(测得 CO_2-CP 值)]×体重(kg)×0.3(常数)=所需碱性药的毫摩尔数。如用 11.2%乳酸钠(1mol),计算所得之毫摩尔数即为应用的 11.2%乳酸钠毫升数。如用 5%碳酸氢钠,应再除以 0.6,所得之毫摩尔数即为应用的 5%碳酸氢钠毫升数。如用三羟甲基氨基甲烷(THAM),则上述公式常数改为 0.6,用其等渗液(0.3 mol)时,再除以 0.3,所得之毫摩尔数即为 3.64%(等渗液)THAM 的毫升数(制剂浓度为 7.28%)。

若 CO_2-CP 测得报告为百分容积,应除以 2.24,即换成 mmol/L,再按上述公式计算。

按百分容积计算,正常 CO_2-CP 值为 50 mL%:[50-X(测得 CO_2-CP 值)]×体重(kg)×K(常数)=所需碱性药的毫升数。

如用 11.2%乳酸钠,常数为 0.3。用 5%碳酸氢钠,常数为 0.5。

一般先输入半量碱性药,以后根据化验结果酌定。

紧急情况下或无法测定 CO_2-CP 时,可每次每千克体重应用 5%碳酸氢钠 2~4 mL,或 11.2%乳酸钠 1~2 mL,或 7.28%THAM 2~3 mL 先行给药一次。

2.补钠量

按下述公式计算。

$$应补钠量(g)=\frac{(142\ mmol-测得血清钠值)×体重(kg)×0.6}{17}$$

计算所得之补钠量(g),换算成生理盐水或高渗盐水进行补充。

(四)血管活性药物的应用

1.主要作用于 β 受体拟肾上腺素及阻断 α 受体的抗肾上腺素药物

增强心肌收缩力,解除脏器血管痉挛,改善微循环灌注。

(1)异丙肾上腺素(喘息定、治喘灵):1 mg 加入 5%葡萄糖注射液 500 mL 中静脉缓滴。心率低于 120 次/分为宜。

(2)3-羟酪胺(多巴胺):20 mg 加入 5%葡萄糖注射液 250 mL 中静脉滴注,每分钟 1~2 mL。

(3)甲苯丁胺(恢压敏):10~20 mg 肌内注射或静脉滴注。

(4)苯苄胺:剂量为 0.5~1 mg/kg。加入 5%葡萄糖注射液或全血或血浆 250 mL 中静脉滴注,1~2 小时滴完。

(5)苄胺唑啉(酚妥拉明、立其丁):10 mg 加入 5%葡萄糖注射液 100~250 mL 中静脉滴注。

(6)氯丙嗪:剂量为 0.5~1 mg/kg,加入 5%葡萄糖注射液 250 mL 中静脉滴注,每分钟 1 mL,

4～6 小时后可重复应用。

2. 作用于 α 和 β 受体及主要作用于 α 受体的拟肾上腺素药物

休克早期,在补充血容量的同时,用上述药物暂时升高血压,以改善重要脏器的血供。

(1)间羟胺(阿拉明):10～20 mg,肌内注射或加入 5% 葡萄糖注射液中静脉滴注。

(2)甲氧胺(美速克新命):每次 10～20 mg 肌注,5～10 mg 静注。

(3)苯肾上腺素(新福林):5～10 mg 肌内注射。

(4)去甲肾上腺素:1～8 mg 加入 5% 葡萄糖注射液中静脉滴注。

(5)血管紧张素Ⅱ(加压素):1～2.5 mg 加入 5% 葡萄糖注射液中静脉滴注。

3. 抗胆碱药物

解除小血管痉挛及迷走神经对心脏的刺激。

(1)阿托品:血管强烈收缩时,剂量为每次 0.02～0.05 mg/kg,每次不宜超过 1.5～2 mg,用 10～20 mL 葡萄糖注射液稀释后静脉注射,每 10～20 分钟一次,直至出现疗效为止。

(2)山莨菪碱(654-2)氢溴酸:10～20 mg 静脉注射,10～20 分钟一次,直至病情好转。

(五)保护心、肺、肾

1. 心脏

经补液并应用上述药物后血压仍低,而中心静脉压较高,或出现心动过速,为改善心肌收缩力及心率,可应用西地兰 0.2～0.4 mg,加入 25% 葡萄糖注射液 20 mL 中缓慢静脉注射,4～6 小时后可重复应用。亦可应用毒毛旋花苷 K 0.25～0.5 mg 稀释后静脉缓慢注射。窦性心动过缓其心率<40 次/分,可用阿托品 1～2 mg,或异丙肾上腺素 5～10 μg/kg,静脉缓慢注射。可输氧,并应用能量合剂,即三磷酸腺苷(ATP)20 mg,辅酶 A 50 U,细胞色素 C 15 mg,加入高渗葡萄糖注射液中静脉滴注,亦可以每 4 g 糖加胰岛素 1 U 的比率加入胰岛素。

2. 肺脏

保持呼吸道通畅,清除分泌物,蒸气吸入或异丙肾上腺素喷雾,必要时给氧(5～8 L/min)或给予辅助呼吸。防止输液过多、持续给纯氧、长期正压呼吸及机械换气,以免发生急性呼吸窘迫综合征。

3. 肾脏

持续导尿并记录每小时尿量。常用利尿剂为 25% 山梨醇 200 mL 或 20% 甘露醇 250 mL 静脉滴注,15～30 分钟滴完,亦可用速尿或利尿酸钠 20～40 mg,以高渗糖稀释后静脉注射。如尿量仍少,则按急性肾衰处理。使用氨基糖苷类抗生素如链霉素、庆大霉素、先锋霉素等应慎重。

(六)其他治疗

1. 激素

在抗生素保护下作短期大剂量用药。常用氢化考的松,剂量为 10～40 mg/kg,或地塞米松,剂量为 1～3 mg/kg,加入 5% 葡萄糖注射液中静脉滴注,一般用到休克好转即停,仅作短期应用。对出血性休克,则应以补充血容量为主要措施。

2. 抗凝和抗纤溶药物

早期凝血阶段应用肝素或低分子右旋糖酐,纤溶阶段应用抗纤溶药物,如 6-氨基己酸、抗血纤溶芳酸(PAMBA)、止血环酸等,亦可小剂量补充钙剂。

3.抗生素

静脉滴注大剂量广谱抗生素,最好根据细菌药敏用药。对肾有毒性者慎用,可减少剂量或延长时间间隔。

4.高压氧疗法

在高压氧舱内高气压下吸入氧气,可疏通微循环,改善缺氧状态,使水肿、变性的细胞逆转。

5.痛剂应用

宜经静脉,减少剂量。

第二节　多发严重创伤

多发严重创伤指一次创伤暴力引起两处解剖部位或脏器的较严重创伤。多发严重创伤所导致的创伤病理学影响深重。临床上创伤有时漏诊,故需注意全身状况变化和轻重缓急,循序有度处理。

一、临床表现

(一)全身症状

严重的损伤引起的全身性反应是综合性的,十分复杂。

1.休克

在伤后 1～4 天,可出现休克现象,表现为神志淡漠、面色苍白、四肢厥冷、出虚汗、脱水、烦躁不安或昏睡不动、口干、尿量少、脉搏细速、血压偏低,体温可升高。

2.早期易发生各种并发症

如呼吸窘迫综合征、急性肾功能衰竭等而出现相应的临床征象。

(二)局部症状

依据其损伤的部位和范围决定。

1.颅脑损伤

(1)意识障碍:是颅脑损伤的共同特点。脑震荡多半历时较短,很少超过半小时,苏醒后有明显的近事遗忘症(逆行性健忘)。脑挫裂伤和脑干损伤,出现昏迷可达数日或更长,颅内血肿常表现在伤后有短暂昏迷,继之一段时间清醒或意识好转以后又出现烦躁不安与再度昏迷。中间清醒期最初于伤后 1～2 小时,较长可达数日。硬脑膜下血肿可表现为持续昏迷。

(2)颅内压增高症状:依据损伤的性质和严重程度不同,表现轻重不同,可有嗜睡、意识丧失、头痛、呕吐等症状。

(3)瞳孔变化:两侧瞳孔散大或固定,多表示将近死亡或脑干损伤。两侧瞳孔缩小为中脑、延髓损伤。单侧瞳孔散大,常见于同侧的硬脑膜外或硬脑膜下出血、颞叶沟回小脑幕切迹疝等。

(4)椎体束征:脑挫裂伤及颅内血肿在伤后可立即出现神经系统阳性体征(如偏瘫、失语),脑干损伤可表现为去大脑僵直。

(5)呼吸循环紊乱:以脑干损伤最为显著,重者短期内表现有呼吸循环停止。

2.胸部损伤

较严重的胸部损伤,一般均伴有休克及血气胸,临床突出表现为呼吸系统症状,不同程度呼吸困难、胸痛、气急、咯血、发绀,重者在伤后24~48小时出现呼吸窘迫综合征。

3.腹部损伤

表现有腹痛、触痛和肌紧张。腹壁损伤多限于受伤部位,以后扩展到全腹;实质性脏器损伤,腹膜刺激症状较轻;出血量多有移动性浊音,并伴有休克、胆汁性腹膜炎或空腔脏器损伤,腹膜刺激症状颇为明显,腹壁可呈"板样"强直。

4.骨关节损伤

特别是多节段、多部位、粉碎性、开放性骨折,或伴脊髓损伤,见骨关节损伤有关内容。

二、诊断

(一)诊断基本要求

(1)患者多半有严重创伤的病史,平时以工伤和交通事故为主。

(2)患者多半病况危急,意识障碍,不能合作回答问题和配合检查,因而体检应是全面细致,反复检查,以免发生延误诊断或漏诊。急救的判断首先应注意下列周身情况:①呼吸道梗阻和呼吸状况;②心脏功能;③神志意识变化;④休克;⑤活动性大出血。

(二)各部位损伤诊断

1.脑部损伤

凡疑有颅脑损伤患者除作详细的临床检查,询问病史,观察意识状况、瞳孔大小、椎体束征、颅内压增高等体征外,可作下列特殊检查。

(1)腰椎穿刺:脑震荡者,脑脊液不含血,压力和细胞数正常。脑挫裂伤,脑脊液可由粉红色至血色。颅内血肿时,若是硬膜外血肿,脑脊液可呈清亮,但压力高,而硬膜下或颅内血肿则为血性。

(2)颅骨X线片:可明确头颅有无骨折,硬膜外血肿骨折线常在颞部,顶部穿过硬脑膜中动脉沟;硬脑膜下血肿多在枕部;颅内血肿则可见凹陷骨折或贯通伤。

(3)脑超声检查:颅内血肿可见中线波向病对侧移位,并有助于鉴别脑挫伤。

(4)脑血管造影:在外伤患者前后位上发现大脑皮质与颅骨内板分离,即可诊断为硬膜外或硬膜下血肿。

2.胸部损伤

(1)体检应注意呼吸困难状况,胸廓两侧是否对称,有无反常呼吸,气管是否偏斜,有无皮下气肿,听诊呼吸音是否消失或减弱。

(2)X线片检查可明确有无肋骨骨折血气胸。有呼吸衰竭者,X线片可见双侧肺野有散在片状浸润阴影。CT和MRI检查可交互应用或作复查。

(3)严密作血气分析监护,观察呼吸功能状况。

3.腹部损伤

(1)体检:注意受伤部位的形状、大小,有无肋骨、脊柱或骨盆骨折。腹部体征决定腹部膨胀程度,腹式呼吸是否存在;有无压痛、反跳痛、腹肌紧张等部位及其程度;肝浊音界是否消失,有无移动性浊音及肠鸣音;直肠指检了解有无直肠或骶部损伤,指检时有无触痛,指套是否带血。

(2)血液学检查:内出血时红细胞、血红蛋白下降,白细胞计数增高。腹腔内有炎症时,白细胞和中性粒细胞增高,但必须反复检查血象,观察其改变。胰腺损伤早期或小肠破裂后,血胰淀粉酶会升高。泌尿系损伤时可出现血尿。

(3)影像学检查:了解有无气腹、膈肌位置和运动、肠积气和积液等。内脏穿孔直立位膈下或左侧卧位肋缘下有游离气体。腹膜后脏器破裂,腰肌边缘清晰度消失或是在肠管界限外有气泡。横膈破裂,空腔脏器可在胸腔内发现。心脏与纵隔右移,左下叶肺不张,应考虑到创伤性膈疝。病情稍稳定可平卧者可以行 CT 扫描观察损伤部位及炎症、积气、积液累及范围。

(4)腹腔穿刺:对早期诊断内出血或膈下游离气体的胃肠道破裂很有价值,对于伴有颅脑损伤的昏迷患者,更属必要。

(5)腹腔灌洗检查:有很高的准确性,可使用在怀疑腹内损伤者或诊断困难的病例。操作方法可在脐下 5.0～7.5 cm 区域用 2％利多卡因浸润麻醉,并于中线切开,通过皮肤及腹膜把一个套管向盆腔内插入腹腔里。马上流出不凝的鲜血,表明腹腔内有出血,而且是手术指征。否则用 1 L 0.9％氯化钠注射液滴入腹腔中,保留 1 分钟,1 分钟后用虹吸方法吸出,鉴别流出液体。但它不能确定损伤部位,还可引起并发症,如液体灌入腹壁、出血、回流液引不出来、大网膜静脉刺破或刺破膀胱。

(6)腹腔镜检查:可发现损伤部位和类型,少数可在镜下修补破损部位。

三、治疗

(一)休克处理

伴有休克的患者,必须进行抗休克疗法,补充有效循环血容量。如伴有内脏或肢体广泛挤压伤,有巨大伤口大出血时,就应在积极治疗休克的同时,进行紧急手术。

(二)窒息处理

窒息往往是急性多发损伤的严重症状,缺氧能导致伤势加重,故清除呼吸道内阻塞物、保持呼吸道通畅是首要措施。在有意识障碍、面颈部及胸部损伤的患者,必要时应作气管插管或气管切开,并应在血气分析监护下合理供氧。

(三)不同部位损伤处理

对多发性损伤,需根据不同部位的损伤分清主次、轻重、缓急进行处理,先处理危及生命较大的损伤,其余的可先作必要的初步急救处理。

1. 颅脑损伤

(1)预防脑水肿:在伤后 2～3 天给 50％葡萄糖注射液 60～100 mL 静脉注入,每日 3～4 次,并可与 20％甘露醇交替使用。

(2)饮食及补液:限制补液量,成人每日以 1500～2000 mL 为宜,以免加重脑水肿。

(3)高热或严重脑挫裂伤及脑干损伤患者,可行人工冬眠降温治疗。

(4)脑细胞激活剂与抗脑水肿的其他药物,如氢化可的松 100～300 mg 静脉注射或地塞米松 5～10 mg 静脉注射,以及使用氨乙基已硫脲、细胞色素 C 等。

(5)严重脑挫裂伤,保守治疗无效,可考虑作减压术(包括内减压术、切除部分脑组织)。颅内血肿患者,钻孔发现血肿后应立即清除,以期迅速解除脑受压,然后根据情况采用扩大骨孔办法或骨瓣开颅。

2.胸部创伤处理

(1)有反常呼吸的患者,小范围可使用厚棉垫压于伤处的薄弱胸壁上,然后用胶布或绷带固定,一般可采用肋骨悬吊及骨折内固定术,并可使用呼吸机辅助呼吸。

(2)血胸、气胸、乳糜胸等,必须根据具体情况采用穿刺抽液、闭式引流或开胸手术,使伤侧肺尽快地膨胀,清除纵隔摆动。

(3)气管支气管破裂的急性期患者,首先进行胸腔穿刺或肋间插管闭式引流,严重者应立即进行手术。

(4)纵隔气肿:凡有纵隔内组织损伤者,应立即给予手术修补,伴有高压性气胸,即作胸腔闭式引流;急性呼吸和循环系统功能紊乱者,应在胸骨切迹上作紧急横行小切口,切开气管前筋膜,引流排气;一般局限的轻度纵隔气肿不需特殊处理,多可自行吸收。

(5)肺挫裂伤:若肺有大量出血,可用加压素 10 U 加入 5‰葡萄糖注射液或生理盐水200 mL 中静脉滴注,于 20 分钟内注完,必要时可每 2~4 小时重复 1 次。如肺裂面大,肺门血管有破裂,出血严重,病情危急,应考虑施行紧急开胸手术,作修补缝合或肺叶、肺段切除术。

3.腹部损伤处理

(1)单纯腹壁损伤,可按一般软组织损伤处理。

(2)有内脏损伤应及早控制出血,修复内脏和防止感染。

(3)经各种检查和严密观察,仍不能排除内脏损伤时,尽早剖腹探查。

(4)内脏损伤伴有腹膜炎,受伤 48 小时以上,腹腔感染已趋局限化者,可考虑非手术治疗。

(5)合并其他部位的腹部损伤或多处损伤者,根据损伤严重程度,有步骤地进行积极治疗。

4.其他治疗

预防和控制继发感染,适当补充营养,加强护理工作,防止并发症,增强患者战胜疾病的信心。

第三节　脂肪栓塞综合征

脂肪栓塞综合征(fat embolism syndrome,FES)是肺泡膜(肺泡-毛细血管膜)发生病理变化,导致气体交换障碍而造成急性呼吸衰竭的一种综合征。其临床特征是换气障碍、神经系统症状、心动过速、颈部及胸前皮内出血点、发热乃至猝死等。

本症最常见于长管骨骨折,尤其下肢长骨骨折、骨盆骨折及多发性骨折。开放性骨折发生本症的百分率远比闭合性为低,分别为 2%与 30%。也可见于人工关节置换及剖胸剖腹手术、灼伤、中毒、感染、胸外心脏按压、高空飞行、大量应用皮质激素、某些内科疾病等。本症与休克关系密切,休克期长则发生本症的可能性大。

本症发生率约1%,男多于女,约为3:1,儿童并非少见,死亡率10%～20%,昏迷者预后不良。肺栓塞是本症死亡的主要原因。

脂肪栓塞是指脂肪栓进入血流造成栓塞,但不出现临床症状,只有出现临床症状才称为脂肪栓塞综合征。

一、病理生理

血管内脂肪来源,有以下两种学说。

(一)机械学说

脂肪来自骨折处的骨髓腔内脂肪。骨折后发生脂肪组织破裂,静脉窦损伤,骨髓腔内压力升高,脂肪阻塞毛细血管和小血管而形成脂肪栓塞。多数人主张这一学说。

(二)化学学说

血液中原有脂类,在外伤等应激情况下,使乳糜小粒集结成脂肪球,最后阻塞毛细血管和小血管。

脂肪在肺血管形成栓塞后,开始为机械性阻塞,仅引起中度氧合不足,呼吸增快,经24～72小时后,栓塞的中性脂肪水解成脂酸和油酸,继而出现小毒性(化学性)血管炎、间质性肺炎和急性肺水肿,最后发生呼吸困难综合征。据报道,本症有50%～75%患者出现呼吸困难综合征。脑、肾等器官也可发生脂栓。

脂肪栓塞综合征的病理生理变化见图4-2。

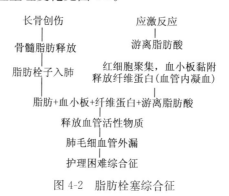

图4-2　脂肪栓塞综合征

二、临床表现和诊断

本症分为不完全型(部分综合征)、完全型(非暴发型或亚急性)和暴发型(急性)3型。暴发型于伤后短时间清醒,但很快昏迷,并发急性右心衰竭或肺梗死,有时出现痉挛、手足抽动,在1～3天突然死亡。点状出血少见,胸片常阴性,确诊困难,多在尸检时发现。完全型最多见。

本症诊断主要根据创伤病史,临床表现、胸部X线片及实验室检查,其中呼吸系统及神经系统症状、皮肤点状出血、PaO_2为重要依据。

1.典型临床表现

(1)呼吸系统:呼吸急促,咳嗽有血痰或脂痰,肺有干湿性啰音,可有发绀、呼吸不规则,甚至出现陈-施呼吸或呼吸骤停。

(2)神经系统:继发于呼吸功能障碍的低氧血症,常有头痛、兴奋不安、失眠或嗜睡、谵妄、精神错乱、神志蒙眬或昏迷、躯干或肢体肌肉痉挛、尿失禁等。

(3)皮肤点状出血:出现率20%～50%,多在伤后2～9天出现于锁骨上、前胸及颈侧方,呈散在或簇状,经数小时或数日后消退。

(4)发热,心率增快:一般体温超过38℃,心率在120次/分以上。

(5)眼底血管可见脂肪栓、渗出或出血。

2.胸部影像学检查

全肺散在风雪状阴影,即所谓"暴风雪影像",部分患者并右心负荷影像。CT见肺部分萎陷、部分扩张并存。

3.实验室检查

(1)动脉氧分压(PaO_2)测定:连续测定呈下降趋势,如降至60 mmHg以下,应考虑本病。

(2)红细胞次降率增快,一般超过70 mm/h。

(3)血小板及血红蛋白下降。

(4)约50%患者出现血清脂肪酶和游离脂酸升高。

(5)血、尿或痰中可检出脂肪滴。血凝块快速冷冻切片可检出中性脂肪球。

本病应与颅脑损伤、急性呼吸困难综合征、挤压综合征、创伤后败血症等鉴别。

三、治疗

主要是支持呼吸和应用类固醇药物,保护重要器官,纠正缺氧及酸中毒,防止并发症。

(一)支持呼吸

保持呼吸道通畅,吸入浓度为40%的氧气。轻者用鼻管或面罩给氧,对暴发型或非暴发型者行气管插管后接人工呼吸器,病程较长时行气管切开,并安置人工呼吸器,潮气量>1000 mL为宜,频率12～18次/分。亦可采用呼气终末正压(PEEP),使PaO_2维持在70 mmHg以上。

(二)应用激素

可应用氢化可的松2～3天,每日量1～1.5 g。或用甲基强的松龙,首次25 mg静脉滴注,以后每6小时80 mg,维持3天。

(三)肺水肿治疗

主要用高渗葡萄糖和利尿剂。可在高渗糖中加入氨基酸、胰岛素,以降低儿茶酚胺的分泌,减少体脂分解,缓解游离脂酸的毒性。亦可输入全血及清蛋白。同时供氧。

(四)其他治疗

(1)头部物理降温(冰帽)、人工冬眠。

(2)纠正酸中毒可应用碱性药。

(3)抑肽酶可降低骨折、创伤后一过性高脂血症,防止其对毛细血管的毒性作用,并抑制骨折血肿内激肽释放和组织蛋白分解,减缓脂肪颗粒进入血流的速度。每日静脉滴注100

万 U。

(4)肝素有助于乳化的脂肪重新进入组织内,增加微循环血流量。每 6～8 小时静脉滴注 10～50 U。

(5)低分子右旋糖酐可降低血液黏稠度、提高血容量,每 12 小时静脉滴注 500 mL。

四、预防

(1)骨折急救给予严格固定。

(2)人工关节置换术中,在股骨髓腔内插入人工股骨头和注入骨水泥前先插入导管,作骨髓腔内吸引、排气减压,减少脂肪栓子进入血内的概率。

(3)严重创伤患者,每日静脉滴注抑肽酶 30 万～50 万 U,利血平、氨茶碱、阿司匹林、磷酸肌醇也有一定作用。

(4)预防和救治休克。

第四节　筋膜间室综合征

筋膜间室综合征又称骨筋膜间室综合征、骨筋膜间隔区综合征、缺血性肌坏死、缺血性肌挛缩、运动性肌病、行军性坏疽等,系指骨和筋膜封闭的区域内,因组织压升高,其内容物血循环和功能遭受损害而产生的综合病征。本症是一种严重损伤后的反应性疾病,几乎都发生在四肢,尤以前臂、小腿为好发部位,临床上常因早期存在的某些假象,如肢体远端血运正常、触及动脉搏动等,而误认为肢体缺血情况,以致延误诊治而造成严重后果,甚至发生挤压综合征。本病分为急性和慢性两型,后者甚为罕见。

一、病因

本病发病原因甚多,常伴有急性损伤、慢性软组织劳损,筋膜的解剖缺陷、出血性疾病等。其病因列于表 4-1。

表 4-1　筋膜间室综合征的分类和病因

分类	病因
Ⅰ 筋膜间室容量缩小	1. 筋膜缺损闭合
	2. 外敷料包扎过紧
	3. 局部外加压力
Ⅱ 筋膜间室内容物体积增大	4. 出血:损伤后出血、血凝机制紊乱
	5. 毛细血管通透性增加:缺血后肿胀;操练过度;创伤;灼伤;药物和毒品刺激;矫形手术
	6. 毛细血管压增大:剧烈运动、静脉阻塞
	7. 肌肉肥大
	8. 输液输血外渗
	9. 肾病综合征

二、发病机制

本病主要病理变化是：组织血管损伤后产生血流动力学改变，组织水肿致筋膜间室内压力升高，从而压迫血管，导致循环障碍、血流减少，影响血循环和组织血供，最后组织发生缺血坏死，产生功能损害，形成一恶性循环，若组织缺血不能逆转，终将发生本症。一般横纹肌缺血2小时后出现功能性改变，6小时后即可发生不可逆性病理改变；神经组织缺血半小时即出现功能障碍，神经传导速度降低，超过8小时则功能永久丧失。

本症发病机制有4个方面：①血管与组织间体液交换的平衡失调，即渗出增多，回流减少；②组织压增高对循环血流的损害作用，即筋膜间室内循环血量减少甚至消失；③微循环障碍；④动脉和循环侧支痉挛。

三、诊断

(一)临床表现

1. 疼痛

为本症最早、最常见的发病信号，发病部位出现持续性深部胀痛，或呈刀割样、针刺样、烧灼样痛，即使应用麻醉剂，往往也难以缓解，以后因神经严重受损，疼痛减轻或消失，前臂以尺神经支配区，小腿以腓深、浅神经支配区最易受累，关键是受累的区域。

2. 感觉异常

最早症状之一，出现局部麻木感，检查可见感觉减退或过敏，晚期感觉消失。根据受损的神经可判断本病发生于哪个筋膜间室。分辨觉消失、触觉减退或过敏，常系急性筋膜间室综合征的早期体征。

3. 肿胀和压痛

早期肿胀不明显，但压痛重，以后受累肢体变硬而无弹性，肌肉坚硬似条索，肢体甚至呈圆筒状僵硬。

4. 皮肤

早期受累区远侧的指(趾)苍白、发绀或潮红，后期呈黯红或黯紫色，或呈大理石花纹状，皮肤菲薄光亮，可有水泡。

5. 肌无力和功能障碍

因受累筋膜间室内神经纤维内缺血程度及受累肌肉不同而异，早期不明显，应仔细检查。

6. 被动牵拉痛

牵拉受累筋膜间室远端肢体时，产生敏感而剧烈的受累区肌肉痛，为本症早期最典型临床表现。

7. 肌肉萎缩

晚期因组织缺血加重，肌肉、神经组织产生变性、坏死，代之以瘢痕组织而逐渐挛缩，数周后最严重，6个月后即不再恢复。因受累肌肉、神经的部位、数目不同，可出现各种畸形，主要为前臂 Volkmann 肌挛缩、爪形手(趾)、足下垂等。前臂以拇长屈肌、指深屈肌、旋前方肌等深层肌肉最易受累;小腿以踇长屈肌最易受累。

8. 全身情况

早期可有体温升高、脉搏增快,白细胞计数增高;晚期红细胞沉降率加快、尿中出现肌红蛋白,则应警惕发生挤压综合征。

常见部位急性筋膜间室综合征的体征见表 4-2。其他少见的如髂窝、肩胛上、下窝等偶有报道。

表 4-2　急性筋膜间室综合征常见部位的体征

受累间室		压痛部位	牵拉痛	感觉障碍	功能障碍的肌肉
前臂	掌侧	前臂掌侧	伸腕、伸拇	正中神经及尺神经支配区	拇与指的屈肌、掌长肌、桡侧尺侧腕屈肌
	背侧	前臂背侧	屈腕、屈拇、屈指		拇与指的伸肌
手	骨间	手背侧掌骨间	掌指关节外展与内收		骨间肌
小腿	前侧	小腿前侧	屈趾时	腓深神经支配区	趾长伸肌,胫前肌,第三腓骨肌
	外侧	小腿外侧	足内翻时	腓浅及腓深神经支配区	腓骨长、短肌
	后侧浅	小腿后侧	足背伸时	腓肠神经支配区	比目鱼肌,腓肠肌
	后侧深	小腿下段内侧胫骨与跟腱之间	伸趾时	胫后神经支配区	趾长屈肌,胫后肌
臀	深	臀后	屈髋内收	臀	臀中小肌
	浅	臀前后	屈髋时	臀中心	臀大肌
大腿	前侧	大腿前方	屈膝时	大腿前外	股四头肌
	后侧	大腿后方	伸膝时	大腿后下和小腿后外	半腱肌、半膜肌、股二头肌
肩浅		三角肌	外展障碍下牵前臂	三角肌中心	上臂外展、三角肌

(二)筋膜间室内压力测定

常用方法有以下 4 种。

1. 针头血压计测定法(Whiteside 法)

仅用普通注射针和血压计,简便易行,无须特殊仪器,效果尚好,但易堵塞针头,不能持续测压。

2. 中心静脉压测定管测定法(CVP 法)

亦较简便,效果较好,但正确性和针孔通畅性仍不如下述方法。

3. 持续灌注测定法

比较复杂,但较准确,且可持续测压。

4. 纤维灯芯管测定法

设备精密、复杂,但准确,不发生针孔堵塞,可持续测压。

正常人筋膜间室内压力为 $0 \sim 1.06$ kPa 或 $0 \sim 8$ mmHg,若 >3.99 kPa 或 30 mmHg,一般可确诊为本症。

(三)其他检查方法

肌电图测定、直接神经刺激法、MRI、多普勒超声检查及血管造影等,均有助于诊断。

四、鉴别诊断

本病应与急性蜂窝织炎、急性血源性骨髓炎、急性化脓性腱鞘炎、腕管综合征、周围神经损伤、胫骨应力骨折、静脉血栓形成与血栓性静脉炎、严重软组织挫裂伤、四肢骨折或多发性骨折等鉴别。

本症诊断困难在于:①多合并具有疼痛的情况,如骨折、挫伤、灼伤等;②多种原因可引起本病;③各部位的发生率各不相同;④鉴别困难;⑤局部常覆以石膏、小夹板等,使检查困难。

五、治疗

(一)早期治疗

1. 一般治疗

(1)全身治疗:输液输血,纠正休克;酸中毒及高钾血症,防治肾衰。亦可用低分子右旋糖酐、激素、高压氧疗法等。

(2)局部治疗:用硬膜外阻滞、交感神经阻滞、肾封等。忌抬高患肢、热敷及按摩。

2. 筋膜间室切开减压术

早期有效的切开减压是治疗本症的关键措施,必须严密注意压力界限及手术时间界限。即使在手术室切开,也宜用 TAT 1500 U 肌注。

(1)切开减压的压力界限一般为 30 mmHg 或 3.99 kPa。

(2)切开减压的时间界限,必须在本症发生后 6～8 小时进行,最迟不得超过 12 小时,否则易出现严重肌坏死并发症,甚至截肢或转变为挤压综合征而危及生命。

(3)筋膜切开减压的手术方法有 4 种。①皮肤小切口筋膜切开术。早期常采用此法,适用于除三角肌、臀肌筋膜间室以外的任何部位。②皮肤双切口筋膜切开术。适用于小腿或前臂,可对数个或全部筋膜间室同时进行减压。此法切口大,操作较复杂,易感染,不易愈合,但减压效果较好。③皮肤筋膜全切开术。仅作一个全长皮肤切口,适用于小腿、前臂及其他部位,不易损伤重要神经血管,减压效果好。④腓骨切除筋膜切开术。以单切口切除腓骨中段 2/3,使小腿 4 个筋膜间室减压,操作复杂,易伤及神经、血管,但能迅速减压。

(4)注意事项:①对无反应(昏迷、麻醉后)、不合作或不可靠者(小儿、精神病)、合并骨折及挫伤或神经损伤者应特别警惕,更应进行测压,以免延误诊治;②三角肌、臀肌、手部等特殊部位的筋膜间室综合征,宜增加多个肌外膜切开,以达到彻底减压;③保护神经血管。

(二)晚期治疗

1. 固定

患肢固定于功能位,防止发生肌肉挛缩后出现肢体畸形。可采用各种支架(石膏、金属、塑料或有机玻璃等)。同时进行医疗体育与理疗。

2.控制感染

应用敏感抗生素,尽早闭合创口。本症发生后若超过4天,因已发生肌肉、神经的变性、坏死,切开后可并发严重感染,宜行非手术疗法维持肌肉无菌坏死,日后再重建功能。

3.截肢指征

(1)全身中毒症状严重,可能发生挤压综合征者。

(2)肢体无血运已逾72小时。

(3)合并气性坏疽,切开冲洗无效。

4.神经功能障碍者

可应用血管扩张剂、维生素B族药物、中药活血化瘀等,尚可配合理疗、针刺、功能训练,必要时行神经探查及松解术,可切开神经鞘膜进行减压。

5.畸形

缺血性肌挛缩所致之畸形多种多样。早期应用功能夹板,晚期根据情况施行肌肉松解术、肌腱延长术、肌腱移位术、肌腱固定术、腕关节或掌骨间固定术、折骨术、骨缩短术、骨间膜切除术、瘢痕切除术、带蒂神经移植术、带血管神经游离肌肉移植术及游离肌皮瓣移植术。

第五节 挤压综合征

挤压综合征是指肌肉丰富的四肢或躯干部,受外力挤压或长时间自体压迫造成广泛肌肉组织损伤,而发生急性筋膜间室综合征,并发以酸中毒、肌红蛋白尿症、高钾血症和急性肾衰竭等为特征的病理过程,故本病也是急性筋膜间室综合征病情加剧的一种趋向。挤压伤后是否出现本病,与受压部位、面积、强度、受压肌群多少及受压时间长短有密切关系。本病病情危急,死亡率可高达50%~70%。

一、病因和发病机制

本病常见于地震或空袭中,因建筑物倒塌、土石埋压及爆炸性冲击波致伤,平时多见于建筑工程塌方、矿井冒顶、车祸、殴打伤、止血带应用时间过久、高位断肢再植,以及中毒、安眠药过量和麻醉中长时间自身压迫等情况。

发病机制主要是肌肉缺血坏死和肾缺血坏死。肌肉缺血导致筋膜间室内组织压力升高的恶性循环,肌肉、神经及小血管发生缺血坏死,血浆丢失,筋膜间室内钾离子、肌红蛋白释出,酸性代谢产物及有毒物质大量释放,进入全身循环中,致血液pH降低,尿液酸性化,促使肌红蛋白沉淀,阻塞肾小管而发生急性肾衰竭;肾缺血和坏死系创伤后引起周身应激状态下反射性血管痉挛的全身反应,最终导致肾缺血与坏死(图4-3)。

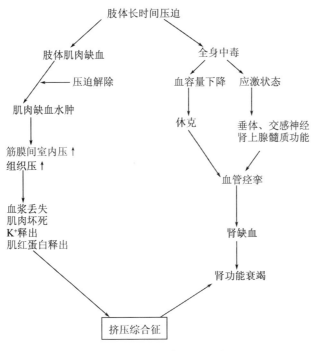

图 4-3　挤压综合征的形成

二、临床表现和诊断

早期诊断应根据病史、临床表现和实验室检查,尤其在地震、战时空袭或塌方等灾害事故中,对被长时间挤压者应提高警惕。

(一)临床表现

1.局部情况

受累肢体出现本病表现,如疼痛、感觉异常、被动牵拉痛、肿胀、压痛、肌无力与功能障碍,皮肤外观改变等。

2.全身情况

一般将急性肾衰分为 4 期,常于早期即出现少尿或无尿和肌红蛋白尿,以后发生酸中毒、氮质血症及高钾血症。

(1)潜伏期:临床表现不明显,常为休克、失血等表现所掩盖,亦可出现高血压。

(2)少尿或无尿期:尿量少于 400 mL/d,或少于 50 mL/h,甚至完全无尿。一般持续10～14 天。血中尿素、肌酐、钾、磷、镁升高,二氧化碳结合力、钠、钙降低,pH 下降,尿中有肌红蛋白,红、白细胞及管型。出现酸中毒、氮质血症和高钾血症,可有恶心、呕吐、烦躁、呼吸深而快、心律失常、心肌中毒、嗜睡、神志不清等表现,甚至出现脑水肿、肺水肿、急性呼吸衰竭、充血性心力衰竭,心室纤颤及心搏骤停。

(3)多尿期:尿量超过 1000 mL/d,可达 3000 mL/d,甚至＞10 000mL/d,一般持续 1～2周。开始时肾功能损害仍不见减轻,氮质血症及水电平衡紊乱甚至可加重,易出现低钾、低钠及低氯血症,可因水电解质平衡紊乱、尿毒症或感染而危及生命。后期肾功能逐渐恢复。

(4)恢复期:尿量渐趋正常,氮质血症及水电解质平衡紊乱得以纠正,肾功能缓慢恢复,一般需经半年至 2 年,患者消瘦、乏力、肌肉萎缩,少数人因肾功能受到永久性损害而致慢性肾功能不全。

(二)实验室检查

1.肌红蛋白尿

是诊断本病的重要依据,对判断肌肉损害或坏死有重要意义。一般缺血 4 小时后尿中即出现红细胞、肌红蛋白、色素颗粒管型等,尿呈茶褐色或酱油色,解除压力后 12 小时,肌红蛋白浓度达最高峰,1 天后尿液转清晰,也可反复出现。

2.高血钾

可达 5.5~7.8 mmol/L,在少尿期,血钾每日可升高 2 mmol/L,24 小时可升到致命水平。常伴高血磷、高血镁和低血钙。

3.酸中毒和氮质血症

引起代谢性酸中毒及尿毒症,血中二氧化碳结合力下降,而尿素氮等升高。

4.血酶升高

谷草转氨酶可超过 2000 U,肌酸磷酸激酶可超过 50 000U。血酶测定有助于估计伤情。

5.其他检查

尿比重低而固定(1.010 左右)。血常规、血细胞比容测定用以估计失血、血浆丢失和少尿期中水潴留的程度。血小板、出凝血时间测定可估计凝血、溶纤机制变化。

(三)功能性肾衰与器质性肾衰的区别

1.血、尿检查鉴别

血、尿检查鉴别见表 4-3。

表 4-3　功能性少尿和肾性少尿时血、尿检查鉴别

项目	功能性少尿	肾性少尿
尿沉渣镜检	少量透明管型、细颗粒管型	大颗粒管型,肾上皮细胞
尿比重	>1.018	<1.018
尿钠	<40 mmol/L	>40 mmol/L
尿素	>1000 mg/dL	<1000 mg/dL
尿、血浆渗透压比值	>(1.5~2):1	<11:1
尿、血浆肌酐比值	>40:1	<10:1
血尿素氮与肌酐比值	>10:1	<10:1
1 小时酚红排出量	>5%	0~微量

2.输液负荷试验

无心肺功能不全者,可用 5% 葡萄糖氯化钠注射液 500 mL,加山莨菪碱 20~40 mg,于 30 分钟内静脉快速注入,如尿量增加(3 小时内每小时尿量>40 mL)、尿比重下降,可能为功能性少尿,否则为肾性少尿。

3.利尿试验

伴心肺功能不全或估计补液已充足、在输液负荷试验后仍不能确定者,可用 20% 甘露醇 100 mL、速尿 100~400 mg 或利尿酸钠 100~200 mg 静脉注入,如每小时尿量超过 40 mL,考虑为功能性少尿,否则为器质性少尿。此试验有效,可继续使用。

三、临床分型

根据伤情和实验室检查,本病可分为 3 级。

Ⅰ级:肌红蛋白尿阳性,肌酸磷酸激酶>1 万 U(正常值为 130 U),无急性肾衰等全身反应。严格地说,Ⅰ级应称为筋膜间室综合征。

Ⅱ级:肌红蛋白尿阳性,肌酸磷酸激酶>2 万 U,血肌酐和尿素氮升高而少尿者,可出现低血压。

Ⅲ级:肌红蛋白尿阳性,肌酸磷酸激酶明显升高,有少尿或尿闭、休克、代谢性酸中毒及高血钾等。

挤压综合征和筋膜间室综合征的关系见图 4-4。

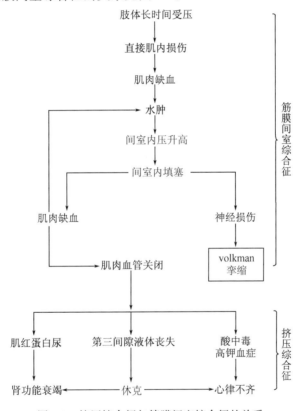

图 4-4　挤压综合征与筋膜间室综合征的关系

四、治疗

本病病情严重而复杂,常伴多处损伤,治疗时应兼顾全身与局部。早期诊断及治疗,预防急性肾衰是治疗的关键。

必须尽早进行透析,在综合治疗的同时,应做好透析疗法的准备,出现无尿或少尿 1～2 天即行血液透析,无条件时先行腹膜透析,使血液化学指标不至于上升至有害水平。

(一)紧急处理

(1)立即解除外力压迫。

(2)伤肢制动,禁忌抬高、按摩和热敷,可暴露于凉爽空气中或用凉水降温,但应避免冻伤。

（3）有开放性伤口和活动性出血者，应止血，勿用加压绷带和止血带，除非有大血管断裂。

（4）受压超过1小时者，给碱性饮料，可在1000～2000 mL水中加入碳酸氢钠8 g，适量糖和食盐，以便利尿、碱化尿液，防止肌红蛋白在肾小管中沉积。输液及用碱性药以增加血容量，防止休克。

（二）全身治疗

1. 一般治疗

主要对潜伏期及少尿期进行处理，多尿期继续清除蓄积水分及代谢产物，适当补充电解质及营养，恢复期保护肾功能，增加营养，促进机体恢复。

（1）及时处理脱水，防止休克：早期吸氧、输液、输血或补充复合氨基酸。为防止肾小管坏死，改善肾功能，可行肾囊封闭硬膜外阻滞、应用血管扩张药（罂粟碱30 mg加入10％葡萄糖注射液200 mL中静脉缓滴）、碱性药等。每日至少补充碳水化合物100～150 g，给予高糖、高脂肪食物，每日热量应超过6280～10 467 kJ（1500～2500 kcal）。血液透析者可不限制其蛋白摄入量。少尿或无尿期应控制入量，积极治疗酸中毒、氮质血症及水电解质平衡紊乱。

（2）利尿剂：应用20％甘露醇125～250 mL，半小时内静脉快速滴入，6小时后可再用，日用量每千克体重1～2 g。也可用利尿酸钠或速尿，每次20～40 mg加入50％葡萄糖注射液20～40 mL中静脉注射，或40～100 mL加入50％葡萄糖注射液40～100 mL中静脉推注，总量以不超过400～600 mg为宜。也可用利尿合剂，即普鲁卡因1 g，维生素C 1～3 g，氨茶碱0.25～0.5 g，苯甲酸钠咖啡因0.25～0.5 g，加入10％～25％葡萄糖注射液500 mL中静滴。

（3）处理酸中毒：根据二氧化碳结合力水平决定应用5％碳酸氢钠等剂。如血钠高，可将3.64％～7.28％三羟甲基氨基甲烷（THAM）200～300 mL，用1～2倍葡萄糖注射液稀释后缓慢静滴。

（4）处理高钾血症：为本病发生死亡之主因。需控制摄入含钾食物（牛奶、水果等）及药物，不宜用库存血。可用聚苯乙烯磺酸钠离子交换树脂15～30 g，或25％山梨醇悬液200 mL做高位保留灌肠，2～4小时一次，以降低血钾。胰岛素20 U加入高渗葡萄糖注射液60 g中静滴，可暂时降低血钾。静脉缓慢注入10％葡萄糖酸钙10～20 mL可拮抗高血钾对心肌的损害。血液或腹膜透析可控制血钾升高。

（5）控制感染：一般用青霉素、红霉素及氯霉素，如用链霉素、卡那霉素、黏菌素时，宜减少剂量或延长给药时间。

（6）抗分解治疗：用50％葡萄糖注射液500 mL加入胰岛素40～50 U，以及辅酶A、ATP等，行深静脉插管注入，也可给予多种氨基酸大量维生素C等。隔日肌注苯丙酸诺龙25～50 mg。

（7）高压氧疗法：有助于临界缺血肌的血氧恢复。

2. 透析疗法

一般行血液透析、腹膜透析或结肠透析。适应证如下。

（1）出现明显尿毒症、酸中毒症状，如持续性呕吐、呼吸深而快及精神症状等，或血NPN超过150 mg/dL，血尿素氮超过80～100 mg/dL。

（2）血钾>6 mmol/L，心电图显示明显高血钾。

（3）二氧化碳结合力<30％容积。

(4)血肌酐＞6 mg/dL。

(5)尿量＜400 mL/d。

(三)局部处理

(1)早期有效的筋膜间室切开减压术。

(2)截肢。必要的截肢对救治本症有重要作用,关键时刻不能犹豫。截肢指征有:①肢体长时间遭受严重挤压,组织挫灭严重,出现重度肿胀,血运障碍,自主运动和感觉丧失;②全身中毒表现经正确处理后仍未能缓解,或有加重趋势并危及生命者;③伤肢合并气性坏疽,经切开冲洗无效,或有严重感染者。

第六节　髋臼骨折

一、概述

髋臼由 3 块骨骼组成:髂骨在上,耻骨在前下,坐骨在后下,至青春期以后三骨的体部才融合为髋臼。从临床诊治的角度出发,Judet 和 Letournel 将髋臼视为包含于半盆前、后两个骨柱内的一个凹窝。前柱又称髂耻柱,由髂骨前半和耻骨组成,包括髋臼前唇、前壁和部分臼顶;后柱又称髂坐柱,由髂骨的坐骨切迹前下部分和坐骨组成,包括髋臼后唇、后壁和部分臼顶。

二、病因、病理

髋臼骨折多由间接暴力造成,因臀部肌肉丰富故直接暴力造成骨折少见。由于遭受暴力时股骨的位置不同,股骨头撞击髋臼的部位即有所不同,因而造成不同类型的髋臼骨折。当髋关节屈曲、内收位时受力,常伤及后柱,并可发生髋关节后脱位;若在外展、外旋位时受力,可造成前柱骨折和前脱位;若暴力沿股骨颈方向传递,即可造成涉及前后柱的横行或粉碎性骨折。严重移位的髋臼骨折,股骨头大部或全部突入骨盆壁内,出现股骨头中心脱位。传达暴力的髋臼骨折,髋臼的月状软骨面和股骨头软骨均有不同程度的损伤,重者股骨头也可发生骨折。

三、诊断

(一)病史

有确切的外伤史。

(二)体征

患侧臀部或大腿根部疼痛、肿胀及皮下青紫瘀斑,髋关节活动障碍。局部有压痛,有时可在伤处扪到骨折块或触及骨擦音。

(三)合并症

若合并有髋关节脱位,后脱位者在臀部可摸到脱出的股骨头,患肢呈黏膝状;前脱位者在大腿前侧可摸到脱出的股骨头,患肢呈不黏膝状;中心型脱位者,患肢呈短缩外展畸形。

(四)X 线或 CT 检查可明确诊断

为了正确评估髋臼骨折,检查时应摄不同体位的 X 线片,以便了解骨折的准确部位和移位情况。Letoumel 对髋臼骨折在 Judet 3 个角度 X 线片上的表现进行分类。该方法包括摄患髋正位、髂骨斜位片(IOV)和闭孔斜位片(OOV),它们是诊断髋臼骨折和分类的依据。

正位片显示髂耻线为前柱内缘线,前柱骨折时此线中断;髂坐线为后柱的后外缘,后柱骨折时此线中断;后唇线为臼后壁的游离缘,臼后缘或后壁骨折时后唇线中断或缺如;前唇线为臼前壁的游离缘,前缘或前壁骨折时此线中断或缺如;臼顶和臼内壁的线状影表示其完整性,臼顶线中断为臼顶骨折,说明骨折累及负重区,臼底线中断为臼中心骨折,泪滴线可用来判断髂坐线是否内移。为了显示前柱或后柱骨折,尚需摄骨盆 45°斜位片。①向患侧旋转 45°的髂骨斜位片:可清晰显示从坐骨切迹到坐骨结节的整个后柱,尤其是后柱的后外侧缘。因此,该片可以鉴别后柱和后壁骨折,如为后壁骨折,髂坐线尚完整,如为后柱骨折,则该线中断或错位。②向健侧旋转 45°的闭孔斜位片:能清楚地显示自耻骨联合到髂前下棘的整个前柱,特别是前内缘和前唇。应当指出的是,骨折错位不一定在每张 X 线片上显示,只要有一张 X 线片显示骨折,诊断即明确。髋关节正位、髂骨和闭孔位 X 线片虽可显示髋臼损伤的全貌,但有时难以显示复杂的情况。CT 可显示骨折线的位置、骨折块移位情况、髋臼骨折的范围、粉碎程度、股骨头和臼的弧线是否吻合以及股骨头、骨盆环和骶骨损伤,因此对于髋臼骨折的诊断和分类,CT 是 X 线片的重要补充。特别是对平片难以确定骨折类型和拟切开复位内固定治疗者,以及非手术治疗后髋臼与股骨头弧线呈非同心圆位置或髋关节不稳定者均应作 CT 检查。

四、治疗

髋臼骨折后关节软骨损伤,关节面凹凸不平,甚至失去弧度,致使股骨头与髋臼不相吻合,势必影响髋关节的活动。长期磨损则出现骨关节炎造成疼痛和功能障碍。因此,髋臼骨折的治疗原则与关节内骨折相同,即解剖复位、牢固固定和早期主动和被动活动。

(一)手法复位

适用于单纯的髋臼骨折。根据骨折的移位情况采取相应的复位手法。患者仰卧位,一助手双手按住骨盆,术者可将移位的骨折块向髋臼部位推挤,一面推挤,一面摇晃下肢使之复位,复位后采用皮牵引固定患肢 3~4 周。

(二)牵引疗法

适用于髋臼内壁骨折、骨折块较小的后壁骨折及髋关节中心性骨折脱位,或虽有骨折移位但大部分髋臼尤其是臼顶完整且与股骨头吻合,以及中度双柱骨折头臼吻合者。方法是:于股骨髁上或胫骨结节行患肢纵轴牵引,必要时(如严重粉碎,有移位和中心脱位的髋臼骨折,难以实现手术复位内固定者)在股骨大转子部加用侧方骨牵引,并使这两个方面牵引的合力与股骨颈方向一致。其纵轴牵引力量为 7~15 kg,侧方牵引力量为 5~8 kg,1 天后摄 X 线片复查,酌情调整重量,并强调在维持牵引下早期活动髋关节。6~8/8~12 周后去牵引,扶双拐下地活动并逐渐负重,直至完全承重去拐行走。

(三)手术治疗

(1)对后壁骨折片>3.5 cm×1.5 cm 并且与髋臼分离达 5~10 mm 者行切开复位螺丝钉内固定术。

(2)移位明显的髋臼前柱骨折,采用改良式 Smith-Peterson 切口或经髂腹股沟切口,显露髋臼前柱,骨折复位后用钢板或自动加压钢板内固定。

(3)对髋臼后柱和后唇骨折采用后切口。骨折复位后用钢板或自动加压钢板内固定,远端螺丝钉应旋入坐骨结节。如有移位骨折片,需行骨片间固定时,可用拉力螺钉内固定。

(四)功能锻炼

对髋臼骨折应在维持牵引下早期活动髋关节,不仅可防止关节内粘连,而且可产生关节内的研磨动作,使关节重新塑形。

第七节　寰椎骨折

寰椎骨折脱位是一种临床少见的脊柱损伤,约占上颈椎损伤的50%,占脊柱骨折的1%～2%,多为脊柱复合损伤的一部分。Gleizes 等研究发现70%的寰椎骨折合并其他上颈椎损伤,因此多见于各类寰枢椎复合体损伤。最常见的致伤原因是高速车祸,其他如潜水触地伤、高处坠落伤、重物打击伤等。一般多见于成年人,小儿少见。

一、概述和解剖特点

寰椎即第1颈椎(C_1),系联结枕骨和其他颈椎的主要解剖结构。它是一节非典型的脊椎,外观呈椭圆环状,无椎体,而在环形两侧增厚变粗,称为侧块,其上下表面各自为斜向内前方的关节面,与枕骨髁状突和枢椎关节面相对应,分别构成枕寰和寰枢关节。从侧块伸出两臂左右联结成环,即为前后弓,两弓中央增粗为结节,在与侧块相遇处骨质较纤弱,是骨折部位好发所在。前弓后面的中央与齿突对应构成寰齿关节,由寰椎两侧块间的横韧带和关节囊维持其稳定性。寰椎椎管矢径大约3 cm,其间容纳脊髓约1.0 cm,齿突约占据1.0 cm,尚有1.0 cm空间为缓冲间隙。

二、病因和发病机制

自上而下的传导暴力已被公认是造成寰椎骨折的主要作用形式。当暴力作用到头顶后,通过枕骨两髁状突分别向下并向后到达寰椎两侧块的关节面。由于枢椎两关节侧块作为人体纵轴对抗这种冲击暴力,致使寰椎介于外力之间,就可能导致寰椎前后弓与其侧块联结处的薄弱带发生骨折。

寰椎介于垂直暴力对抗力之间损伤的具体原因有多种,然而,头顶直接遭到外力作用,例如最常见的创伤,如跌倒、交通事故及跳水等运动创伤,都有可能造成此类损伤。直接暴力作用多是由于刀或子弹引起穿透性损伤,此时可因椎动脉和颈椎脊髓损伤而立即死亡,故平时医疗单位极少见到。由于暴力的大小、方向以及损伤瞬间伤者头颈姿势的不同,寰椎骨折具有多样性。根据骨折部位和移位状况可分为4种类型。

Ⅰ型:寰椎后弓骨折,系由过伸和纵轴暴力作用于枕骨髁与枢椎棘突之间,并形成相互挤压外力所致,也可能与枢椎骨折和齿突骨折并发。

Ⅱ型:寰椎侧块骨折,多发生在一侧,骨折线通过寰椎关节面前后部,有时波及椎动脉孔。

Ⅲ型:寰椎前后弓双骨折,即在侧块前部和后部都发生骨折,通常称为 Jefferson 骨折,多系单纯垂直暴力作用结果。骨折移位特点与该部解剖和暴力大小有关。寰椎的前后弓4处骨折是本损伤的基本特点,4个骨折块分别为两侧块的外厚内薄楔状结构,作用力呈离心式分布,骨折块也常随作用力呈分离移位,即造成爆裂性骨折。

Ⅳ型:寰椎稳定性骨折,包括寰椎椎弓单处骨折、经侧块关节面骨折及单纯横突骨折。合并齿突骨折较少见，Anderson 报道一组 32 例齿突Ⅱ型（齿突基底部）骨折仅有 1 例寰椎骨折。合并横韧带断裂则更少见，而寰椎无骨折的单纯横韧带断裂者较多。

三、临床表现

临床上见到的寰椎骨折脱位，神经症状轻重不一，有的患者当场死亡，有的患者病情严重，伴有不同程度的脑干与脊髓高位损伤，表现为脑神经瘫痪、四肢瘫或不全瘫和呼吸障碍，常需立即辅助呼吸，有的仅为枕颈部疼痛和活动障碍，神经症状轻微，但这类患者仍有潜在危险，应予以高度重视和相应治疗。

寰椎两侧块与齿状突间的距离相等而对称，寰椎前弓后缘与齿状突前缘即寰齿间距正常为 3 mm，在 3 mm 内是较恒定的标志，如果寰齿间隙大于正常，可能为寰椎骨折合并横韧带断裂。

四、诊断和鉴别诊断

(一)X 线检查及表现

寰椎椎弓骨折的诊断主要依赖 X 线检查。普通的前后位和侧位 X 线拍片常因该部结构复杂造成影像重叠，影响对损伤的判断。因此，寰枢区前后位开口拍片，能够集中显示解剖形态，利于上颈椎损伤的判断。

Jacobson 认为正常人寰椎区开口拍片可因不同程度的旋转和侧屈引起寰枢椎斜倾，从而造成 X 线影像上侧块与齿突的位置改变。因此，发现两侧块偏斜时，应仔细观察枢椎棘突的位置是否居中，这对正确的判断至关重要。如枢椎棘突位置居中，侧块移位意味着既不是旋转也不是侧屈，而是由于损伤所引起的骨折移位。寰椎骨折损伤的 X 线表现特点归纳如下。

(1)寰椎的两侧块移位，可以同时向外侧分离移位，也可为不对称的移位，移位的范围可达 2～4 mm。

(2)判断侧块移位应参照枢椎的棘突是否维持在中央。若棘突阴影在中央而有侧块移位，则表示并非因旋转所致侧块与齿突距离的差异。

(3)断层拍片可了解细微结构的变化，可能发现寰椎侧块的内侧有一小游离骨片，是为横韧带撕脱所致。但这种小的撕脱骨片在普通 X 线片上是无法显示出来的。

(4)咽后壁软组织肿胀阴影能在清晰 X 线片上显示出来，表示该部骨折出血的血肿部位。双侧寰椎侧块都发生偏斜，这是 Jefferson 骨折所特有的表现。但在没有旋转和侧屈异常条件下，发生偏斜也见于寰枢椎前脱位，应结合上颈椎的侧位 X 线片加以鉴别。

(二)稳定性的判断

寰椎爆裂性骨折诊断时多因对此类损伤认识不足或摄片时投照部位、角度不佳，参数选择不当而发生困难。清晰的上颈椎前后位开口片通常可以显示寰椎骨折和解剖关系的变化。根据该区正常 X 线解剖关系的变化，能够较准确地作出诊断。

正常情况下，上颈椎前后位开口片表现寰椎两侧块与齿突间的距离相等而对称；两侧块外缘与枢椎关节突外缘在一直线上；侧位 X 线片表现寰椎前结节后缘与齿突前缘即寰齿间距成人为 3 mm，这是恒定的 X 线标志。以上 X 线表现若发生变化，尤其是寰椎侧块向外滑动移位，就是骨折的重要诊断依据。同时必须注意因颈椎过伸时枕骨直接撞击寰椎后弓致椎动脉沟处单纯寰椎后弓骨折，该骨折仅能从侧位 X 线片上显示出来。在侧位 X 线片如果寰齿间距大于 3 mm，还提示可能合并横韧带撕裂伤。损伤后的稳定程度主要取决于横韧带和翼状韧带损伤状况。尤其横韧带对固定齿突、稳定寰枢关节及保持寰椎两侧块间的张力起着极为重要的作用。如果横韧带无损伤，则两侧块的分离移位是有限的，其两侧移位距离之和必然小于 6.9 mm；如果横韧带完全断裂，则两侧块失去了韧带控制，离心性分离移位大于 6.9 mm，即造成该区不稳定。严重的不稳定性骨折常表现为寰枢椎关节脱位。为了解寰枢区损伤的细微结构变化，宜采用断层 X 线片及 CT 扫描，常能显示寰椎爆裂的骨折片分离状况，对确定其稳定程度是有益的。注意寰椎侧块内侧缘撕脱骨折，若为横韧带撕裂征象，提示骨折不稳定。

（三）骨折与神经损害的关系

根据 Jefferson 骨折机制和骨折移位特点，可以推测此损伤不应合并严重神经损害。因寰枢区椎管矢径和横径大，骨折后骨折块自椎管向外滑动，使椎管容积扩大，通常对脊髓不会产生压迫。但下列几种情况可能造成神经损害。

（1）小骨折片撕脱分离或侧块嵌入椎管并压迫脊髓。

（2）合并横韧带断裂或齿突骨折导致寰枢关节脱位可严重损伤颈脊髓，导致四肢瘫痪，甚至立即死亡。

（3）陈旧性寰椎爆裂性骨折经治疗未能达到骨性愈合，遗有永久性不稳定，正常解剖及生理功能丧失，可能出现迟发性神经损害。

五、治疗方法

单纯的椎弓骨折可采取保守治疗。合并侧块骨折或分离移位者，可先行颅骨牵引，如果复位满意，继续上述保守治疗。待外固定期满拆除后，摄取颈椎过伸、过屈 X 线片，如果寰枢椎明显不稳定，椎弓骨折已经愈后，可行寰枢间融合术。椎弓骨折未愈合则需采用枕颈融合术。对于侧块分离移位明显、横韧带完全断裂者，在牵引复位后即实行枕颈融合手术。

（一）非手术治疗

采用非手术治疗新鲜的损伤，是一种合理的治疗方法。不管骨折是否稳定，都可以获得满意的疗效。其方法是：在骨折诊断确定后，用颅骨牵引或 Glisson 枕颌带牵引，重量为 3～5 kg。牵引的作用是可减少或解除枕骨髁和枢椎对寰椎骨折块的压力，并使分离的侧块与前后弓断端接触，有利于骨折的复位和愈合。

自 Halo 支架应用于颈椎固定后，许多学者愿意采用这种装置来控制上颈椎损伤后的稳定。尤其对合并横韧带断裂的不稳定性寰椎爆裂性骨折，Halo 头盆环具有保持枕寰区域的高度稳定作用。必须使骨折有充分愈合时间，通常要 3～5 个月。骨折愈合还应用颈托继续保护一个时期。

（二）手术治疗

为获得伤后枕寰枢区永久性稳定，有些学者积极主张手术治疗。手术方法有 2 种，即寰枢间融合术和枕颈融合术。

1. 寰枢间融合术

包括传统、改良的 Gallie 和 Brooks 手术方法。寰枢间融合术不能用于新鲜的寰椎骨折，必须等待后弓与两侧块牢固地骨性愈合后施行。其方法如下。

（1）切口：自枕骨粗隆下 2.0 cm，沿中线通过发际抵 C_4 棘突，切开皮肤、皮下，用电凝止血。

（2）枢椎棘突和椎板的显露：沿中线于项韧带基部做潜行切割分离，自 C_2、C_3 棘突一侧切断肌肉止点，用骨膜剥离器从棘突侧方及椎板做钝性骨膜下剥离，用干纱布条填充止血，将项韧带推向对侧。同法剥离对侧。用自动拉钩牵开固定，C_2、C_3 棘突和椎板即充分显露。

（3）寰椎后弓的显露：自枢椎椎板两侧方切割肌肉附着部，沿正中线切开枕颈交界部肌肉层和疏松结缔组织，用手指可在枕骨大孔后缘与 C_2 椎板间触及寰椎后弓结节，切开枕寰间韧带和纤维组织，即用小型锐利剥离器细心加以剥离。切开后弓骨膜并做骨膜下剥离，剥离范围应在后结节两侧不超过 1.5 cm，以避免损伤椎动脉第 3 段（即裸露段）。

（4）植骨融合和钢丝结扎。

1）Gallie 法及改良法：剥离寰椎后弓，用长柄尖刀自寰椎所显露的后弓上缘，谨慎切开与枕寰后膜的粘连，将神经剥离子伸入其间隙，紧贴后弓深面充分剥离。寰椎椎弓完整者，将其下缘用咬骨钳咬除皮质骨，制成骨粗糙面，枢椎上缘包括椎板和棘突同法制备出骨粗糙面。

将自体髂骨修剪成两块楔形骨块，其高度为 8～10 mm，楔形上下面均为松质骨，底面为皮质骨。使用优质中号钢丝，用钩状导引器或动脉瘤针将双股钢丝自寰椎后弓的一侧深面自上而下穿越并在后弓的后上方与钢丝尾端套入收紧，同法贯穿另一侧钢丝。将 2 块楔形骨块嵌入寰枢椎两侧，固定在寰椎后弓的钢丝分别从楔形骨块表面通过，再穿过 C_2 棘突，收紧后结扎，并保证寰椎后弓和枢椎椎板间隙为 8～10 mm。近年有多种改良方法，如 Fielding 法，大块骨块嵌入寰枢椎之间，或在寰枢椎后弓和椎板间植骨，再以钢丝固定。其基本技术多属于 Gallie 法技术操作。

2）Brooks 法及改良法：与 Gallie 法不同的是钢丝自寰椎后弓穿出后，再贯穿枢椎椎板下方，植骨时将植骨块松质骨面朝向寰椎后弓和枢椎椎板。骨块下方咬一豁口，恰好与枢椎椎弓基底相嵌收紧，并结扎钢丝。根据 Brooks 法基本原理，采用不同形状的植骨块，钢丝的结扎形式也不同。

此外，还有侧块螺钉、Apofix 夹等将寰枢椎后结构植骨融合的内固定法。

2. 枕颈融合术

枕颈融合术方法多种多样，这里仅介绍枕骨瓣翻转及自体髂骨移植法。患者俯卧于石膏床内。全身麻醉或局部麻醉。做枕后结节至颈动脉的后正中切口。暴露寰椎后弓和枢椎椎板。

自枕骨大孔后缘上方 6 cm 处，即枕骨结节下方双侧，用锐利骨刀向下凿取 1～1.2 cm 宽的 2 枚骨瓣，其深度限于枕骨外板，向下至枕骨大孔后上方 2 cm。将骨瓣向下翻转折曲，盖住颈 1～2 椎板，保持骨瓣连接处不折断。

将自体髂骨片移植到骨瓣浅面，上至骨瓣折曲处，下达 C_3 的椎板和棘突表面。逐层缝合创口。术后维持石膏床内的体位并借助石膏床翻身，1 个月后可以用头颈胸石膏固定。

第八节　下颈椎骨折

中、下位颈椎又称下颈椎，是指 C_3～C_7，属颈椎损伤最多发生的部位。各种暴力，包括伸展、屈曲、旋转、压缩和剪切等，都可能造成低位各种类型颈椎骨折或骨折脱位。通常合并不同严重程度的脊髓和神经根损伤。

屈曲暴力伴垂直压缩外力的协同作用,可导致受力节段的椎体相互挤压,引起单纯椎体楔形压缩骨折。这种损伤多见于 $C_4 \sim C_6$ 椎体。

一、发病机制和病理

当垂直外力作用时,上下颈椎的终板相互挤压,致受压缩力大的椎体前部皮质变薄,随之受累椎体的前缘松质骨也同时被压缩变窄,椎体垂直高度将减小。除椎体受压骨折外,后结构的小关节也可能发生骨折。由于脊椎后结构承受张应力,后韧带复合也常发生撕裂。

如果压缩骨折的椎体仅限于椎体前部,则椎管形态不会发生改变,脊髓也极少受到损伤;若合并椎间盘损伤并向椎管方向突出,则导致脊髓受压。

二、临床表现

除颈椎损伤一般症状外,主要为屈颈被迫体位,抬头困难;并于后方小关节处伴有压痛。如压缩严重,或椎管狭窄,或颈椎椎节已有明显退行性变时,则可出现严重脊髓或脊神经根受累症状。

三、分型

创伤患者发生颈椎骨折的概率为 3%。颈椎骨折的同时常伴有神经的损伤,包括根性损伤和脊髓损伤。随着外科技术的不断进步以及对脊髓损伤病理生理机制研究的不断深入,对于有脊柱不稳且伴有神经损伤患者近年倾向于手术治疗。手术治疗的目的是在于解除压迫、尽可能恢复神经的功能,重建一个长期稳定、无痛的脊柱。手术治疗的效果及手术方法的选择有赖于对脊柱不稳的正确判断。脊柱分型的目的除了对骨折作出详细的描述外还应该对脊柱不稳作出准确的评估。

目前,对于颈椎骨折的分型主要依据以下 3 个方面:损伤机制;损伤的形态特点;颈椎不稳的程度。有些分类包含上述两个方面的内容。

(一)根据损伤机制分型

根据损伤机制进行分型主要是根据影像学表现来推测患者受伤当时所承受损伤载荷。Allen 分型是这方面的代表。根据创伤的作用机制及形态特点,下颈椎骨折共分 6 型。

1. 屈曲压缩型(CF)

CF Ⅰ度:这类损伤包括椎体前上缘变钝,轮廓显现为圆形,没有明显的后方韧带复合结构损伤。

CF Ⅱ度:在 CF Ⅰ度损伤变化的基础上,椎体前方的结构倾斜,高度丢失,呈现为椎体前下方"鸟嘴样"改变,下终板凹面加深,椎体可出现垂直骨折线。

CF Ⅲ度:在 CF Ⅱ度的基础上,骨折线从椎体表面斜行通过椎体一直到下方的软骨下板,并伴随"鸟嘴样"骨折。

CF Ⅳ度:有椎体变形和"鸟嘴样"骨折,表现为椎体边缘后下方在相关的运动节段向椎管内的移位(<3 mm)。

CF Ⅴ度:可以包括 CF Ⅲ度骨损伤,以及椎体后方向椎管内的移位,椎弓保持完整,小关节面分离,损伤节段椎体边缘后下方向椎管内移位(<3 mm)。这种移位表明前方韧带复合结

构的后侧和整个后方韧带复合结构损伤。"鸟嘴样"骨折位于前方,上位椎体的下后方边缘后移接近下位椎体的椎板。

2.屈曲牵张型(DF)

DFⅠ度:DFⅠ度包括后方韧带复合结构损伤,且在损伤水平棘突明显分离,小关节有在屈曲状态的半脱位。因此,也有人称为"屈曲扭伤",类似于在CFⅠ度中的表现。此外,偶尔在下位椎体运动节段有更严重的压缩损伤,与屈曲压缩损伤(CF)早期的某一个模式相符合。

DFⅡ度:CFⅡ度损伤是单侧的关节突脱位(关节突交锁、关节突脱臼)。后方韧带损伤的程度在早期的X线影像学检查中可能不明显,这是因为部分后纵韧带损伤导致关节脱位,很少同时发生前后方韧带复合结构损伤。此类损伤中,棘突的后方可能有小碎骨片的移位。

DFⅢ度:DFⅢ度损伤包括双侧关节的脱位,有50%的椎体向前移位,上位椎体的关节突可能移位到下位椎体关节突前方,也可能呈现"栖息"状;下位椎体的前上缘可有或无变钝表现。

DFⅣ度:DFⅣ度损伤的椎体可以完全向前脱位或者运动节段极度不稳,呈现为"浮动椎"。

3.伸展压缩型(CE)

CEⅠ度:CEⅠ度损伤包括单侧椎弓骨折,伴或不伴有椎体向前的移位。椎弓损伤可能包括骨折线通过关节突的线性骨折、关节突的压缩、同侧椎弓根和椎板骨折或者同侧关节突骨折,可伴有旋转移位。

CEⅡ度:邻近椎节多处椎板骨折,双侧椎板骨折。

CEⅢ度和Ⅳ度:CEⅢ度包括双侧椎弓角区骨折,即关节突、椎弓根、椎板骨折,不伴有椎体移位。CEⅣ度包括双侧椎弓骨折,伴有椎体部分向前移位。

CEⅤ度:CEⅤ度损伤包括双侧椎弓骨折且伴有整个椎体向前移位,骨折的椎弓后部结构不发生移位,椎弓前方随椎体向前移位,在两个不同的椎体节段发生韧带损伤和前后韧带复合损伤,相邻的下椎体前上部受向前移位的椎体作用,呈切割样骨折(此为特征性X线表现)。

4.侧方屈曲型(LF)

LFⅠ度:LFⅠ度损伤包括不对称性压缩性骨折伴随同侧椎弓骨折,椎体在前后方没有移位,断层摄影显示关节突和椎弓角部骨折,椎体可以发生垂直骨折。

LFⅡ度:LFⅡ度损伤可伴有椎体侧方不对称性压缩和同侧椎弓骨折,以及前后方移位、后侧韧带损伤和关节突分离。在一些病例中,同侧压缩和后侧椎弓撕脱骨折可同时存在。在运动节段中,椎体中心可有轻微压缩损伤并伴有关节突部位松质骨压缩损伤。

5.伸展牵张型(DE)

DEⅠ度:DEⅠ度损伤包括前方韧带复合结构损伤、椎体横行非变形骨折,X线检查显示为损伤节段的椎间隙明显增宽。

DEⅡ度:DEⅡ度包括前后韧带复合结构损伤、损伤节段上位椎体向后移位进入椎管。这类损伤通常可自动复位,X线检查显示移位<3 mm。

6.垂直压缩型(VC)

VCⅠ度:VCⅠ度损伤包括椎体上下缘软骨板骨折,呈"吸杯状"畸形。

VCⅡ度:VCⅡ度损伤为椎体上下软骨板骨折伴"吸杯状"畸形,骨折线通过椎体,但移位很轻微。

VC Ⅲ度：VC Ⅲ度损伤包括椎体骨折移位，椎体后缘骨折片可进入椎管，有时椎弓、韧带无损伤，有的粉碎性骨折可合并韧带损伤；若仅有一些大骨折片，则椎体骨折情况同 CF 中所见相似，但椎体后方骨折块可能进入椎管。在一些病例中，也有椎弓完整，韧带无损伤的现象。但在另外一些病例中，可出现椎弓粉碎性骨折伴随后方韧带复合结构损伤。

在椎弓骨折的病例中，韧带撕裂的平面位于骨折椎体和其下方椎体之间。VC Ⅲ度椎弓完整的病例中，损伤节段可发生急性向前成角移位。VC Ⅰ度和 VC Ⅱ度中发生移位的类型与整个椎体受到的垂直压缩力相关，与斜向下方或后方的外力无关。VC Ⅲ度中，整个椎体受到压缩外力的作用，移位轴线位于后方，骨折块可能进入椎管。在屈曲压缩性骨折中，这个现象是看不到的。在 VC Ⅲ度中，不伴有椎弓骨折的病例不发生移位，表明伸直或剪切损伤贯穿后方结构，伴有椎弓骨折的病例在骨折节段和其下方发生较大移位。

（二）根据损伤后的形态分型

根据损伤后的 X 线片、CT、MRI 等影像学表现进行分型。有些特定的词语用于形态学描述，如爆裂性骨折、撕脱骨折、骨折脱位等。此种分类以 Copper 分类为代表。

1. 屈曲-脱位型

屈曲-脱位型潜在不稳定性，包括跳跃性的双侧或单侧平面脱位。外力可分为移位、旋转或牵张，导致明显的后方韧带损伤及微小的前柱骨折。旋转及牵张外力亦可导致单侧小关节的不全脱位。颈椎侧位 X 线片上，椎体移位小于矢状面上椎体直径的一半。显著的牵张和屈曲外力可导致双侧小关节不全脱位，同时伴有显著的神经损伤。侧位 X 线片显示，半脱位的程度超过椎体前后径的 1/2。

2. 屈曲-压缩型

椎体前方的压缩损伤可导致此类损伤（即受伤时颈部处于前曲状态或颈椎处于极度屈曲状态）。前方压缩可使后方结构牵张受损，伴有后方结构增宽，棘突间距离加大，通过 X 线片了解前方压缩的程度，可判断后方韧带结构的损伤程度。

3. 压缩-爆裂型

压缩-爆裂型骨折在颈椎后方轴向骨折中并非常见类型，可包括简单的贯穿椎体矢状面的骨折，依据外力的大小及方向，也可呈现"泪滴样骨折"。涉及椎体后方的骨折和进入椎管的骨块常造成神经系统的损伤，而通过椎体后方的矢状面骨折可能无神经损伤。

4. 后伸损伤

脊柱或脊髓后伸损伤的患者常伴有脊柱关节僵硬（但年轻人一般不伴有脊柱关节僵硬）。受到高能量损伤的患者也可发生此类损伤。这类损伤可无影像学上的骨折，也可表现为后方椎板骨折伴随前纵韧带的撕裂和椎体的退行性病变。

（三）颈椎骨折严重性评分

最近又有学者将形态学描述和颈椎不稳的判定相结合推出了新的颈椎骨折分型：颈椎骨折严重性评分。

形态学描述：这种分型将颈椎分为四柱，分别为前柱、左侧柱、右侧柱、后方骨韧带结构复合体。前柱包括椎体、椎间盘、纤维环及前后纵韧带；侧柱包括椎弓根、关节突、侧块及关节囊；评分时左右侧柱分开评分。后柱包括椎板、棘突、棘上韧带、棘间韧带、项韧带和黄韧带。同时对每一柱可能发生的骨折都作了具体的描述。

稳定性评分：颈椎骨折严重性评分。采用 VAS 对各柱骨及韧带损伤的程度进行评分。

以 CT 矢状位和水平位断层为评定标准。例如无移位的骨折为 1 分,而完全的韧带撕裂或骨折移位大于 5 mm 则为 5 分。各柱分别评定,总分 0～20 分。对于有多发颈椎骨折的患者取损伤最严重的节段进行评分。研究发现这种分型方法简单易行,且有较高的信度和效度,值得进一步推广。

四、诊断和鉴别诊断

1. 外伤史

主要为屈曲纵向暴力所致,侧方楔形压缩者,多因颈椎处于侧弯状态之故。结合症状进行诊断。

2. 影像学检查

依据 X 线正位及侧位片多可确定诊断。楔形变严重,或伴有脊髓症状者,可选用 CT 或 MRI 检查。晚期病例也可选用脊髓造影(伤后早期不宜选用)。

五、治疗

(一)非手术治疗

轻度压缩性骨折,可直接用头颈胸石膏或石膏颈领固定;楔形变明显者,采用枕颌带牵引,颈椎略呈伸展位,为 20°～30°角,减轻椎体前方压力,形成张应力,使之复位,并可使后结构复位愈合。压缩的椎体复位是比较困难的,而后结构的修复对损伤节段的稳定,具有十分重要的意义。牵引 3 周后,改用头颈胸石膏固定 2～3 个月。即使楔形变化的椎体没有恢复,而具有坚强稳定的后结构,颈椎的运动功能也不会受到影响。

(二)手术治疗

对于下颈椎骨折治疗的争论主要有两个方面:一是手术时机的问题;二是颈椎脱位/骨折脱位患者手术入路的选择问题。本节仅对上述两个方面加以阐述。

1. 手术时机的问题

手术减压的时机和效果问题一直以来存在较大的争议。动物实验结果显示,早期减压可减轻继发性脊髓损伤的程度,显著提高脊髓损伤后神经功能的恢复。但这一观点在临床实践中一直存在较大争议。Papadopoulos 等对 91 例颈脊髓损伤患者进行随访,结果发现,在 66 例伤后 9 小时内接受手术减压的患者中有 39 例患者的神经功能得到不同程度的恢复,而保守治疗的 25 例患者中有 6 例患者的神经功能得到恢复。两者间有显著性差异。LaRosa 等对 1966—2000 年的有关文献作了回顾分析后发现,对于不完全脊髓损伤患者,与延迟减压(超过 24 小时)和保守治疗相比,早期减压(伤后 24 小时内)可获得更好的神经功能恢复。与此相反,也有一些学者对上述观点提出置疑,认为早期手术减压并未对患者的神经功能产生明显的提高。

除了神经功能的恢复问题外,早期手术可能是否增加患者的并发症也是争论的焦点。颈脊髓损伤患者伤后出现的心肺系统功能的改变会增加麻醉和手术的风险。然而,现代医疗技术已经使这种风险降到较低的水平。Waters 等通过对 2204 例患者的回顾研究发现,与保守治疗相比,手术治疗并未增加患者并发症的发生率。在一项前瞻性、随机性研究中 Vaccaro 等研究发现,早期手术和晚期手术的患者在术后 ICU 的滞留时间和住院康复治疗时间上无显著差异。但 McKinley 等报道,和延迟手术相比,早期手术可缩短患者的住院时间,减少肺部并发症的发生,但并未对神经功能的恢复产生明显的影响。

可见由于各种研究设计上的差异,对手术减压的时机和效果问题是很难作出明确判断的。目前,加拿大 Toronto 大学和美国的 Thomas Jefferson 大学及 Spine Trauma Study Group 正在开展一项多中心、前瞻性研究,探讨早期减压手术(伤后 24 小时内)和晚期减压手术(超过 24 小时)对脊髓损伤后功能恢复的影响。由于伦理方面的考虑,患者无法随机分组。整个实验预计收治 450 例患者,目前正在进行中。

综合上述观点,目前对于脊髓损伤特别是颈脊髓损伤的手术减压和手术效果问题还没有一个明确的观点。一般认为,伤后 24 小时内行减压手术是相对安全的。对于脊髓损伤后神经功能进行性加重的患者也建议尽早手术治疗。早期手术并未显著增加脊髓损伤患者并发症的发生率。

2. 颈椎脱位/骨折脱位患者手术入路的选择问题

虽然关于复位过程中神经损伤加重的兵力也偶见报道,但对于下颈椎双侧关节突绞锁的患者目前较为一致的观点还是实现快速复位。但对于复位后是采取前路固定还是后路固定仍存在较大争议。一般认为,前路手术体位改变少,可减少因体位变动造成的脊髓进一步损伤;可进行直接彻底的减压;可恢复颈椎正常的椎间高度和生理曲度,且融合节段少,对颈椎活动度影响较小。也有学者利用前路手术一次性实现复位和植骨融合两个目的,并取得较好的效果。

随着脊柱内固定器械的发展,颈椎椎弓根螺钉技术得到广泛的应用,特别是脊柱导航技术使颈椎弓根螺钉植入的安全性大大提高。生物力学结果显示,即使是颈椎三柱受累的患者椎弓根螺钉仍然能提供较好的生物力学强度。因此,近年来复位后采取后路固定方法的报道日渐增多。对于难复性的脱位患者来说,后路手术可直接解除关节突的绞锁,必要时切除部分关节突,实现直接复位。而对于骨折脱位的患者,关节突间的碎骨块往往是影响闭合复位的因素,单纯前路手术难以恢复颈椎的正常生理曲度。而通过后路手术则可以很容易地清除这些影响复位的因素。同时后路手术入路相对简单,且不受气管切开等因素的影响,相比前路手术具有一定的优势。

第九节　颈椎椎体爆裂性骨折

椎体爆裂性骨折是一种严重的颈椎损伤。自 CT 扫描技术应用以来,认识了椎体爆裂性骨折的横断层面的病理变化,提高了对此类损伤的认识和诊治水平。

一、病因和发病机制

高处重物坠落打击或人体从高处跌落头顶部撞击地面是常见的致伤原因。颈椎在中立位时,突然受到来自垂直方向的暴力打击,外力通常自头顶传递到枕寰部和下颈椎,可以造成寰椎爆裂性骨折(Jefferson 骨折)。暴力自上而下,垂直通过椎间盘达椎体,也可能导致下颈椎椎体爆裂性骨折。骨折片自椎体中央向四周分离移位,前、后纵韧带同时破裂。

二、病理变化

椎体炸裂性骨折的特点是椎体后缘骨折碎片最易进入椎管,且在X线片上又不易被发现,其可出现以下后果。

1. 压迫脊髓

碎裂骨片之所以容易向后方移位,主要是由于前纵韧带坚强,加之屈曲体位的影响,因而易向压力较低的后方椎管内突入,以致成为最为常见的致压物,并构成阻碍脊髓功能进一步恢复的病理解剖学基础。

2. 易漏诊

突向椎管方向的髓核及骨片如体积小,则不易在X线片上发现,因此易漏诊而失去早期手术的时机。但如能及早采取CT及MRI检查则可避免。

3. 难以还纳

由于后纵韧带在损伤时多同时断裂,以致对椎体后方的骨块失去连系,即使通过牵引使椎体骨折获得复位,而该骨片却难以还纳原位,因此,大多需进行手术减压及骨块摘除术。

三、临床表现

1. 局部症状

颈部疼痛和运动功能丧失,压痛广泛,以损伤椎节的棘突和棘间压痛最明显。颈椎前方也可触及压痛。

2. 脊髓损伤症状

该损伤多比较严重,甚至造成脊髓完全性损伤。损伤平面以下感觉、运动和括约肌功能障碍。有时可引起脊髓前动脉损伤或压迫,导致脊髓前侧损害的特殊临床征象。神经根受压,出现肩臂和手部麻木、疼痛或感觉过敏,严重者肢体瘫痪。

四、诊断

X线片的特征性表现是诊断的重要根据。

侧位X线片显示椎体粉碎性骨折,骨折片向前突出颈椎前缘弧线,向后突进椎管,颈椎生理弧度消失,正位片显示椎体压缩性骨折。

CT扫描的横断层面,可以清楚显示椎体爆裂的形态和分离移位的特点,尤其能显示骨折片在椎管内的大小和位置及其与脊髓之间的关系。

五、治疗

(一)非手术治疗

这种类型损伤多较严重,经急救和对合并伤的处理后,应施行颅骨牵引,纠正成角畸形,力图恢复颈椎的正常排列,但突入椎管内的骨折片经牵引也很难复位。椎体爆裂性骨折,从其病理角度来说是一种不稳定性骨折,而且三柱均遭损伤。因此,牵引力不宜过大,以防损伤加重或损伤脊髓。任何试图应用加大重量牵引来获得复位的想法都是错误的治疗指导思想。

(二)手术治疗

脊髓损伤多来自椎管前方骨性组织和椎间盘组织,应取颈前路减压。显露椎体前部,将粉碎的椎体骨折片,特别是突入椎管的骨碎片逐一加以清除。骨折椎体上下方椎间盘,包括软骨板在内一并挖出。

取自体髂骨,其长度略长于减压范围的上下长度,将移植骨块嵌入其间隙,既有一定的支撑作用,又有固定融合作用。

如应用椎体牵开器,可使前柱高度和生理弧度的恢复更为理想,同时使用带锁钢板更有利损伤节段术后的稳定。手术后持续采用颈托固定 2～3 个月或颌颈石膏固定,直至骨折愈合,再采用颈托维持 3 个月。

损伤早期施行急诊手术,必须有充分的术前准备和具备必要的手术条件。伤员全身状况准备,包括纠正水、电解质紊乱,保持呼吸道通畅。通常新鲜损伤,术中出血比较多者,应及时补充必需物质。

第十节　胸腰椎爆裂性骨折

一、病因病理

椎体爆裂性骨折是轴向负荷所致的脊柱前、中柱损伤。中柱损伤是该型的特点,也是与压缩性骨折区分的依据。如重物砸于头顶或背部,或高处坠落,足着地或臀部着地,脊柱受垂直方向的压力,致椎间盘髓核突出椎体中致椎体发生骨折如爆炸状粉碎。伤椎前柱与中柱均崩裂,可以是一个椎体的全部破碎,或是椎体的上半部或下半部粉碎。可能合并旋转移位,或椎体一侧严重压缩。伤椎后壁高度降低,两侧椎弓根的距离加大,后壁骨折块向椎管方向移位,常致硬脊膜前方受压,椎管变窄,或损伤脊髓、马尾。

二、临床表现与诊断

(1)有垂直压缩暴力致伤病史。
(2)脊柱损伤部位疼痛。
(3)伤椎局部压痛及叩击痛。
(4)腰背肌痉挛、腰背部活动受限均系重要的体征。
(5)X 线片正位可见椎弓根间距增宽,椎体横径增大,侧位片可见爆裂性骨折,CT 片可见伤椎骨折碎裂的程度及移位情况。

三、治疗

(一)非手术治疗

对无神经损伤的爆裂性骨折后凸小于 20°角、椎体高度丧失小于 50%、椎管内占位小于 50%者,通常采用非手术治疗可获得良好效果。患者卧床休息,行腰背肌锻炼,8～12 周后即可下地活动。也可酌情采用石膏背心或过伸支具,固定 8～12 周,行腰背肌锻炼,待其骨折愈合后去除外固定。

(二)手术治疗

对脊柱稳定性或不稳定性的概念以往争议较大,目前普遍接受的观点是脊柱中柱是维持脊柱稳定性的关键,三柱结构中两柱受损即存在不稳定,包括机械性不稳定及神经性不稳定,这也是选择治疗方法的依据。对不完全神经功能障碍或进行性神经功能障碍者,除给予药物治疗,如甲基泼尼龙、神经生长因子、神经节苷脂外,一般应早期手术减压,恢复椎管形态,促进脊髓神经功能恢复。而对完全性神经功能障碍者,多数学者认为手术可让患者早期活动,减少并发症和促进康复。

关于胸腰椎爆裂性骨折的手术适应证,大体可以总结如下 7 点。

(1)手术的绝对适应证:进行性的神经功能障碍伴有神经组织受压(神经不稳);骨折脱位或侧向不稳、进行性症状性的后凸畸形(机械不稳)。

(2)TLICS 分型非常重要,是目前脊柱外科界接受度最广的分型。4 分以上有手术指征。

(3)将 50%椎管占位、50%椎体高度丢失、30°的后凸畸形作为手术适应证并没有充分的依据。对于不伴有后侧韧带复合体及神经损伤的病例,椎管占位、椎体高度及后凸畸形并非预测结果的指标,不应作为手术干预的指征。

(4)非手术治疗尽管出现后凸畸形的风险更大,但是后凸畸形与临床结果没有相关性。无神经症状的爆裂性骨折,手术与非手术临床结果包括疼痛、功能、生活质量、返回工作岗位等均没有明显的差异。

(5)有神经症状的患者行非手术治疗,神经功能也都有一定程度的恢复,手术治疗并没有十分明确的优势。但手术对进行性神经损伤的病例有优势。

(6)合并脊髓及马尾综合征且存在骨块压迫者,无论是否存在进行性神经症状,均应在 48 小时内减压。

(7)后侧韧带合体的完整性以及神经功能状态是胸腰段爆裂性骨折采取手术治疗的首要考虑因素。

内固定应选择后路短节段椎弓根内固定系统,如 RF,AF,Moss Miami,TSRH,TENOR,CDHORIZON(CDH),CDHM8 等。由于固定椎弓根及椎体达到了三柱固定,较为合理。施术时为了避免对后壁加压,防止骨块向椎管移位,宜采用撑开方法来重建椎体高度,最好在"C"形臂 X 线机监视下施行。对爆裂性骨折行前路减压者,可行前固定,主要有钛质前路内固定系统,如 Kaneda,Zplate,CDHORIZONANTARES 等。带着这种内固定仍可行 MRI 检查。

第五章　产科重症

第一节　产后出血与休克

产后出血(postpartum hemorrhage,PPH)指胎儿娩出后 24 小时内失血量超过 500 mL,剖宫产手术标准:失血量超过 1000 mL。

产后出血导致失血性休克,弥散性血管内凝血(DIC),多器官功能衰竭综合征(MODS)仍是导致我国孕产妇死亡最主要的原因,对产后出血早期预警及识别,准确监测,多学科联合救治仍是主要措施。

一、早期识别与监测

低血容量休克的早期诊断对预后至关重要。传统的诊断主要依据为病史、症状、体征,包括精神状态改变、皮肤湿冷、收缩压下降(<90 mmHg 或较基础血压下降大于 40 mmHg)或脉压差减少(<20 mmHg)、尿量<0.5 mL/(kg·h)、心率>100 次分、中心静脉压(CVP)<5 mmHg 或肺动脉楔压(PAWP)<8 mmHg 等指标。

1. 失血的分级(以体重 70kg 为例)

见表 5-1。

表 5-1　失血的分级(体重:70 kg)

分级	失血量(mL)	失血量占血容量比例(%)	心率(次/分)	血压	呼吸频率(次/分)	尿量(mL/h)	神经系统症状
Ⅰ	<750	<15	<100	正常	$14\sim20$	>30	轻度焦虑
Ⅱ	$750\sim1500$	$15\sim30$	>100	下降	$20\sim30$	$20\sim30$	中度焦虑
Ⅲ	$1500\sim2000$	$30\sim40$	>120	下降	$30\sim40$	$5\sim15$	萎靡
Ⅳ	>2000	>40	>140	下降	>40	无尿	昏睡

2. 监测

(1)一般临床监测:包括皮温与色泽、心率、血压、尿量和精神状态等监测指标。然而,这些指标在休克早期阶段往往难以表现出明显的变化。皮温下降、皮肤苍白、皮下静脉塌陷的严重程度取决于休克的严重程度。但是,这些症状并不是低血容量休克的特异性症状。心率加快通常是休克的早期诊断指标之一,但是心率不是判断失血量多少的可靠指标。比如较年轻患者可以很容易通过血管收缩来代偿中等量的失血,仅表现为轻度心率增快。

血压的变化需要严密地动态监测。休克初期由于代偿性血管收缩,血压可能保持或接近正常。有研究支持对未控制出血的失血性休克维持"允许性低血压"。然而,对于允许性低血压究竟应该维持在什么标准,由于缺乏血压水平与机体可耐受时间的关系方面的深入研究,至今尚没有明确的结论。目前一些研究认为,维持平均动脉压(MAP)在 $60\sim80$ mmHg 比较恰当。

尿量是反映肾灌注较好的指标,可以间接反映循环状态。当尿量<0.5 mL/(kg·h)时,应继续进行液体复苏。

体温监测也十分重要,一些临床研究认为低体温有害,可引起心肌功能障碍和心律失常,当中心体温<34℃时,可导致严重的凝血功能障碍。

(2)有创血流动力学监测。

1)MAP监测:有创动脉血压(IBP)较无创动脉血压(NIBP)高5~20 mmHg。持续低血压状态时,NIBP测压难以准确反映实际大动脉压力,而IBP测压较为可靠,可保证连续观察血压和即时变化。此外,IBP还可提供动脉采血通道。

2)CVP和PAWP监测:CVP是最常用、易于获得的监测指标,与PAWP意义相近,用于监测前负荷容量状态和指导补液,有助于了解机体对液体复苏的反应性,及时调整治疗方案。CVP和PAWP监测有助于对已知或怀疑存在心功能不全的休克患者的液体治疗,防止输液过多导致的前负荷过度。近年来有较多研究表明,受多种因素影响,CVP和PAWP与心脏前负荷的相关性不够密切。

3)脉搏氧饱和度(SpO$_2$):SpO$_2$主要反映氧合状态,可在一定程度上表现组织灌注状态。低血容量休克的患者常存在低血压、四肢远端灌注不足、氧输送能力下降或者给予血管活性药物的情况,影响SpO$_2$的精确性。

4)动脉血气分析:根据动脉血气分析结果,可鉴别体液酸碱紊乱性质,及时纠正酸碱失衡,调节呼吸机参数。碱缺失可间接反映血乳酸的水平。当休克导致组织供血不足时碱缺失下降,提示乳酸血症的存在。碱缺失与血乳酸结合是判断休克组织灌注较好的方法。

5)动脉血乳酸监测:动脉血乳酸浓度是反映组织缺氧的高度敏感的指标之一,动脉血乳酸增高常较其他休克征象先出现。持续动态的动脉血乳酸以及乳酸清除率监测对休克的早期诊断、判定组织缺氧情况、指导液体复苏及预后评估具有重要意义。但是,血乳酸浓度在一些特别情况下如合并肝功能不全难以充分反映组织的氧合状态。研究显示,在创伤后失血性休克的患者,血乳酸初始水平及高乳酸持续时间与器官功能障碍的程度及死亡率相关。

(3)实验室监测。

1)血常规监测:动态观察红细胞计数、血红蛋白(Hb)及红细胞压积(HCT)的数值变化,可了解血液有无浓缩或稀释,对低血容量休克的诊断和判断是否存在继续失血有参考价值。有研究表明,HCT在4小时内下降10%提示有活动性出血。

2)电解质监测与肾功能监测:对了解病情变化和指导治疗十分重要。

3)凝血功能监测:在休克早期即进行凝血功能的监测,对选择适当的容量复苏方案及液体种类有重要的临床意义。常规凝血功能监测包括血小板计数、凝血酶原时间(PT)、活化部分凝血活酶时间(APTT)、国际标准化比值(INR)和D-二聚体。

二、治疗

(一)病因治疗
宫缩乏力的产科临床的处理如下。

(1)子宫按摩或压迫法。

(2)应用宫缩剂,例如缩宫素、卡前列素氨丁三醇(商品名:欣母沛)、米索前列醇。

(3)手术/宫腔操作治疗。

1)宫腔填塞。

2)B-Lynch缝合。

3)子宫动脉/髂内动脉结扎。

4)选择性子宫动脉栓塞术。

5)全子宫/次全切除术。

(二)液体复苏

1.晶体液

液体复苏治疗常用的晶体液为生理盐水和乳酸林格液。在一般情况下,输注晶体液后会进行血管内外再分布,约有25%存留在血管内,而其余75%则分布于血管外间隙。因此,低血容量休克时若以大量晶体液进行复苏,可以引起血浆蛋白的稀释以及胶体渗透压的下降,同时出现组织水肿。另外,生理盐水的特点是等渗,但含氯高,大量输注可引起高氯性代谢性酸中毒;乳酸林格液的特点在于电解质组成接近生理,含有少量的乳酸。一般情况下,其所含乳酸可在肝脏迅速代谢,大量输注乳酸林格液应该考虑到其对血乳酸水平的影响。

2.胶体液

目前有很多不同的胶体液可供选择,包括白蛋白、羟乙基淀粉、明胶、右旋糖苷和血浆。临床上低血容量休克复苏治疗中应用的胶体液主要有羟乙基淀粉(HES)和白蛋白。

HES是人工合成的胶体溶液,不同类型制剂的主要成分是不同分子量的支链淀粉,最常用为6%的氯化钠溶液,其渗透压约为300 mOsm/L。输注1 L羟乙基淀粉能够使循环容量增加700~1000 mL。天然淀粉会被内源性的淀粉酶快速水解,而羟乙基化可以减缓这一过程,使其扩容效应能维持较长时间。羟乙基淀粉在体内主要经肾清除,分子质量越小,取代级越低,其肾清除越快。有研究表明,HES平均分子质量越大,取代程度越高,在血管内的停留时间越长,扩容强度越高,但是其对肾功能及凝血系统的影响也就越大。在使用安全性方面,应关注对肾功能的影响、对凝血的影响以及可能的过敏反应,并且具有一定的剂量相关性。

目前临床应用的人工胶体还包括明胶和右旋糖苷,都可以达到容量复苏的目的。由于理化性质以及生理学特性不同,他们与羟乙基淀粉的扩容强度和维持时间略有差距,而在应用安全性方面,关注点是一致的。

白蛋白是一种天然的血浆蛋白质,在正常人体构成了血浆胶体渗透压的75%~80%,白蛋白的分子质量66 000~69 000 D。目前,人血白蛋白制剂有4%、5%、10%、20%和25%5种浓度。作为天然胶体,白蛋白构成正常血浆中维持容量与胶体渗透压的主要成分,因此在容量复苏过程中常被选择用于液体复苏。但白蛋白价格昂贵,并有传播血源性疾病的潜在风险。

3.复苏治疗时液体的选择

胶体溶液和晶体溶液的主要区别在于胶体溶液具有一定的胶体渗透压,胶体溶液和晶体溶液的体内分布也明显不同。研究表明,应用晶体液和胶体液滴定复苏达到同样水平的充盈压时,它们都可以同等程度地恢复组织灌注。多个Meta分析表明,对于创伤、烧伤和手术后的患者,各种胶体溶液和晶体溶液复苏治疗并未显示对患者病死率的不同影响。其中,分析显示,尽管晶体液复苏所需的容量明显高于胶体液,两者在肺水肿发生率、住院时间和28天病死率方面差异均无显著意义。现有的几种胶体溶液在物理化学性质、血浆半衰期等方面均有所不同。截至目前,对于低血容量休克患者液体复苏时不同人工胶体溶液的选择尚缺乏大规模的相关临床研究。

目前,尚无足够的证据表明晶体液与胶体液用于低血容量休克液体复苏的疗效与安全性方面有明显差异。

4.复苏液体的输注

(1)静脉通路的重要性:低血容量休克时进行液体复苏刻不容缓,输液的速度应快到足以迅速补充丢失液体,以改善组织灌注。因此,在紧急容量复苏时必须迅速建立有效的静脉通路。中心静脉导管以及肺动脉导管的放置和使用应在不影响容量复苏的前提下进行。为保证液体复苏速度,必须尽快建立有效静脉通路。

(2)容量负荷试验:一般认为,容量负荷试验的目的在于分析与判断输液时的容量负荷与心血管反应的状态,以达到既可以快速纠正已存在的容量缺失,又尽量减少容量过度负荷的风险和可能的心血管不良反应。容量负荷试验包括以下4个方面:液体的选择、输液速度的选择、时机和目标的选择和安全性限制。后两条可简单归纳为机体对容量负荷的反应性和耐受性,对于低血容量休克血流动力学状态不稳定的患者应该积极使用容量负荷试验。

(三)输血治疗

失血性休克时,丧失的主要是血液,但是,在补充血液、容量的同时,并非需要全部补充血细胞成分,也应考虑到凝血因子的补充。同时,应该认识到,输血也可能带来的一些不良反应甚至严重并发症。

1.浓缩红细胞

为保证组织的氧供,血红蛋白降至 70 g/L 时应考虑输血。血细胞压积升高约 3%。输血可以带来一些不良反应如血源传播疾病、免疫抑制、红细胞脆性增加、残留的白细胞分泌促炎和细胞毒性介质等。目前,临床一般制订的输血指征为血红蛋白≤70 g/L。

2.血小板

血小板输注主要适用于血小板数量减少或功能异常伴有出血倾向的患者。血小板计数<50×10⁹/L,或确定血小板功能低下,可考虑输注。对大量输血后并发凝血异常的患者联合输注血小板和冷沉淀可显著改善止血效果。

3.新鲜冰冻血浆

输注新鲜冰冻血浆的目的是为了补充凝血因子的不足,新鲜冰冻血浆含有纤维蛋白原与其他凝血因子。有研究表明,多数失血性休克患者在抢救过程中纠正了酸中毒和低体温后,凝血功能仍难以得到纠正。因此,应在早期积极改善凝血功能。大量失血时输注红细胞的同时应注意使用新鲜冰冻血浆。

4.冷沉淀

内含凝血因子Ⅴ、Ⅷ、ⅫI、纤维蛋白原等,适用于特定凝血因子缺乏所引起的疾病以及肝移植围术期肝硬化食管静脉曲张等出血。对大量输血后并发凝血异常的患者及时输注冷沉淀可提高血循环中凝血因子及纤维蛋白原等凝血物质的含量,缩短凝血时间、纠正凝血异常。

(四)应用血管活性药与正性肌力药

低血容量休克的患者一般不常规使用血管活性药,研究证实这些药物有进一步加重器官灌注不足和缺氧的风险。临床通常仅对于足够的液体复苏后仍存在低血压或者输液还未开始的严重低血压患者,才考虑应用血管活性药与正性肌力药。

1.多巴胺

是一种中枢和外周神经递质,去甲肾上腺素的生物前体。它作用于3种受体:血管多巴胺受体、心脏 β₁ 受体和血管 α 受体。1～3 μg/(kg·min)主要作用于脑、肾和肠系膜血管,使血管扩张,增加尿量。$2\sim10\ \mu g/(kg\cdot min)$时主要作用于 β 受体,通过增强心肌收缩能力而增加心输出量,同时也增加心肌氧耗;大于 $10\ \mu g/(kg\cdot min)$时以血管 α 受体兴奋为主,收缩血管。

2. 多巴酚丁胺

多巴酚丁胺作为 β1、β2 受体激动剂可使心肌收缩力增强,同时产生血管扩张和减少后负荷。

3. 去甲肾上腺素、肾上腺素和新福林

仅用于难治性休克,其主要效应是增加外周阻力来提高血压,同时也不同程度地收缩冠状动脉,可能加重心肌缺血。

(五)酸中毒处理

低血容量休克时的有效循环量减少可导致组织灌注不足,产生代谢性酸中毒,其严重程度与创伤的严重性及休克持续时间相关。

快速发生的代谢性酸中毒可能引起严重的低血压、心律失常和死亡。临床上使用碳酸氢钠能短暂改善休克时的酸中毒,但是,不主张常规使用。研究表明,代谢性酸中毒的处理应着眼于病因处理、容量复苏等干预治疗,在组织灌注恢复过程中酸中毒状态可逐步纠正,过度的血液碱化使氧解离曲线左移,不利于组织供氧。因此,在失血性休克的治疗中,碳酸氢盐的治疗只用于紧急情况或 pH<7.20。

(六)肠黏膜屏障功能的保护

失血性休克时,胃肠道黏膜低灌注、缺血缺氧发生得最早、最严重。胃肠黏膜屏障功能迅速减弱,肠腔内细菌或内毒素向肠腔外转移机会增加。此过程即细菌易位或内毒素易位,该过程在复苏后仍可持续存在。近年来,人们认为肠道是应激的中心器官,肠黏膜的缺血再灌注损伤是休克与创伤病理生理发展的不利因素。保护肠黏膜屏障功能,减少细菌与毒素易位,是低血容量休克治疗和研究工作的重要内容。

(七)未控制出血的失血性休克复苏

未控制出血的失血性休克是低血容量休克的一种特殊类型,如产科出血。未控制出血的失血性休克患者死亡的原因主要是大量出血导致严重持续的低血容量休克甚至心搏骤停。

大量基础研究证实,失血性休克未控制出血时早期积极复苏可引起稀释性凝血功能障碍;血压升高后,血管内已形成的凝血块脱落,造成再出血;血液过度稀释,血红蛋白降低,减少组织氧供;并发症和病死率增加。因此提出了控制性液体复苏(延迟复苏),即在活动性出血控制前应给予小容量液体复苏,在短期允许的低血压范围内维持重要脏器的灌注和氧供,避免早期积极复苏带来的不良反应。

对出血未控制的失血性休克患者,早期采用控制性复苏,收缩压维持在 $80\sim90$ mmHg,以保证重要脏器的基本灌注,并尽快止血;出血控制后再进行积极容量复苏。

第二节 羊水栓塞

羊水栓塞是产科最危险的情况,其发生率大约为 1/40 000,报道的死亡率为20%~60%。病理生理学表现为在分娩过程中母胎生理屏障的破坏导致羊水暴露,随后出现的不正常反应。此反应和其随后出现的损伤主要涉及促炎症介质的激活,与经典系统性炎症反应综合征

(SIRS)相似。由于缺乏普遍公认的诊断标准,其他急性严重母体疾病与此病临床症状相似,且疾病严重程度表现范围比较广,以至于我们对此综合征仍然理解甚少。临床数据基于人群和管理数据库,并不包括产科重症监护专家进行的个体化病历审查,这些妇女中有的可能未患羊水栓塞,从而可能高估了发病率,低估了死亡率。由于羊水栓塞危险因素的数据不一致且存在矛盾,当前证实修订标准产科实践也没有找到可以降低羊水栓塞发生的公认的危险因素,母亲治疗方面主要是支持为主,然而对证实出现呼吸心搏骤停的孕妇应立即终止妊娠,这对于改善新生儿结局至关重要。

人类认识到羊水栓塞已有100多年了,并将此综合征定义为羊水栓塞,并被认为是产科最神秘和最具有毁灭性的情况。尽管此种情况发生概率少,但在发展中国家,羊水栓塞仍是孕产妇第一位的死亡原因。多年来羊水栓塞是起源不清的经典病例,由于临床的重要性,通过不够严格的同行评议和质量较差的个案病例报道,选择不管是否存在矛盾的数据,均不能证实此综合征病理生理学的传统假设。近半个世纪,研究者们致力于寻求对此病的了解、预防和治疗。二十多年过去了,更严格的研究极大地改善了此种情况。

一、病理生理学

对经典羊水栓塞患者进行细致的中心血流动力学监测,结果发现同原始模型中简单的肺动脉床阻塞相比,前者血流动力学改变存在明显不同,并且更加复杂。这种血流动力学变化顺序的生理起源还不十分清楚,但似乎涉及病理生理反应的复杂级联反应,最后导致了与系统炎症反应综合征相似的异常前炎症因子介导系统的激活,分娩过程中这些物质随之进入含有胎儿抗原的母体循环(图5-1)。病例报道的动物模型中进行了快速和细致的经食管超声心动图检查,结果显示肺动脉症状和系统性高血压均是最初出现的,并且时间短暂。此后,有正常肺动脉压的左心室功能严重抑制是人羊水栓塞的主要血流动力学改变,这些妇女需存活时间足够长才能进行中心血流动力学监测。此种心肌功能受抑制表现为羊水栓塞诱导的肺损伤、心搏骤停、冠状动脉痉挛和直接的心肌缺血,这些在此种疾病的大鼠模型中也有表现。肺损伤模型与急性呼吸窘迫综合征一致,在幸存者中缺氧时肺部症状出现于分流的初始阶段。重要的是,此种条件下心脏和肺的表现不能视为完全不同,器官系统的功能失调通常彼此影响。

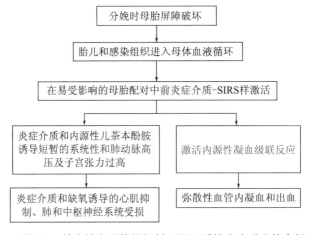

图5-1 羊水栓塞可能的机制,SIRS,系统炎症反应综合征

　　患者最初的临床表现并不包括致死性的心搏骤停,但常常会发生凝血功能障碍,这常常是最终死亡的主要原因。凝血功能障碍是羊水栓塞综合征经典的三大症状和体征之一。与羊水栓塞临床表现多变的性质一致,许多患者也可表现为分娩时和出血时仅仅出现急性弥散性血管内凝血,而无任何明显的原发心肺功能失常的临床表现。凝血障碍的性质仍不完全清楚,其证据有矛盾。羊水表现为在体外缩短了凝血时间,诱导了血小板聚集和血小板Ⅲ因子的释放,同时激活了X因子,促进凝血级联反应的发生。羊水也被认为是一种凝血起始组织因子的来源之一,在兔模型中显示诱导了短暂的血小板减少。然而,研究者得出了相互矛盾的结论,有学者认为透明羊水中含有一定数量的促凝物质,足以引起明显的凝血功能障碍。妊娠后期羊水中发现有高水平的组织因子途径抑制剂抑制促凝血物的活性,实际上促成了这种罕见情况的发生。

　　产科只有两种情况会引起急性、严重的消耗性凝血功能障碍(而不是稀释性凝血功能障碍),一个是羊水栓塞,另一个是罕见的重度胎盘早剥,两者都可能涉及胎儿组织释放以及胎盘促凝血酶原激酶,两者均可以进入母体血液循环。有一点可以肯定,两种疾病发生凝血功能障碍有相似的病理生理学机制。更有意思的是一部分胎盘植入的病例也表现为在一定程度失血或休克后出现心力衰竭和凝血功能障碍,这些是疾病的正常发展阶段,表明胎盘植入、胎盘早剥和羊水栓塞之间的界限有时候不明确,它们在炎症介质、凝血级联反应激活或在对暴露于胎儿抗原后的反应有相似的反应顺序。

　　当某一患者的临床表现和实验室结果考虑符合典型羊水栓塞综合征时,羊水栓塞与过敏性休克或内毒素介导的休克表现也非常相似。这些情况可能是因为暴露于各种外来抗原后,随之内源性介质释放,导致出现异常宿主反应,从而出现了特殊的临床病理生理综合征。事实上,创伤后脂肪栓塞一度被认为是一个简单的、栓塞机制与初始假设的羊水栓塞机制类似的疾病,现在知道后者涉及的机制更复杂,且与内源性炎症介质的释放和反应类似。在一个羊水栓塞的动物模型中,用白三烯合成抑制剂预处理后的患者被证明能预防死亡。因此,从病理生理学的角度来看,羊水栓塞与SIRS常见的脓毒性休克条件类似,此种情况是不正常的宿主反应而不是刺激抗原的内在本质,是主要的临床表现。抗原介导和宿主内源性介质释放的性质决定这些情况下临床表现的相似和不同之处,可能也影响了羊水栓塞疾病严重程度。另外,妊娠期暴露于免疫因子引起全身免疫抑制的突然失控,被认为是其生理基础,最终可导致免疫风暴,在羊水栓塞中似乎发挥作用。由于在分娩期,甚至在更早的妊娠期,胎儿组织进入母体血液循环的通路无处不在,未来将致力于预防这种情况的发生,这依赖于能及早识别有此不正常反应的高危孕产妇。

　　由于羊水本身是无毒的,此综合征的病理生理学本质不是栓塞,由此看来定义为羊水栓塞是用词不当。1995年,有学者假设此不正常内源性介质的释放与类SIRS(严重的脓毒血症和过敏反应)临床表现相似,从而提出强调过敏样临床表现综合征的新定义:妊娠过敏反应综合征。尽管此定义从临床和生理学的角度来看有意义,但它没有被广泛采用,即使在作者的原始文章中,"羊水栓塞"似乎更耳熟能详。就像"心脏病发作""休克"或"Grave's病"等定义一样,羊水栓塞已根植于在医学术语里太深而难以更改,尽管已有更多精确描述的定义出现。因此,羊水栓塞的原始术语将在整篇文章中被使用。

二、发病率

尽管羊水栓塞在绝对意义上不常见,但妊娠期死亡的妇女中,羊水栓塞是常见的死亡原因,产时出现不可预期心血管衰竭死亡,羊水栓塞从统计上来说是最有可能的诊断。羊水栓塞报道的发病率差异很大,其发生率从 1.9/100 000 到 6.1/100 000 不等。报道的发病率似乎与数据源密切相关,基于个案报道的综述其检出率通常低于基于出生或死亡证明提供的死亡率。在一些病例中,30%～60%的病例最初被认为是羊水栓塞,但经过专家仔细的病例复习,发现并不符合公认的诊断标准。甚至经过仔细的跟踪回顾,发病率取决于当时制定为羊水栓塞临床诊断标准,标准不同,发生率也不同。例如,在 Gilbert 等报道的系列文章中患者的临床表现不符合 Clark 等早期报道的系列文章的标准,然而这些表现在后来经典羊水栓塞综合征中是必需的。经过仔细病例复习后的确诊病例与死亡证明书或公布的疾病代码之间显示出差异,表明后者可能高估了羊水栓塞的发生率。已有的数据显示合理的发病率大约是1：40 000。重要的是,了解羊水栓塞绝对精确的发病率也不能显示出任何益处。总人群中的孕妇,羊水栓塞的前瞻风险由于发病率太低而难以认真估计,然而产时出现不可预期的死亡,它又是首选的鉴别诊断。

有几篇文章报道了羊水栓塞存活后成功妊娠的病例。从散发病例难以准确估计复发风险,尤其对于那些前面讨论过的病例均难以预测。尽管目前已有的病例,再加上从我们当前对羊水栓塞病理生理的外推,并未显示羊水栓塞有明显复发的风险,也不能断定此综合征存在潜在的致命性质。目前并不清楚什么是复发羊水栓塞的风险。

三、临床表现

正如外来抗原的复杂作用和宿主潜在的内源性炎症介质导致的情况一样,羊水栓塞的特殊临床表现包括三联征(即低氧、低血压和凝血功能障碍)千变万化。以下列出了与羊水栓塞相关的症状和体征,任何症状和体征发生的确切频率很大程度上依赖于要求被纳入的羊水栓塞的临床标准。在最经典的表现形式中,一个产妇在产程中、阴道分娩或剖宫产后的短暂时间出现急性呼吸困难,血氧饱和度下降,或突然的心血管衰竭后出现呼吸困难和血氧饱和度下降。最常见的是随后出现心搏骤停,凝血功能障碍,或心搏骤停和凝血功能障碍;后者仍有可能导致死亡,尽管已经成功处理了心肺衰竭、出血和成分替代。一名患者出现心搏骤停,或出现任一经典致命的心律失常(室颤、心搏停止和无脉电活动),均反映心搏骤停的不同机制,包括缺氧、直接的心肌抑制和严重的凝血功能障碍后出血。初始出现血流动力学衰竭、凝血功能障碍、肺损伤和急性呼吸窘迫综合征的情况,在存活妇女中均十分常见。初始阶段包括心搏骤停、多器官功能衰竭以及脑缺氧损伤,也很常见。

如果羊水栓塞发作时胎儿在子宫内,胎儿心率常表现为缺氧。表现可能包括晚期减速,但更常见的是急性减速延长。像任何形式的严重血流动力学损害,母亲将关闭来自外周和内脏血管床到自身中央循环的血氧,用于保持脑和心的灌注,那么牺牲子宫血流为代价将难以避免。因此,由于低灌注致胎儿心率不正常,不是罕见的伴随症状,甚至先于可识别的羊水栓塞的母体症状和体征。

四、诊断

羊水栓塞的诊断主要基于临床观察,典型的临床症状和体征,往往不会混淆。产时或产后立即发作的经典的三联征为突然的低氧血症、低血压和凝血功能障碍,形成标志性的羊水栓塞的诊断。然而,显然许多"顿挫型"的羊水栓塞病例,此三联征中的某些症状和体征将减至最少或缺乏。在这些案例中,诊断困难,必须对合情推理的替代诊断小心做排除性鉴别。此种情况下,妊娠早期、中期终止妊娠时识别可预示羊水栓塞的症状和体征,与观察的结果一致即为母体对胎儿组织不正常的反应,而与组织体积大小无关。

尽管在母体肺循环检测到胎儿鳞状细胞曾被当作诊断羊水栓塞的标准,但是对各种危险病症(包括并发子痫前期,心脏病,感染性休克的患者)从患者肺动脉导管抽出的远端口(肺动脉)血液成分进行研究,越来越多的结果却显示常常有鳞状细胞和滋养细胞被转运进入母体循环,并可从肺动脉床重新摄取。鉴定这些细胞常常需要足够的组织标本和特殊的染色。尽管目前资料的确显示这些鳞状细胞有些是胎儿起源的,但来自危重症成人男性的血液标本中也可有类似发现。不管起源如何,在妊娠妇女肺动脉床检测到推测来自胎儿的鳞状细胞或其他碎片,不再考虑诊断为羊水栓塞;这些研究也不再用于这种情况的排除性诊断。

有研究者已经提出使用更具体的实验或尸检结果来证实羊水栓塞的诊断。具体包括花生四烯酸的代谢产物,类胰蛋白酶,尿组胺,类胰岛素生长因子结合蛋白,各种补体激活标记物和尸体解剖后免疫组化唾液酸化 Tn 抗原,锌粪卟啉,或其他有关肺肥大细胞降解的证据。不幸的是,这些研究发现均难以解释,原发病例往往基于作者以为的临床表现而被诊断为羊水栓塞,但通常报道不够详细,评论者难以准确诊断。由于用正常妊娠妇女做对照组,而不是急性期炎症反应物预期将上升的危重症妊娠妇女做对照组,诊断又不严谨,使这些问题更加复杂。因此,尽管这些实验室结果的描述普遍支持羊水栓塞以炎症为基础的机制,但至今为止这些结果没有一个对诊断或临床使用有重要意义。尽管羊水栓塞特殊组织学或实验室标记物的研究仍在继续,羊水栓塞仍首选临床排除性诊断。

羊水栓塞早期症状和体征:低血压、缺氧、发绀、口吐泡沫、异常胎心率、意识丧失、心搏骤停、子宫出血、切口出血、静脉内部出血、宫缩乏力、突然发作。

五、风险因素

不管羊水栓塞可识别的危险因素是否存在,一个多中心注册系列综述显示了大量的相互矛盾的结论。高龄、产次、男性胎儿、引产、剖宫产、产钳助产、宫颈损伤、胎盘前置和胎盘早剥、少数民族被发现均与羊水栓塞有明显相关性,但在许多研究中发现它们与羊水栓塞无相关性。例如,在初始的加拿大研究中,引产被确定为一个重要的危险因素。然而,美国同一个研究组随之报道了包括多名患者的研究,结论与原来的发现相矛盾。另外,根据母胎交换的研究,缩宫素使用的频率,羊水栓塞发病率罕见,许多研究者努力去寻找缩宫素及其他子宫兴奋药与羊水栓塞因果联系的生物可能性。早在 1976 年,母胎氧气转运的研究发现当子宫收缩时压力超过 40 mmHg 时子宫胎盘交换完全停止。因此,收缩尤其是高渗性收缩,在所有产程中导致羊水和胎儿组织进入母体血液循环,这种事件发生的可能性不大。然而,事实上在羊水栓塞患者发生母体血流动力学衰竭开始之前通常可以观察到子宫收缩过快或强直的初期,或与之有关联。这些明显的悖论发现,内源性去甲肾上腺素的释放是正常的人类血流动力学对任何主要生理损害的反应,内源性去甲肾上腺素有明显子宫收缩的作用;因此,子宫收缩增强在可辨别的母体或胎儿生理应激的同时甚或之前的时间内可以观察到,表现加重羊水栓塞综合征的发展而不是其原因。此观察研究证实了早期由 Morgan 的研究,他发现缩宫素引起的宫缩中羊水栓塞发病率非常罕见,美国妇产科协会也认为子宫刺激和羊水栓塞之间无明显因果联系。

另外,许多检测危险因素的研究有一个共同的缺点,即用牵强的方法识别风险因素。用风险截断值为 $P<0.05$ 为有统计学意义,那么检测的 20 个潜在风险因素有可能被错误地识别为有统计学意义。目前尚无统计学研究,也没有任何标准产科前瞻性研究发现能够改变羊水栓塞风险的临床风险因素。另外,目前也没有任何所谓的危险因素具有因果联系去证实如下结论:即如果没有这些因素,羊水栓塞将不会出现在特定的个体患者中。按照实际情况来看,羊水栓塞既不可预知也无法预防。

六、预后

孕产妇死亡率的估计差别很大,在很大程度上依赖于病例纳入真正的羊水栓塞所规定的标准。对出现羊水栓塞经典体征和症状的患者经过严格筛选,结果表明其死亡率超过 60%。并发心搏骤停的病例其生存劣于许多系列报道的病例,因为任何原因的院内心搏骤停的成人患者,不足 10% 的情况能存活出院。另外,病情不严重的患者(特别是以人群为基础的,以死亡证明书或出院编码记录的一些患者),这些患者中许多人实际上并没有羊水栓塞,因此报道的死亡率会更低,有时候会低于 20%。尽管已明确专科重症监护病房的治疗将改善一些女性存活的可能性,预后最终似乎更多与疾病的严重程度和出现心搏骤停并发症密切相关,这种相关性优于任何特殊的治疗方法。

七、治疗

幸运的是,无须对羊水栓塞做一个确切的诊断后再给予所谓的正确治疗,因为根据观察到的病理生理学变化,治疗主要是以支持为主。心搏骤停后,必须根据基本的心脏生命支持和高级心脏生命支持进行处理。当母体突发低血压、心搏骤停,需用液体支持,必要时给予收缩血管的药物。呼吸困难或明确缺氧的情况,均需给予氧气吸入,尽管不是每一例患者均需要插管,但临床上任何时候怀疑羊水栓塞可能时均立即请麻醉师到场,因为常常有插管指征。氧气吸入通常以脉搏血氧饱和度和动脉血气分析为指导,或者两个一起评估。个例报道中,生存与体外膜联氧合作用、主动脉内球囊反搏、持续性血液透析滤过、体外循环、右心室辅助装置和一氧化氮等因素均相关。然而,这些技术实践目前未经证实和实验。

凝血功能障碍和出血的处理:大量输血和成分替代、有效可行的输血方案对治疗非常有益。尽管数例报道中,重组Ⅶa因子可与循环中组织因子结合,增强血管内凝血的形成;但最近一项综述认为这些患者预后明显差于仅用成分替代者。尽管这些患者都是随机的,接受重组Ⅶa因子时出现不适症状的情况仍然明显重于接受传统成分替代者。现有的研究资料表明,尽管给予了充足的成分替代治疗,严重凝血功能障碍的妇女仍会持续严重出血,这时重组Ⅶa因子可作为备用。如果胎儿未娩出且孕周可存活,应立即终止妊娠。作为散发病例,许多个案病例报道认为终止妊娠似乎能改善母亲状况,这种作用被认为是妊娠子宫腔静脉梗阻解除后的生理结果。但并非任何情况下终止妊娠都会改变母亲结局。考虑到即使立刻终止妊娠母亲不良预后仍与羊水栓塞密切相关,而且在选择那些看似奇迹的病例报道的过程中存在明确偏倚,但母亲产后恢复的报道却非常罕见,我们对这个问题必须用客观的、循证的评估以证明分娩并不会带来什么好处。然而,心搏骤停后终止妊娠并不明显增加额外的母亲风险。正如以下所讨论的,立即终止妊娠,从胎儿的角度来看至关重要。

两大系列研究的病例中,均强调母亲分娩前出现心搏骤停后应立即终止妊娠的重要性(表5-2)。由于立即行心肺复苏术(CPR)时心脏输出只有正常的1/3,且增大的子宫导致腔静脉梗阻,在足月妊娠期间实施最佳CPR往往存在问题,妊娠晚期子宫胎盘血流灌注在CPR期间几乎为零。因此,对于任何原因所致的心搏骤停,如果胎儿已达可存活的孕周,在有母亲濒死前的紧急情况下有终止妊娠的指征。事实上,关于羊水栓塞治疗效果唯一的循证医学结论认为,如果母亲出现了心搏骤停,立即终止妊娠可改善新生儿结局。

表 5-2　心搏骤停-终止妊娠间隔时间和神经系统疾病结局

心搏骤停到分娩的间隔时间	神经完整(%)	神经受损(%)	无神经受损(%)
0~5 分钟	11	1	91
5~15 分钟	4	47	50
超过 15 分钟	7	12	37

尽管有上述观察发现,羊水栓塞行紧急处理并不完全有反应。可获得的证据表明当怀疑羊水栓塞时应采取一系列积极的措施,同时应制定如前所述的重要的复苏措施,具体总结如下。

(1)在出现凝血功能障碍或实验室证实的凝血功能缺陷等临床表现时准备好红细胞、新鲜冰冻血浆或冷沉淀物和血小板。

(2)如果患者没有意识,或处于严重的低氧血症,插管并以100%氧气行辅助通气至关重要。这些缺氧的女性通常会遭受低氧性中枢神经系统损害,这种损害与心搏停止的时间或缺氧的程度不成比例。

(3)CPR期间和拟终止妊娠期间,侧方移动子宫可改善产妇静脉血流和心脏输出。

尽管快速晶体液的输注对于羊水栓塞患者高级生命支持是重要的治疗措施,处理的医生应警惕在存活的患者中急性肺损伤和肺水肿的可能。

八、结论

(1)围产期突然出现低氧血症、心血管衰竭、血管内凝血和羊水栓塞均无直接相关。来自母体血液循环的源自胎儿细胞碎片可能是这一现象的标志物,但既不足够敏感也不能作为诊断的特异标准,因为来源于胎儿的羊水细胞或其他细胞进入母体血液循环在正常妊娠妇女也很常见。

(2)分娩期或足月妊娠期许多事件:此综合征与其他情况的关系均涉及不正常的侵袭或胎儿物质释放入母体血液循环(胎盘早剥和前置胎盘),表明有正常母胎生理屏障的破坏。

(3)临床发现羊水栓塞、胎盘早剥和前置胎盘所致凝血级联反应的激活不能真正认为是巧合或无关。假使胎盘滋养组织中促凝血酶原激活样作用能较好地阐述,那么可以合理地推断羊水栓塞凝血功能障碍常常与滋养层来源抗原有关。

(4)此综合征包括一系列已知的临床症状、体征和中心血流动力学改变,这些与许多过敏反应或SIRS、中毒性休克病例类似,提示作为对外源性抗原等物质反应有相似的内源性前炎症介质和前凝血剂激活或释放。

(5)参与刺激物的明确性质和炎症介质的反应均非一成不变,这与此综合征多变的临床表现相一致。另外,这种情况也许是最终的共同表现,是一种独特的对来源于胎儿组分的各种外源性抗原刺激引起的母体免疫反应,这可能来源于胎儿或传染。细菌内毒素或外毒素将增强易感性母胎免疫内源性介质反应。Romero 提出有先见之明的质疑:"羊水栓塞或感染性休克是由于宫内的感染?"最终的答案是均有可能。由于在分娩过程的某一时刻,一些胎儿组织进入母体血液循环即便不算普遍的情况,也是常有的事情,因此当前认为在易感的母胎配对中羊水栓塞是不可预防的。没有足够强的可识别的羊水栓塞高危因素保证能改变标准的产科实践,从而避免或降低发生此状况的风险。

(6)关于刺激或增强宫缩与羊水栓塞发生之间关系的数据是不可靠的且存在矛盾,缺乏生物学合理性,因此任何个案病例中刺激或增强产程的频率和羊水栓塞发生率之间的因果关系从科学的角度来看未被证实。

(7)羊水栓塞的诊断是一个临床诊断。识别经典三联征(低血压,缺氧和血管内凝血),对其他情况小心地进行排除性诊断是必不可少的。基于特定的生化指标进行诊断仍有待进一步研究。

(8)母亲羊水栓塞的治疗主要是以支持治疗为主,处理好可观察到的生理异常表现。

(9)母亲由于羊水栓塞出现心搏骤停,有紧急终止妊娠的指征。及时终止妊娠将改善新生儿结局,同时并不影响母亲的恢复。然而,母亲有血流动力学不稳定,但未发展到致命性心律失常中的任何一种(通常考虑属于"心搏骤停"的范畴),终止妊娠的决定将影响产妇的结局。在这种情况下母亲和胎儿的需求存在差异,处理无统一的标准。在所有医学领域做这些决定是最困难的,现实中不能由在场的任何个人做决定,也不能由当时主管抢救的人决定。

(10)不是基于细致的个案病历复习进行病历选择,很有可能将导致未患羊水栓塞的患者被包括其中;此误诊已经阻碍羊水栓塞研究进展 50 年以上。这表明未来羊水栓塞特异性诊断和治疗方法的研究将会受到限制,这是由于有经典三联征即低血压、缺氧血症和血管内凝血的患者,需要经过仔细和质疑性医疗记录综述进行排除性诊断。

尽管羊水栓塞发生的机制仍未明确,在文章开头暗指劳而无功的事似乎已结束。经过细致的研究方法检验抗原反应和内源性炎症介质在羊水栓塞发生中的角色,这种方向是正确的。

第三节　产科弥散性血管内凝血

一、概述

(一)产科易于发生 DIC 的原因

弥散性血管内凝血(DIC)是指在某些致病因素的作用下,凝血因子和血小板被激活,大量凝血物质进入血循环,引起血管内广泛性的微血栓形成,凝血因子大量被消耗,并继发纤溶亢进,引起凝血功能障碍性出血,继而发生循环功能障碍及组织坏死的一种综合征。DIC 是一种产科严重并发症,产科意外约占 DIC 总病例的 8.6%~20%,DIC 是产科并发症中引起大出血和死亡比较常见的原因之一。那么,为什么产科是 DIC 发生的高危科室呢? 以下是目前所知的原因：①妊娠期的凝血及纤溶异常，包括妊娠中后期纤维蛋白原、因子Ⅶ、因子Ⅷ、因子Ⅸ、因子Ⅹ的含量及活性增加，血小板活性及代谢增高，纤溶活性降低致使孕妇血液呈高凝状态；②妊娠期 AT-Ⅲ浓度及活性下降，蛋白 C(APC)浓度及活性增加，提示体内有抗凝系统紊乱，也可能是孕期高凝状态发生的原因，孕妇血液呈高凝状态是生物进化的结果，可防止产后大出血，但同时也可导致 DIC；③妊娠期纤溶活性降低，尽管妊娠期妇女纤溶酶原降低，组织(型)纤溶酶原活化剂(t-PA)活性略有增加，但由于纤溶酶原活化剂抑制物-1(PAI-1)的增加更为显著，因此总体上孕妇表现为纤溶活性下降；④羊水及其内容物、胎盘及其变性产物，具有组织因子(TF)样活性，在分娩等特定情况下，一旦大量进入母体，可启动外源性凝血系统，促进血栓形成；⑤妊娠及分娩过程中因多种因素的影响，易致各种感染，特别是革兰阴性菌感染；⑥产科多种疾病，常涉及全身或局部血管内皮损伤，如妊高征、胎盘早剥等，一方面可致内皮细胞中 TF 释放，同时又可导致血小板聚集、活化及因子Ⅻ的接触性激活等，通过内外凝血系统启动而致 DIC 发生。

（二）产科 DIC 的病因、发病机制及病理生理变化

引起产科 DIC 的主要原因有妊娠高血压综合征(以下简称妊高征)、胎盘早剥、羊水栓塞、死胎滞留、感染性休克以及严重的产科大出血、妊娠合并重症肝炎、宫内感染、HELLP 综合征、葡萄胎及植入性胎盘、子宫破裂、刮宫术、剖宫产、母婴血性不合而有大量血进入母体循环时或孕妇接受不同血型的输血时均可以触发 DIC 瀑布机制。

1. 妊高征

妊高征时由于小血管痉挛，导致周围血管阻力增加，各种组织器官灌注不良，血管内皮细胞受损，管壁胶原纤维暴露，引起血小板黏附、聚集，释出血小板因子，使纤维蛋白原变为纤维蛋白；血小板过度聚集引起血小板减少；肝脏功能减退，凝血因子因合成减少、消耗过多而减少，重度妊高征患者 AT-Ⅲ水平比正常情况降低 24.4%。

2. 胎盘早剥

胎盘早剥时 DIC 的发生率约为 14.6%，胎盘早剥在胎盘后形成的血肿消耗了凝血因子，同时来自胎盘坏死组织、胎盘剥离部位的胎盘绒毛及蜕膜组织，产生大量组织凝血活酶和纤溶酶原激活剂进入母体血循环激活凝血系统而引起 DIC。若胎盘早剥与重度妊高征或羊水栓塞并发，则病情更为严重。

3. 死胎滞留

死胎滞留子宫内超过 4 周，大约 25%的妇女可有凝血功能障碍，胎儿病死后变性自溶的胎盘和羊水释放大量组织凝血活酶进入母体循环，激活凝血系统引起 DIC。关于多胎之一死亡，多数学者认为未发现有凝血异常的证据。但 Cheschier 和 Seeds(1988 年)发现在双胎中死一个胎儿及滞产的患者中，有逐渐发展的但为一过性的母体纤维蛋白原水平下降及纤维蛋白降解产物增加。

4. 产科感染性休克

在严重产后感染及非法流产感染后，大量细菌产生的内毒素使毛细血管壁通透性增加，释放血管活性物质，如组胺、儿茶酚胺、血浆激肽及 5-羟色胺，微循环血流淤滞。细菌产生的内毒素可破坏血小板，激活凝血系统，并抑制巨噬细胞使之不能清除被激活的各种凝血因子及促凝物质，还可使血管内皮损伤，胶原组织暴露于血浆中，从而激活内源性凝血系统，可使血小板解聚，释放出血小板第Ⅲ因子。感染性休克时，微循环障碍、血流淤滞、酸中毒、组织缺氧等均可使 DIC 加重。

5.羊水栓塞

羊水可直接激活因子 X 为 X a,加速凝血进程;在肺脏,羊水成分可阻塞肺循环,或直接在肺毛细血管内形成以纤维蛋白和血小板为主要成分的微血栓;血小板在肺微循环中聚集,释放 5-羟色胺及形成血栓素 A_2,促使血小板聚集和血管收缩;羊水中的胎粪、胎儿皮脂等物质可引起母体速发型过敏反应,使肺毛细血管扩张、通透性增强和肺水肿;并导致灌注减少、气体弥散障碍及血管收缩,使得右心衰竭,最终减少左心血流,引起心输出量减少,组织缺血、缺氧,代谢性酸中毒及心源性休克。由于大量凝血因子在血栓形成中被消耗,纤溶系统被激活,血液逐渐转化为低凝状态而导致严重出血。羊水栓塞可引起过敏性及失血性休克,故其休克特别严重,一般的抗休克治疗无效。

6.妊娠合并重症肝炎

妊娠合并重症肝炎时,肝细胞大量坏死,肝功能减退以致衰竭,肝内及全身微血管内凝血引起凝血因子的消耗增加及肝内合成凝血因子明显减少是造成出血的原因。AT-Ⅲ值测不出或仅为正常的 20%,而 AT-Ⅲ减少又促使凝血酶引发活跃的凝血过程。

7.产科大出血、休克

由于产科病理情况发生大出血及失血性休克时,血容量减少,脏器缺血,组织缺氧。如治疗不及时,休克拖延时间过长,最终可发生 DIC,加以继发消耗性的血凝障碍,往往又进一步加重 DIC,而 DIC 本身又可造成出血不止,二者互为因果,形成恶性循环,加重病情。

羊水、胎膜、胎盘或死胎组织、内毒素等成分,进入母体血循环后,可使母体发生 DIC,导致全身小血管痉挛,使肺、心、脑、肾、肝等重要脏器,因缺血缺氧而发生淤血、出血、水肿、坏死,功能受到损害。

(三)产科 DIC 的临床表现和特点

1.产科 DIC 的主要特点

(1)绝大多数起病急骤,发展甚为迅猛。常在短时间内危及生命,也可能与亚急性型及慢性 DIC 病例漏诊较多有关。

(2)多以阴道倾倒性大出血及休克为主要甚至唯一表现,但休克的严重程度与出血量不成比例,其他部位出血相对较少,也可见注射部位及手术创口渗血不止。

(3)DIC 病程发展及分期不明显,常可由高凝期直接进入纤溶亢进期,故阴道流出的血多不凝固,提示患者可能已进入消耗性低凝血期。

(4)病因较为明确并易于祛除,预后相对较好。

2.主要临床表现

DIC 的临床表现主要为出血、低血压与休克、循环障碍及溶血。

(1)出血:妊娠并发 DIC 时大多都有出血症状,以阴道出血最为多见,急性型发生率为 84%~100%,慢性型出血并不严重,但其表现不一,DIC 高凝血期可无出血,静脉采血常出现针管内血液凝固现象。在消耗性低凝血期尤其伴发继发性纤溶时则出现严重而广泛的出血,全身皮肤黏膜呈现紫癜、淤斑和血肿,并可见消化道、泌尿生殖道或其他部位出血,严重者可出现胸腔、心包或呼吸道、关节腔、颅内出血,注射部位或手术创口渗血不止。

产科 DIC 出血的特点如下。

1)出血并不与 DIC 的发展相平行。部分病例,出血症状可不明显,而以微循环衰竭的表现为主或为首发症状,因此,对临床上无明显出血的 DIC 病例更应警惕。

2)羊水栓塞、胎盘早剥并发 DIC 时的出血多为子宫大出血;死胎滞留病例,严重者在孕期出现皮肤淤斑,牙龈出血,甚或出现广泛性黏膜出血(血尿、呕血、黑便);过期流产、子痫患者,多在子宫刮除术或胎儿娩出后出现子宫大出血或渗血不止。

3)急性发作性 DIC,如羊水栓塞并发 DIC,出血症状尚不明显时,即有呼吸窘迫、休克的发生,成为患者突然的或首发症状,严重病例因重要脏器功能的衰竭而早期病死,此类患者的出血可能被掩盖。

4)急性 DIC 患者,可同时具有 3 个或 3 个以上无关部位的出血。

(2)低血压与休克:急性型发生率为 42%～83%,休克程度与出血量不成比例,DIC 时由于纤维蛋白性微血栓或血小板团块阻塞了微循环,引起急性循环衰竭,轻者表现为低血压,重者发生休克。休克特点:突然出血,伴严重广泛的出血及四肢末梢发绀,有多脏器功能不全综合征表现;一般的抗休克治疗无效。

(3)循环障碍:DIC 时由于重要脏器微循环血栓形成,阻塞微血管,造成重要脏器微循环灌流障碍,严重者因缺血坏死导致重要脏器功能衰竭。DIC 时由于微循环血栓形成,阻塞微血管,静脉血回流量急剧减少,加以失血,使循环发生障碍,血压下降,发生休克;而大量血小板被破坏、组胺和 5-羟色胺的释放,使微血管收缩,加重缺氧,严重影响主要脏器功能,肾脏最易受损,其他依次是皮肤、肺、心脏及肾上腺和中枢神经系统。肾脏受累表现为急性肾功能不全、血尿、少尿或无尿;皮肤黏膜微血栓表现为血栓性坏死;肺部则因肺毛细血管广泛栓塞、出血、肺水肿而发生成人呼吸窘迫综合征(ARDS);DIC 时心肌收缩受抑制,心功能不全,有心律不齐,甚至发生心源性休克;肝受累表现为黄疸和肝功能损害;消化道受累可发生恶性呕吐或消化道出血;脑组织受累可发生神智模糊、谵妄、惊厥甚至昏迷;肾上腺 DIC 可导致肾上腺皮质坏死出血;脑垂体坏死出血可导致席汉综合征,脱发、闭经、次级性征减退。静脉受累发生静脉血栓栓塞的症状。

(4)溶血:在 DIC 形成的过程中,毛细血管有纤维蛋白形成,加上缺氧、酸中毒,使红细胞变性能力降低,红细胞在通过纤维蛋白网时发生破碎而溶血;红细胞可呈盔形、三角形或棘形,流经脾脏时遭破坏,可引起贫血,也称微血管病性溶血性贫血。

内毒素、纤溶降解产物、D 碎片可以通过激活补体-粒细胞-自由基途径损伤红细胞参与溶血过程,可出现黄疸、血红蛋白尿,周围血涂片可见异形红细胞及其碎片。

急性溶血时,可有发热、腰背酸痛、血红蛋白尿等;慢性溶血时,可见黄疸、进行性贫血。

二、诊断

(一)产科 DIC 的分型及分期

1. 分型

产科 DIC 分为急性、亚急性与慢性 3 种临床类型。

(1)急性型:多见于感染性流产、胎盘早剥及羊水栓塞等引起的 DIC。其发病急骤,多于数小时或 1～2 天起病,病情发展变化迅速,预后凶险。原发疾病的表现常常掩盖 DIC 的症状或 DIC 的症状未及充分表现即导致死亡。由于大量外源性促凝物质短时间内进入母体血循环,引起血液凝固高度障碍,出血症状较明显和严重,常伴短暂或持久的血压下降。实验室检查常有明显改变。

(2)亚急性型:多见于死胎滞留等,多于数天至数周发病,病程发展较为缓慢,临床 DIC 症状可以明显或较轻,凝血功能轻度障碍。

(3)慢性型:可见于妊高征、部分死胎滞留等患者。病程发展甚为缓慢,病程较长,可持续数周以上,临床表现常不典型,以血栓栓塞为多见,早期出血不严重,可以仅仅只有实验室检查改变,其发生可为全身性或局部性。

2.分期

产科 DIC 分为临床前期、早期 DIC(高凝血期)、中期 DIC(消耗性低凝血期)、晚期 DIC(继发性纤溶期)(图 5-2)。

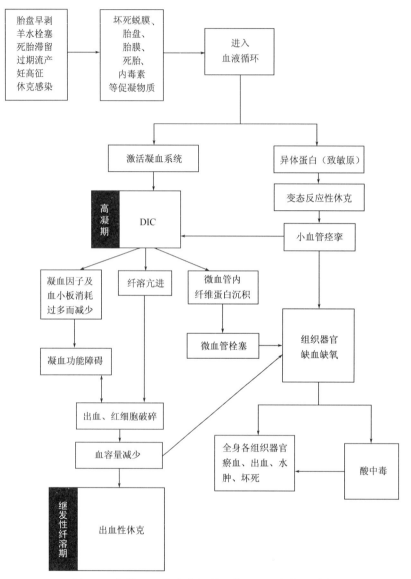

图 5-2 产科 DIC 的发病机制及病理生理变化和分期

(1)临床前期:DIC 临床前期也称前 DIC,是指在 DIC 基础疾病存在的前提下,体内与凝血、纤溶过程有关各系统或血液流变学等发生了一系列病理变化,但尚未出现典型 DIC 临床症状及体征,或尚未达到 DIC 确诊标准的一种亚临床状态。一般存在于 DIC 发病前的 7 天之内,血液呈高凝状态,血小板活化,凝血过程的激活已经开始,但尚无广泛微血栓形成,纤溶过程尚未或刚刚启动,血小板、凝血因子的消耗及降解均不明显,根据凝血相关的分子标志物有助于诊断。

(2)早期 DIC:促凝物质进入血循环,血液处于高凝状态,血小板和凝血因子被激活。微循环中广泛发生微血栓形成。临床上无明显出血,抽血时易凝固。皮肤黏膜可有栓塞性损害。休克及脏器功能衰竭表现较轻,呈可逆性。

实验室检查特点:①采血时,标本易凝固;②PT、APTT 及 TT 可缩短;③血小板及多种凝血因子如Ⅷ:C、因子Ⅴ、凝血酶原、纤维蛋白原等水平在正常范围但可呈进行性下降;血小板活化及凝血激活分子标志物含量明显增高,如 PF-4、β-TG、TXB_2、GMP-140、F_{1+2}、TAT、FPA 等;④纤溶试验多在正常范围,如纤溶酶原、3P 试验、D-二聚体及 SFMC 等。

此期临床上持续时间短,难于发现和识别。治疗应以抗凝为主。

(3)中期 DIC:由于广泛性微血栓的形成,消耗了大量的血小板和凝血因子,血液呈低凝状态。此期有广泛出血、微循环衰竭、休克,以及微血栓栓塞的临床表现。

实验室检查特点:①血液呈低凝状态,采血后不易凝固;②PT、APTT 及 TT 延长;③血小板及多种凝血因子水平低下并呈进行性下降,血小板活化、凝血因子激活之分子标志物水平进行性升高;④纤溶试验提示纤溶亢进,如 FDP、D-二聚体及 SFMC 升高等。此期持续时间较长,临床诊断 DIC 时,约 70% 以上处于此期。治疗应以抗凝、血小板、凝血因子补充及适度抗纤溶等综合措施为主。

(4)晚期 DIC:由于过度凝血,引起纤溶功能亢进,产生高纤溶酶血症。纤溶酶降解了纤维蛋白(原)及其他凝血因子,使出血更严重。

实验室检查特点:①血液呈低凝状态,非抗凝全血不易凝固;②血小板及多种凝血因子水平低下,但不呈急骤进行性下降,其活化及代谢分子标志物水平仍高,但可逐渐下降;③各项纤溶指标强烈提示纤溶亢进。纤维蛋白原显著降低,3P 试验阳性,FDP、D-二聚体及 SFMC 显著升高等。但由于纤维蛋白原极度低下,FDP 过度降解,晚期小碎片大量形成等原因,3P 试验可阴性。

DIC 诊断确立时,约 20% 患者处于此期。后期治疗应以抗纤溶及补充血小板及凝血因子为主。

需要着重强调的是,各期往往互相重叠、交错。DIC 早、中、晚期实验室检查结果比较见表 5-3。

表 5-3 DIC 早、中、晚期实验室检查结果比较

项目		早期	中期	后期
血小板计数		正常或升高	降低**	降低*
血小板活化标志物	PF-4	均轻度升高	均中度显著升高**	均中度升高*
	β-TG			
	TXB₂			
	GMP-140			
凝血因子及激活标志物	纤维蛋白原	正常或升高	降低**	降低*
	PT	正常或缩短	延长**	延长*
	Ⅷ:C	正常或升高	降低**	降低*
	TAT	3 项轻度升高**	3 项中度以上升高**	3 项中度升高*
	F₁₊₂			
	FPA			
纤溶相关试验	纤溶酶原	正常	降低	显著降低
	3P 试验	阴性或弱阳性	阳性	强阳性
	D-二聚体	正常	中度升高	显著升高

注:**进行性;*非进行性。

(二)产科 DIC 实验室检查

1. 产科 DIC 实验室检查应注意的 5 个问题

(1)存在发生 DIC 的高危因素如妊高征、死胎滞留等患者,应监测体内凝血功能的情况,前后对照进行动态观察,以利于诊断。

(2)产科 DIC 多数为危急重症,故实验室检查应力求简单、快速、先易后难。一般先作筛选试验,然后再作确诊试验;对少数疑难病例,再行特殊检查。一般情况下,检测项目应在 1～2 小时获得试验结果。

临床资料表明,有 92% 的 DIC 患者,可通过 PLT 计数、PT、纤维蛋白原定量、3P 试验及 D-二聚体等五项实验室检查确诊,而需要其他检查方法帮助诊断者仅 7%。

(3)病情危急又高度怀疑 DIC 的患者,如羊水栓塞等,在实验室结果出来前,应开始 DIC 的治疗。

(4)对实验室检查尚未达到诊断标准者,可给予预防治疗或试验性治疗。

(5)妊娠期虽有凝血功能的异常改变,但分娩后很快会恢复到正常水平;如分娩后凝血功能不能迅速恢复,结合临床表现应考虑 DIC 的存在。

2. 一般检查

(1)血小板计数及功能检测:PLT 治疗前 99% 呈进行性减少,若反复查大于 $150 \times 10^9 / L$,可排除此病。

(2)纤维蛋白原测定。

(3)凝血酶原时间测定(PT)及活化部分凝血酶时间(APTT)。

(4)全血凝块试验:抽取患者静脉血液 5 mL,正常应该在 6 分钟内凝固。若 10～15 分钟不凝固表示凝血功能轻度异常,若超过 30 分钟不凝固者则说明凝血功能严重异常。

(5)血浆鱼精蛋白副凝试验(简称 3P 试验):正常时血浆内可溶性纤维蛋白单体复合物(SFMC)含量少,3P 试验阴性。而 DIC 时,可溶性纤维蛋白单体增多,鱼精蛋白虽可使之分解,但单体复合物可再聚合成不溶性纤维蛋白凝块而成胶冻状,3P 试验阳性。本方法简单、准确,但敏感性和特异性均较差,阳性时已是显性 DIC,且在 DIC 的早期和晚期均可阴性,阴性不能排除 DIC。

(6)纤维蛋白(原)降解产物(FDP):85%～100% 的 DIC 患者血浆 FDP 升高,反映了纤溶酶对纤维蛋白原及纤维蛋白的水解作用。结果分析时应排除其他引起 FDP 升高的因素。

(7)D-二聚体测定:几乎所有 DIC 患者的 D-二聚体测定值均高于正常人,但该指标的敏感性很高,特异性较低,结果判定时需排除其他引起其升高的因素。原发性纤溶时纤维蛋白原的降解产物是 FDP,而继发性纤溶时其降解产物为 FDP 和 D-二聚体。可见,D-二聚体是鉴别原发性纤溶和继发性纤溶的关键性指标,同时还是血栓溶解疗法效果判定的重要监测指标。

(8)凝血因子活性的检测:由于凝血因子的大量消耗,严重出血症状发生时可有多种凝血因子的活性降低。

(9)动脉血气分析提示低氧血症和酸中毒,外周血涂片可有红细胞变性或有碎片,超过 10% 时有诊断参考价值。

3. 分子标志物检测

由于 DIC 的早期临床表现缺乏特异性,而常规检查项目在 DIC 的早期呈现阳性的测试几乎没有,而分子标志物的测定不但可以诊断早期 DIC,还可以推测 DIC 的进展阶段,对确诊价值较大。检查主要针对 DIC 的病理生理变化涉及 4 大方面,即凝血及抑制系统、纤溶及抑制系统、血小板系统、血管内皮系统来进行。

(1)凝血及抑制系统:凝血系统启动的最直接的物质——凝血酶的生成在 PT、APTT 产生变化之前,但凝血酶的测定非常困难。为此,可采用分子标志物来证实凝血酶生成,证实凝固亢进状态和血栓倾向的早期指标有 F_{1+2}、TAT、FPA、SFMC,其中,F_{1+2} 的浓度直接反映凝血酶生成的全量,是反映凝血酶生成最敏锐的指标,TAT、FPA、SFMC 反映凝血酶生成的一部分。

1)凝血酶原片段(F_{1+2}):F_{1+2} 是在因子 Xa 裂解凝血酶原生成凝血酶过程中释放的一个多肽片段。F_{1+2} 血中浓度增高反映体内凝血酶生成的亢进,是血管内血栓形成的前奏。这是早期 DIC 进行抗凝治疗并防止多脏器功能衰竭的最佳时机。存在的问题:测定时间较长(约 2 小时)、试剂昂贵、敏感度太高、其浓度与年龄呈正相关等,故需要参考其他项目进行综合判断。

2)凝血酶——抗凝血酶Ⅲ复合物(TAT):体内凝血酶一旦生成,很快与体内的 AT-Ⅲ结合生成 TAT。测定 TAT 的含量可反映体内凝血酶的生成。存在的问题:酶标法测定所需时间较长。

3)纤维蛋白肽 A(FPA):FPA 是在凝血酶使纤维蛋白原(Fg)转换成纤维蛋白过程中释放出的一种肽。通过 FPA 的测定可反映凝血酶的生成。DIC 患者使用肝素治疗时增高的 FPA 会下降,因此可作为抗凝效果的监测指标。

4)可溶性纤维蛋白单体复合物(SFMC):SFMC 是由纤维蛋白单体(FM)与纤维蛋白原(Fbg)和纤维蛋白降解产物(FDP)相互聚合后形成,其检测 FM 的敏感性是 3P 试验的 20 倍以上。血液中检出 SFMC 提示凝血酶生成并导致纤维蛋白原向纤维蛋白的转换,是继而引起继发性纤溶的初级阶段,可作为 DIC 早期诊断指标之一。优点:敏感度和特异性高。缺点:酶标法测定时间较长。

5)抗凝血酶Ⅲ(AT-Ⅲ):AT-Ⅲ与肝素结合后抗凝血酶作用可以提高 1000 倍。在 DIC 等血栓性疾病时,AT-Ⅲ由于消耗而减少,应当注意的是在肝病的蛋白合成功能障碍时,或肾病综合征所致的 AT-Ⅲ从肾脏漏出时,AT-Ⅲ的浓度也可降低。特别应当强调的是在 DIC 使用肝素治疗时,有条件应当测定 AT-Ⅲ的活性(DIC 时,由于消耗,AT-Ⅲ的浓度往往降低),当 AT-Ⅲ的活性低于 80% 时,肝素抗凝作用较差。

(2)血小板系统。

1)血小板血栓球蛋白(β-TG)和血小板第 4 因子(PF-4):血小板 α 颗粒中的特异蛋白质 β-TG 和 PF-4 的血浆水平增高是血小板活化的直接标志。DIC 时,血小板大量被破坏,血小板释放出 β-TG、PF-4,血浆中 β-TG 含量可显著上升,β-TG/PF-4 比率升高;当 β-TG 和 PF-4 同时升高时在试管内血小板被激活的可能性较大。另外,当使用肝素时,PF-4 从血管壁游离出来,血中浓度升高。

2)P-选择素(GMP-140):P-选择素存在于血小板 α 颗粒膜上。DIC 时血小板活化,血浆中 GMP-140 含量增高。敏感性大于 85%,特异性约 70%。

(3)纤溶及抑制系统。

1)纤维蛋白降解产物(FDP)和 D-二聚体(D-dimer)。

2)纤溶酶-抗纤溶酶复合物(PIC):纤溶系的主体是纤溶酶,但纤溶酶形成后很快被纤溶酶抑制物 $α_2$-PI 所中和而很难直接测定纤溶酶,中和后的产物即是 PIC。PIC 的半衰期仅数小时,而正常人血中不存在此物质,故血中测出 PIC 即可证实了纤溶反应的存在。

(4)血管内皮系统:DIC 时,血管内皮细胞受到破坏,对以上三大系统的调节发生障碍,从而导致血小板激活的亢进、凝血的亢进、纤溶的亢进或紊乱。

1)血栓调节蛋白(TM):TM 表达于血管内皮细胞表面,TM 与凝血酶 1∶1 结合后,发挥抗凝作用。发生 DIC(尤其在合并多脏器衰竭),TM 呈异常高值,可作为判断 DIC 严重程度的指标。再者,在伴有多脏器功能不全(MOF)的 DIC 时,TM 与凝固纤溶系的指标(PIC、TAT、vW 因子、PAI-I、t-PA)不呈相关关系,故可把 TM 作为独立的血管损伤的分子标志物。

2)组织因子途径抑制物(TFPI):DIC 患者血浆游离 TFPI 水平显著降低,这提示前 DIC 存在高凝状态及 TFPI 的大量消耗。

3)组织(型)纤溶酶原活化剂(t-PA)/纤溶酶原活化剂抑制物-1(PAI-1):DIC 和前 DIC 患者血浆 PAI-1、t-PA/PAI-1 水平明显增高,尤其伴有器官功能衰竭的患者增高最明显,而纤溶活力的增强可能是预防 DIC 患者发生 MOF 的重要防御机制,t-PA 和 PAI 水平增高则是 DIC 患者预后不良的标志。

另外,组织因子(TF)是外源性凝血途径的启动因子,在产科疾病并发 DIC 的发病机制中占重要地位。如羊水栓塞、胎盘早剥时大量 TF 进入血液,可以激发 DIC 的发生。可作为一个检测指标。

(三)如何提高产科 DIC 的早期诊断率

当有引起 DIC 原发疾病存在的前提下,对于不易以原发病解释的循环衰竭或严重休克,其程度与出血量明显不成比例,或休克时间长、不易纠正者,则应积极查找原因,及时结合实验室检查,动态检测,要想到 DIC 的可能,按照诊断标准,及早诊断。

前 DIC 的诊断标准如下。

(1)存在易致 DIC 的疾病基础。

(2)有以下 1 项以上临床表现:①皮肤、黏膜栓塞、灶性缺血坏死及溃疡形成等;②原发病的微循环障碍,如皮肤苍白、湿冷及发绀等;③不明原因的肺、肾、脑等轻度或可逆性器官功能障碍;④抗凝治疗有效。

(3)下列 3 项以上试验异常:①正常操作条件下采集的血标本易凝,或 PT 缩短 3 秒以上或 PT 缩短 5 秒以上;②血浆血小板活化分子标志物含量增加:如 β-TG、PF-4、TXB_2 及 GMP-140;③凝血激活分子标志物含量增加:F_{1+2}、TAT、FPA 及 SFMC;④抗凝活性降低:AT-Ⅲ活性降低,PC 活性降低;⑤血管内皮细胞分子标志物增高:ET-1,TM。

(四)DIC 的诊断标准

1. 存在易引起 DIC 的基础疾病

如感染、恶性肿瘤、病理产科、大型手术及创伤等。

2. 有下列 2 项以上临床表现

(1)严重或多发性出血倾向。

(2)不易用原发病解释的微循环衰竭或休克。

(3)广泛性皮肤、黏膜栓塞、灶性缺血坏死、脱落及溃疡形成,或不明原因的肺、肾、脑等脏器功能衰竭。

(4)抗凝治疗有效。

3. 实验室指标同时有下列各项中 3 项以上异常

(1)血小板计数$<100×10^9/L$ 或进行性下降(肝病、白血病者血小板计数$<50×10^9/L$),或以下 4 项中 2 项以上血浆血小板活化产物升高:β-TG、PF-4、TXB_2、GMP-140。

（2）血浆纤维蛋白原含量<1.5 g/L或进行性下降，或>4.0 g/L（在白血病及其他恶性肿瘤<1.8 g/L，肝病<1.0 g/L）。

（3）3P实验阳性或血浆FDP>20 mg/L（肝病FDP>60 mg/L）或D-二聚体阳性。

（4）PT延长3秒以上或呈动态变化（肝病延长5秒以上），APTT延长10秒以上或缩短5秒以上。

（5）血浆纤溶酶原抗原<200 mg/L。

（6）AT-Ⅲ活性<60%或蛋白C（PC）活性降低（不适用于肝病）。

（7）血浆因子Ⅷ：C活性<50%（肝病必备）。

（8）血浆内皮素-1（ET-1）水平>8 ng/L或凝血酶调节蛋白（TM）较正常增高2倍。

4.疑难病例应有下列2项以上异常

（1）血浆凝血酶原碎片（F_{1+2}）、凝血酶-抗凝血酶Ⅲ复合物（TAT）或纤维蛋白肽A（FPA）水平增高。

（2）血浆可溶性纤维蛋白单体复合物（SFMC）水平增高。

（3）血浆纤溶酶抑制复合物（PIC）水平增高。

（4）血浆组织因子（TF）水平增高或组织因子途径抑制物（TFPI）水平下降。

为有利于DIC的诊断，采用积分法见表5-4。

表5-4　DIC和pre-DIC的积分诊断标准

项目	失代偿性（显性）	代偿性（非显性）
原发疾病		
存在	+2分	+2分
不存在	0分	0分
Plt（×10⁹/L）	>1000分	>1000分
	<100+1分	<100+1分
	<50+2分	动态观察：升高-1分，稳定0分，降低+1分
SFMC/FDP	不升高0分	不升高0分
	中度升高+2分	升高+1分
	高度升高+3分	动态观察：升高-1分，稳定0分，不升高+1分
PT（秒）	未延长或延长<30分	未延长或延长<30分
	延长3~6+1分	延长>3+1分
	延长>6+2分	动态观察：缩短-1分，稳定0分，延长+1分
Fg（g/L）	≥1.00分	特殊检查：AT正常-1分，降低+1分
	<1.0+1分	PC正常-1分，降低+1分
		TAT正常-1分，降低+1分
		PAP正常-1分，降低+1分
		TAFI正常-1分，降低+1分

注：判断标准，积分>5分者，符合显性DIC诊断；2分≤积分<5分，提示非显性DIC。每日需要重复测定记分，以作动态观察　Plt（血小板）；SFMC/FDP（可溶性纤维蛋白单体复合物/纤维蛋白（原）降解产物）；PT（凝血酶原时间）；Fg（纤维蛋白原）；AT（抗凝血酶）；PC（蛋白C）；TAT（凝血酶-抗凝血酶Ⅲ复合物）；PAP（纤溶酶-抗纤溶酶复合物）；TAFI（凝血酶活化纤溶抑制物）。

(五)基层医院DIC的诊断标准

同时有下列3项或3项以上即可确诊DIC。

（1）血小板<100×10⁹/L或呈进行性下降。

（2）血浆纤维蛋白原含量<1.5 g/L 或进行性下降。

（3）3P 试验阳性或血浆 FDP>20 mg/L。

（4）凝血酶原时间缩短或延长 3 秒以上或呈动态性变化。

（5）外周血破碎红细胞>10%。

（6）不明原因的血沉降低或血沉应增快的疾病但其值正常。

（7）血凝块静置 2 小时内出现溶解现象；血凝块变小，或完整性破坏，或血块周边血清呈毛玻璃样混浊。

（六）DIC 的鉴别诊断

DIC 需与重症肝病及原发性纤维蛋白溶解亢进相鉴别（表 5-5）。

表 5-5 DIC 与重症肝病及原发性纤维蛋白溶解亢进鉴别要点

类别	DIC	重症肝病	原发性纤溶亢进
发生率	易见	多见	罕见
血小板计数	重度减低	正常或减低	正常
血小板活化分子标志物(PF-4、β-TG、TXB_2、GMP-140)	显著增加	正常或轻度增加	正常
红细胞形态	碎片、棘刺状、头盔状	正常	正常
3P 试验	阳性	阴性**	阴性
FDP	增加	正常**	正常
Ⅷ:C	减低	正常	正常
凝血因子激活标志物(TAT、F_{1+2}、FPA)	显著增加	正常	正常
D-二聚体	升高	正常**	正常

注：＊＊如肝病并发纤溶亢进，则可为阳性或增加。

1. 重症肝病

血小板生成减少或消耗过多，血小板功能受到抑制，凝血因子或纤溶成分的合成减少或消耗增多，或循环抗凝物质生成增多或消耗减少而引起出血。临床上可有广泛的出血，尤以皮肤、黏膜和内脏出血多见。

2. 原发性纤溶症

较罕见，是由于激活纤溶系统的组织型纤溶酶原活化物（t-PA）、尿激酶型纤溶酶原活化物（u-PA）的活性增强或由于抑制 t-PA、u-PA 的纤溶酶原活化抑制物（PAI）的活性减低所引起。临床出血表现类似 DIC，止血需要抗纤溶剂而不是肝素。须与 DIC 作鉴别。

三、治疗

DIC 治疗的总原则及目的是：①去除产生 DIC 的基础疾病及诱因；②阻断血管内凝血及继发性纤溶亢进过程；③恢复正常血小板及凝血因子水平；④纠正休克及控制出血量。

（一）原发病的治疗或诱因的去除

治疗原发病的目的在于阻止促凝物质的释放，阻断 DIC 的诱发因素。密切监测凝血功能的变化，并根据凝血功能的改变程度，选择合适的产科处理措施。在产前合并 DIC 的患者，对于病情发展迅速且短期内难以结束分娩者应考虑手术终止妊娠。尽早娩出胎儿胎盘和清除宫腔内容物。DIC 较为明显者在给予肝素治疗及补充凝血因子的基础上进行引产。

(二)抗生素的合理应用及抗休克治疗

细菌产生的内毒素是诱发 DIC 的因素,及时控制感染,减少内毒素的产生直接有利于 DIC 的治疗,也可为去除诱因而行手术治疗时创造条件。及时清除感染病灶,并给予大剂量抗生素治疗。抗生素应用需注意:①抗菌治疗应及早开始,一步到位;②宜选用广谱抗菌药或两种以上联合应用,如有细菌学监测,可给予敏感抗生素,否则应选择对革兰阴性杆菌有效的药物;③应根据患者临床情况,特别是肝、肾功能状态,确定用药方法及剂量;④密切观察病情,及时调整抗菌药物的种类和剂量。

休克造成机体微循环灌流不足,组织缺氧引起酸中毒等,应及时用 5% 碳酸氢钠予以纠正,低血容量造成的休克可补充输液或输血纠正,同时给予吸氧,纠正电解质紊乱。

抗休克必须采用扩血管升压药物。对 DIC 本身微循环衰竭引起的休克,一般抗休克治疗效果差,有待 DIC 的控制。

(三)抗凝治疗及其注意事项

1.肝素的合理应用问题

(1)普通肝素的使用:DIC 时,肝素可防止血小板及各种凝血因子的消耗,阻断血栓形成,改善微循环,修复受损的血管内皮细胞。但肝素对于已形成的微血栓无效。肝素不通过胎盘,对胎儿是安全的。肝素的适应证与用量随病情而异。以下 5 点可作为参考:

1)导致严重 DIC 的病因尚未很快去除。

2)需要补充凝血因子和血小板或选用纤溶抑制剂时,若尚难判定血管内凝血是否停止,可提前或同时应用肝素。

3)肝素用于慢性或亚急性 DIC 更为有效。

4)在 DIC 的早期处于高凝血状态,肝素可阻止血管内凝血的进展。

5)用量随病情而定。酸中毒时肝素灭活快,用量宜偏大;肝肾功能障碍时肝素灭活排除缓慢,用量宜小;血小板、凝血因子明显低下时应减少用量。

急性羊水栓塞时 DIC 的发生较急,多在数分钟内出现严重症状,如急性呼吸衰竭、低血压、子宫强烈收缩及昏迷等,应及时处理。不应等实验室检查即可静脉注射,首剂 50 mg,然后再采用连续静脉滴注,滴注剂量以每小时 25~35 U/kg 体重(肝素 1 mg=125 U)。死胎滞留而伴有严重凝血功能障碍者,可静脉滴注肝素 50 mg,每 4 小时重复给药,24 小时后停用肝素再行引产。对妊娠高血压综合征患者,如存在慢性 DIC 或凝血功能亢进时,可早期开始肝素治疗。败血症诱发 DIC 时,早期肝素治疗可挽救患者的生命。

肝素的用药方法,一般采用连续静脉滴注效果较好。剂量按每小时滴入 100 mg 左右计算,24 小时给予 200~400 mg。

(2)低分子量肝素的应用:低分子量肝素保留了抗因子 Ⅹa 的活性而抗凝血酶的作用减弱,具有抗凝作用强、出血危险小、生物利用度高、不良反应少、安全等优点。但低分子量肝素可促进纤溶酶原活化剂的释放,增强纤维蛋白溶解作用,这对已有明显纤溶亢进的 DIC 患者的影响尚不了解。另外,标准肝素的抗凝血酶作用是 DIC 治疗的重要部分,低分子量肝素的抗凝血酶作用减弱从理论上讲不一定对 DIC 的治疗有利,其效果和优越性有待进一步证实。

每日 200 U/kg 体重,分两次皮下注射,用药间隔时间 8~12 小时,疗程 5~8 天。

(3)肝素过量的表现及处理。

1)肝素治疗过程中,一般情况恶化,出血现象加重,或已停止、减轻的出血现象再度加重而且能排除 DIC 加重的出血症状。

2)试管法凝血时间超过 30 分钟,KPTT 超过 100 秒。

肝素过量可用鱼精蛋白对抗,剂量与末次肝素剂量相同。用法:硫酸鱼精蛋白加入 25％葡萄糖注射液 20 mL 静脉缓慢注入(3～10 分钟),每次注入鱼精蛋白剂量不宜超过 50 mg。若为低分子肝素则用 0.6 mL 鱼精蛋白中和 0.1 mL 低分子肝素。

(4)肝素治疗有效的指标。

1)出血停止或逐步减轻。

2)休克改善或纠正,如血压回升、脉压增大、肢体转暖及发绀减轻或消失。

3)尿量明显增加。

4)PT 比治疗前缩短 5 秒以上,纤维蛋白原及血小板计数不再进一步下降或有不同程度的回升。

5)其他凝血象检查逐步改善。

肝素治疗有效的 DIC 患者,各项凝血指标恢复时间为:PT 约 24 小时;纤维蛋白原 1～3 天;优球蛋白溶解时间 12～72 小时,F_{1+2} 效价下降约需数日至 1 周,血小板计数回升则需要数日至数周不等。

(5)停用肝素的指征和方法。

1)诱发 DIC 的原发病已控制或缓解。

2)病情明显改善,如血停止、休克纠正、发绀消失、尿量大于 30 mL/h,有关脏器功能恢复正常。

3)PT 缩短至接近正常,纤维蛋白原升至 100 g/L 以上,血小板数量逐渐回升。

4)凝血时间超过肝素治疗前 2 倍以上,或超过 30 分钟,或 KPTT 延长接近 100 秒。

5)出现肝素过量的其他症状、体征及实验室检查异常,如出血征象加重等。

肝素停药需逐步进行,一般取逐日减半的方式以免 DIC 复发。停药 6～8 小时应复查DIC 有关指标,以后每日检查 1 次,连续 3～5 天,以观察凝血紊乱是否消失或 DIC 是否复发。经治疗稳定后至少仍宜每日监测血小板数量、凝血酶原时间、纤维蛋白原、3P 试验。

若肝素治疗效果不满意,要考虑:①病因未除;②可能原发病太严重,DIC 进展迅猛,肝素尚未充分发挥作用,患者已死于顽固休克或多器官功能障碍综合征;③血小板大量破坏,血小板第Ⅳ因子(PF-4)大量释放于血循环拮抗肝素的作用;④抗凝血酶Ⅲ(AT-Ⅲ)减少,肝素必须通过 AT-Ⅲ发挥作用,AT-Ⅲ活性在 85％以上,DIC 治疗效果最佳;⑤酸中毒未纠正或者肝素剂量不合适。

(6)使用肝素注意事项。

1)以下情况慎用肝素。①既往有严重遗传性或获得性出血性疾病,如血友病等。②手术后 24 小时以内,或大面积创伤开放伤口未经良好止血。③严重肝病,多种凝血因子合成障碍,如纤维蛋白原低于 0.5 g/L。④近期有咯血的活动性肺结核、有呕血或黑便的活动性溃疡病。

2)以下情况禁用肝素:感染性休克、胎盘早剥、颅内出血或晚期 DIC 进入纤溶亢进状态时禁用肝素。

3)经常检查血 pH,及时纠正酸中毒,必要时补充叶酸及维生素。

4)严密观察肝素出血的毒副作用。最早出血为肾脏和消化道出血。

2.丹参或复方丹参注射液

有扩张血管、抑制血小板聚集及抗凝作用。用法:30~60 mL,溶于5%葡萄糖注射液200 mL中,快速静脉滴注,每日2~3次,7~10天为一疗程。可单独使用,重症DIC也可与肝素合并应用,而且不需减少肝素用量。不良反应小,无明显禁忌证。

3.AT-Ⅲ

在生理条件下,血浆中的AT-Ⅲ占血浆抗凝活性的75%~80%,凝血酶可以与AT-Ⅲ相结合,生成凝血酶抗凝血酶复合物(TAT),从而使凝血酶失活。DIC时AT-Ⅲ降低,足量的AT-Ⅲ可使肝素充分发挥作用,提高疗效。用法:第一天输注1000~2000 U,以后每日给予500~1000 U,疗程5~7天,使其在体内的活性达到80%~160%为宜。

4.活化蛋白C

在凝血启动过程中,凝血酶与血管内皮释放的TM结合成复合物,降解PC,使之转变成有活化的PC(APC)。在蛋白S存在时,APC通过对因子Ⅴa及Ⅷ:C的灭活而发挥抗凝作用,此外APC还能阻滞因子Ⅹa与血小板的结合及促进纤维蛋白的溶解。APC已经通过Ⅲ期临床试验,取得良好的效果。

(四)抗血小板药物的应用

1.右旋糖酐

低或中分子右旋糖酐(肝素加入右旋糖酐内静滴效果较好)可以降低患者红细胞和血小板的黏附和凝聚,并有修复血管内皮细胞的作用,用量500~1000 mL/d;在严重出血倾向时,以选用中分子右旋糖酐为宜。

2.双嘧达莫

双嘧达莫可抑制血小板磷酸二酯酶的活性,从而抑制血小板的聚集和释放反应。每次400~600 mg,置于100 mL液体中静脉滴注,每4~6小时重复一次,24小时剂量可达1000~2000 mg。与阿司匹林合用可减半。

3.阿司匹林

阿司匹林主要阻断血栓素的产生而对PGI-2合成酶无影响,大剂量二者都要受到抑制,因血栓素酶对阿司匹林的敏感性高于前列腺素环氧酶,用量60~80 mg/d。

(五)血小板及凝血因子的补充

1.补充血容量

新鲜全血。为防止DIC的加重及复发,在全血中加入适量肝素,每毫升全血中加入5~10 U,并计入全天肝素治疗总量。

2.新鲜血浆

所含血小板及凝血因子与新鲜全血一致,由于去除了红细胞,一方面可减少输入容积,另一方面可避免红细胞破坏产生红细胞素等促凝血因素进入DIC患者体内,故是DIC患者较理想的血小板及凝血因子的补充制剂。

3.纤维蛋白原

特别是用于有明显低纤维蛋白原症的DIC患者。每次用量2~4 g,静脉滴注,以后根据血浆纤维蛋白原含量而补充,以使血浆纤维蛋白原含量达到1.0 g/L。输纤维蛋白原5~6 g才增加1 g纤维蛋白原。

4. 血小板悬液

当血小板低于 $50 \times 10^9 / L$ 而出血明显加剧时,可给予浓缩血小板,需要在充分抗凝治疗的基础上进行且需要足够量的血小板,首次剂量至少在 8 U 以上,24 小时用量最好在 $10 \sim 16$ U。

5. 维生素 K

为肝脏合成第 Ⅱ、第 Ⅶ、第 Ⅸ、第 Ⅹ 因子所必需,每日静滴维生素 K_1 40 mg 可促进维生素 K 依赖的凝血因子的合成。

用中心静脉压监护补液速度与用量,以防补液过慢过少,达不到迅速补充血容量的目的;又防补液过快过多,发生心力衰竭。

(六)如何促进脏器功能的恢复

1. 保持适度的纤溶活力

保持适度的纤溶活力有助于防止和清除微循环内的纤维蛋白栓塞,对于维护组织灌流,防止栓塞坏死,具有重要意义。所以纤溶抑制剂不常规应用,只有当 DIC 的基础病因及诱发因素已经去除、DIC 处于纤溶亢进阶段且在肝素治疗的同时才能用适量的纤溶抑制剂。常用的有抑肽酶、6-氨基己酸、氨甲苯酸及氨甲环酸。

2. 溶栓治疗

只适用于纤溶功能低下,弥散性微血栓形成持续时间过长患者。可用促纤溶药物溶解血栓,改善组织血液供应,恢复脏器功能。常用链激酶、尿激酶。

3. 强心、升压

对伴有休克者,可给予多巴胺、间羟胺,增强心肌收缩力,增加心输出量,升高血压。

4. 脱水疗法

重症者,须早行脱水疗法,并及时补充营养和热量,以利脏器功能的恢复。

20%白蛋白与大剂量呋塞米静脉滴注,白蛋白可提高胶体渗透压,使渗透到间质中的水转移到血管内来提高血容量,防止发生低血压和减少钾、钠的丧失,而呋塞米则将多余的水经肾脏排除。

呋塞米与多巴胺合用,可增加心肌的收缩力,又有利尿、升压、降低血肌酐的作用。连续动静脉血滤器(CAVH)的应用:应在肾功能损害的早期应用,特别是在注射呋塞米后,尿量仍不增多时采用。CAVH 能滤出体内过多的水分、尿素氮、肌酐、尿酸和过高的钾、镁离子及各种酸性终末代谢产物,并能补充营养、热能和钠、钙等电解质,维持机体内环境的相对平衡,为脏器功能恢复创造条件。

(七)关于 DIC 患者终止妊娠方式的问题

一般认为,除有产科指征或需紧急终止妊娠外,阴道分娩比剖宫产或子宫切除好,因为手术可使切口严重出血及腹腔内广泛出血。阴道分娩时尽量避免会阴侧切和软组织的损伤,产后应及时使用宫缩剂以减少出血。如需手术则应尽量在手术前纠正凝血机制紊乱。当有明显的血小板减少性紫癜或持续的凝血障碍存在时,手术需推迟至补充新鲜血或凝血因子,待凝血功能改善后再实施手术。术中如子宫有损伤或出血,最好采取综合措施修补及止血,而不首先考虑切除子宫。

(八)子宫切除术的选用

急性羊水栓塞、重型胎盘早剥引发的 DIC,因促凝物质对子宫壁的刺激和发生在宫壁内微血管的栓塞与出血,均可减低子宫的收缩力,加重子宫出血。此种出血,注射宫缩剂和按压子宫,或宫腔内添纱布等措施,非但不能止血,反而将宫壁内的促凝物质挤入母血,加重 DIC;结束分娩后,留在子宫壁内的凝血活酶,仍有随血流经下腔静脉入右心和肺循环的可能,故在子宫出血不能控制时,需创造条件及早切除子宫。

四、产科 DIC 的预防

(一)加强孕期检查

及时发现妊高征、妊娠合并高血压、妊娠合并肝病、胎盘早剥、前置胎盘等病理妊娠,及时予以有效的治疗,尽可能减少发生产科 DIC 的诱因。

(二)避免使用促凝药物

妊娠中后期,血液处于高凝状态,应尽力避免使用可促进血小板凝聚的药物,如肾上腺素、高渗葡萄糖与高分子右旋糖酐。

(三)适时终止妊娠

终止妊娠的目的是去除诱因,对重度妊高征、胎盘早剥等,应及早终止妊娠。可依据病情选择分娩方式。

(四)严密观察和处理产程

严密观察与处理产程中的异常,避免宫缩过强过密,对急产与宫缩过强者,及时予以镇静剂。

(五)合理应用缩宫素

用缩宫素静滴引产或增强宫缩时,必须有专人守护,严密观察宫缩的频率与强度,随时调整滴速。

(六)防止羊水进入母血

避免在宫缩高峰时人工刺破胎膜,分娩中尽量减少和减轻软产道损伤,以防较多量羊水进入母体,发生急性羊水栓塞。

(七)严格手术操作

严格掌握手术指征、禁忌证和手术条件。按照手术常规操作,术中尽量减少产伤,尤其应避免对胎盘的损伤。

(八)预防感染

加强无菌消毒术,严防继发感染。如已有感染病灶存在应使用足量的敏感抗生素治疗,及时控制感染。

(九)其他

积极纠正休克、酸中毒及水电解质平衡。

综上所述,DIC 病因多,临床表现多样复杂,且各期交叉存在,必须提高警惕,早期发现,早期诊断。产科 DIC 应以预防为主,应提高高危妊娠、分娩的认识和处理,防止 DIC 的发生。产科 DIC 发病急,一旦发生 DIC 应积极结束分娩,去除子宫内容物,阻断外源性凝血物质,病情可迅速好转,自然缓解,必要时不失时机地使用抗凝剂防止 DIC 的发展。

第六章　ICU 重症监护

第一节　休克患者的监护

一、概述

休克是指当机体遭受各种严重致病因素(如感染、创伤、低血容量、过敏、中毒、心脏疾患等),引起机体内有效循环血容量减少、组织灌注不足、细胞代谢紊乱和功能受损的临床综合征。现代观点将休克视为一个序贯性事件,是一个从亚临床的灌注缺陷到多器官功能障碍综合征(MODS)或多器官功能衰竭(MOF)发展的连续过程。

二、病因

1. 失血和失液

失血见于外伤、溃疡出血、食管-胃底静脉曲张破裂及产后大出血等,失液常见于剧烈呕吐、腹泻、大汗、肠梗阻等。

2. 创伤

交通事故、战争及自然灾害时多见。

3. 感染

以革兰阴性菌感染引起内毒素性休克最为常见,但目前革兰阳性菌引起的休克有增加的趋势。

4. 冷热损伤

大面积烧伤伴血浆大量丢失,引起烧伤性休克,早期与疼痛及低血容量有关,后期主要是继发感染,发展成感染性休克;在冻伤或低温治疗过程中如复温过快,可出现血管渗漏,引起低血容量性休克。

5. 过敏

药物、血清制剂或疫苗可引起过敏性休克,属Ⅰ型变态反应;造影剂椎管内注射既可引起过敏性休克,也可引起神经源性休克。

6. 急性心力衰竭

急性心肌梗死、心肌炎、心包填塞及严重心律失常引起心排血量下降,从而导致心源性休克。

7. 神经或精神因素

见于剧烈疼痛、高位脊髓麻醉或损伤、强烈的精神刺激等。

三、分类

近年来,国内外趋向一致的是按休克发生的病理生理改变进行分类。

1. 心源性休克

包括心肌梗死、心力衰竭、心律失常、室间隔破损等引起的休克。

2.低血容量性休克

包括失血、失液、烧伤、炎性渗出等引起的休克。

3.分布源性休克

包括感染、神经源性因素、过敏等引起的休克。

4.阻塞性休克

包括由腔静脉压迫、心脏压塞、大面积肺梗死、肥厚性心肌病等引起的休克。

四、病理生理

1.休克早期

又称缺血缺氧期、微循环收缩期,机体实际处于代偿期。

(1)诱因导致有效循环血容量减少,动静脉间短路开放,前括约肌收缩,表现为"只出不进",动脉压降低,引起交感-肾上腺素轴兴奋,释放大量儿茶酚胺,肾素-血管紧张素分泌增加,使得心率加快,心排血量增加,从而维持循环相对稳定。

(2)选择性收缩外周(皮肤、骨骼肌)和内脏(肝、脾、胃肠)的小血管使得循环血量重新分布,以保证心、脑等重要器官的有效灌注。

此期患者临床表现为精神紧张、烦躁不安,皮肤苍白、多汗,呼吸急促,心率增快,血压正常或偏高。如采取有效措施去除病因积极复苏,休克常较容易得到纠正。

2.休克期

又称瘀血缺氧期、微循环扩张期。动静脉短路致直接通路大量开放,组织灌注不足,细胞无氧代谢导致酸性产物堆积,扩张血管的介质释放使血液滞留、血浆外渗、血液黏稠度增加,从而引起回心血量减少,心脑灌注不足。此期患者临床表现为表情淡漠、皮肤黏膜发绀、少尿或无尿。此时微循环内"只进不出",血压进行性下降,当平均动脉压下降到 60 mmHg 以下,超出了心脑血管的自身调节能力时,冠状动脉和脑血管灌注不足,出现心脑功能障碍甚至衰竭。

3.休克晚期

又叫 DIC 期。此期微血管平滑肌反应性进一步下降,微血管麻痹性扩张,对血管活性药物失去反应,微循环出现衰竭。微循环血流停止,组织几乎完全得不到氧气和营养物质供应;大量微血栓形成,阻塞微循环;由于微血栓的形成,凝血因子、血小板大量消耗,纤溶亢进,出现出血。持续的缺血缺氧,酸中毒,各种体液因子、炎症介质、溶酶体酶、活性氧等的损害作用使血流动力学障碍和细胞损伤越来越严重,各重要器官代谢相继出现严重障碍,并可导致全身炎症反应综合征发生,甚至发生多器官功能障碍综合征。

五、诊断要点

我国诊断标准:判断休克以低血压、微循环灌注不良、交感神经代偿性亢进等几方面的临床表现为依据进行。具体包括:①有诱发休克的病因;②意识异常;③脉搏细速>100 次/分或不能触及;④四肢湿冷、胸骨部位皮肤指压征阳性(压后再充血时间>2 秒)、皮肤花斑、黏膜苍白或发绀,尿量<30 mL/h 或尿闭;⑤收缩压<80 mmHg;⑥脉压差<20 mmHg;⑦原有高血压者,收缩压较原水平下降 30 mmHg 以上。凡符合第①条及第②、第③、第④条中的 2 项,或第⑤、第⑥、第⑦条中的 1 项即可诊断为休克。

六、治疗

1.一般治疗

休克体位、给氧、保温、止血、维持呼吸功能等。

2.去除或治疗原发病

(1)感染性休克:控制感染,去除感染灶。

(2)出血性休克:控制各种活动性出血,具体包括药物、压迫、手术治疗等方式。

(3)心源性休克:针对病因采取措施。如急性心肌梗死引起的休克,以溶栓和各种介入治疗最为直接;心力衰竭引起的休克则以强心、利尿、扩血管为主要治疗手段。

(4)过敏性休克:去除过敏原,对症处理。

3.补充血容量

(1)补液量:确定补液量时充分考虑休克发生的时间,并结合血压、脉搏、心率、中心静脉压、实验室检查结果和临床效果判断。避免补液过多,引起急性左心衰和肺水肿。

(2)补液种类和成分:原则上依据丢失血液的种类和成分,但临床中最简捷的方法是补充晶体和代血浆。晶体液常选用平衡盐液、氯化钠注射液、5%~10%葡萄糖盐水等,可较快稳定内环境,适量输入含钠液体还可改善和维护肾小管和肾小球滤过率。胶体液有全血、血浆、各种代血浆等,可维持血浆胶体渗透压,防止水分从毛细血管渗出,维持有效血容量。补液速度为不诱发心力衰竭和肺水肿的最快速度,必要时可使用强心剂。

(3)监测:大量补液时,严密监测血压、脉搏或心律、尿量、皮肤弹性、口唇干燥程度并结合CVP的值等综合判断和确定补液量、种类、成分和速度。

4.酸碱平衡的纠正

纠正酸碱平衡失调。

5.其他治疗

抗休克裤的应用,疼痛剧烈者,适当镇痛和镇静,伴严重颅脑损伤或呼吸道损伤未予机械通气时慎用镇静镇痛药。

6.其他药物的应用

如皮质类固醇、钙通道阻滞剂、吗啡类拮抗剂、氧自由基。

七、监护重点

1.一般监测

精神状态,皮肤温度、色泽,血压,脉搏,尿量,呼吸,体温等。

2.特殊监测

(1)呼吸功能监测:血气分析、氧耗量、氧输送量、氧摄取率等。

(2)循环功能监测:心肌供血及节律、心脏前负荷、心脏后负荷、心肌收缩力。

(3)肾功能监测:尿量、尿比重、尿渗透压、血肌酐、尿素氮、尿钠等。

(4)内环境监测:酸碱度、胃黏膜pH、血乳酸、电解质、血糖、血红蛋白、血细胞比容等。

(5)出凝血机制监测:出凝血时间、血小板计数、凝血酶原时间等。

(6)生化指标监测:肝肾功、心肌酶学指标、治疗药物的血药浓度等。

八、主要护理诊断

1. 体液不足

与失血、失液有关。

2. 心排血量减少

与体液不足、回心血量减少或心功能不全有关。

3. 组织灌注量改变

与大量失血、失液引起循环血量不足所致的器官、组织血流减少有关。

4. 气体交换受损

与心排血量减少、组织缺氧、呼吸型态改变有关。

5. 有感染的危险

与免疫力低下有关。

6. 有受伤的危险

与烦躁不安、神志不清、疲乏无力有关。

7. 体温过高

与细菌感染有关。

8. 营养失调(低于机体需要量)

与摄入减少和机体消耗增加有关。

9. 焦虑

与病情危重及担心预后有关。

10. 潜在并发症

压疮。

九、护理目标

(1)循环功能稳定,活动性失血得到控制,生命体征平稳。

(2)保持呼吸道通畅,呼吸功能得到改善。

(3)没有发生感染或感染得到很好的控制,体温控制在正常范围内。

(4)没有意外伤害发生。

(5)营养平衡,满足机体需要。

(6)焦虑情绪得到缓解。

(7)无压疮发生。

十、护理措施

1. 一般护理

(1)环境:室温22～24 ℃,湿度70%左右,通风、洁净、安静、注意保暖。

(2)体位:中凹卧位,避免头高脚低位。

(3)气道:保持通畅,鼻塞或面罩给氧,必要时行机械通气。做好吸痰及气道管理,预防呼吸机相关性肺炎的发生,防止误吸和窒息的发生。

(4)饮食:遵医嘱给予胃肠内营养或胃肠外营养,满足机体需要,注意进食速度,防止反流和误吸。

（5）感染的预防：①定期消毒、通风，减少探视，避免交叉感染，严格遵守无菌技术操作流程；②加强人工气道管理，预防肺部并发症。做好留置尿管的护理，预防泌尿道的感染。

（6）皮肤：避免受压和拖拽，鼓励神志清楚患者主动活动，协助其变换体位，对于意识障碍者，严格执行 2 小时翻身一次并做好记录；加强对患者的营养支持；保持床单位整洁、干净、舒适；及时清理大小便，防止皮肤浸渍的发生。

（7）心理护理：创造良好环境；预见性护理；充分沟通和交流；解释、安慰。

2. 扩容治疗的护理

（1）静脉通道：选择外周粗大的静脉，建立静脉双通道，有条件行中心静脉穿刺补液。

（2）种类：晶体液常选用平衡盐液、氯化钠注射液、5%～10%葡萄糖盐水；胶体液有全血、血浆、各种代血浆等。

（3）观察内容：心率、血压、CVP、意识、瞳孔、尿量等。

3. 用药护理

（1）种类：血管收缩药，血管扩张药，抗炎药等。

（2）原则：小剂量开始，根据病情变化调节药物剂量、种类及是否需要联合用药。

（3）注意事项：①根据血压调整滴数，最好采用输液泵精确控制每小时泵入的量；开始使用血管活性药物时，血压常不稳定，应每间隔 5～10 分钟测量一次血压，当血压平稳后可适当延长测量时间；②密切观察用药后的反应，如在使用过程中患者突然出现头痛、头晕、烦躁不安时，应立即停药并告知医生，以便及时处理；③密切观察输液部位，防止药物外渗，避免局部组织坏死；④注意保护血管。

第二节　急性肺损伤/急性呼吸窘迫综合征患者的监护

一、急性肺损伤/急性呼吸窘迫综合征患者的监测

（一）概述

急性肺损伤/急性呼吸窘迫综合征（acute lung injury/acute respiratory distress syndrome，ALI/ARDS）是指由心源性以外的各种肺内、肺外致病因素导致的急性、进行性呼吸衰竭。其主要病理特征为肺微血管通透性增高，肺泡渗出富含蛋白质的液体，进而导致肺水肿及透明膜形成，可伴有肺间质纤维化。病理生理改变以肺容积减少、肺顺应性降低和严重通气/血流比例失调为主。临床表现为呼吸窘迫和顽固性低氧血症，肺部影像学表现为非均一性的渗出性病变。

ALI/ARDS 为同一疾病的两个阶段，ALI 代表早期和病情相对较轻的阶段，而 ARDS 代表后期病情较严重的阶段，55%的 ALI 在 3 天内会进展成为 ARDS。

（二）病因

引起 ALI/ARDS 的原因或高危因素很多，可分为肺内因素（直接因素）和肺外因素（间接因素）。

1. 肺内因素

是指对肺的直接损伤，包括：①化学性因素，如吸入毒气、烟尘、胃内容物及氧中毒等；

②物理性因素,如肺挫伤、放射性损伤等;③生物性因素,如重症肺炎。

2.肺外因素

包括严重休克、感染中毒症、严重非胸部创伤、大面积烧伤、大量输血、急性胰腺炎、药物或麻醉品中毒等。

ALI/ARDS的发病机制尚未完全阐明。除了某些致病因素对肺泡膜的直接损伤外,更重要的是多种炎症细胞(巨噬细胞、中性粒细胞、血小板)及其释放的炎性介质和细胞因子间接介导的炎症反应。

(三)病理生理

ALI/ARDS的主要病理改变是肺广泛性充血水肿和肺泡内透明膜形成。病理过程分为3个阶段:渗出期、增生期和纤维化期,3个阶段常重叠存在。其病理生理为肺毛细血管内皮细胞和肺泡上皮细胞损伤,肺泡膜通透性增加,引起肺间质和肺泡水肿;肺表面活性物质减少,引起小气道陷闭和肺泡萎陷不张。ALI/ARDS病理的改变在肺内并非呈均匀弥漫性,而分为正常区域、肺泡萎陷但尚可逆的区域及改变且难以恢复的区域三部分,病变主要累及重力依赖区(下垂部位),且由于肺水肿和肺泡萎陷,使功能残气量和有效参与气体交换的肺泡数量减少,因此ALI/ARDS肺称为"婴儿肺"或"小肺"。上述病理和肺形态改变最终导致严重通气/血流比例失调、肺内分流和弥散障碍,造成顽固性低氧血症和呼吸窘迫。

(四)诊断要点

1.临床表现

(1)症状:ALI/ARDS起病急,患者主要表现为进行性的呼吸窘迫,特点为呼吸深快,伴有明显口唇和指端发绀,且进行性加重,不能用常规的氧疗方法改善。患者常出现烦躁不安、焦虑、出汗等。

(2)体征:早期肺部无阳性体征,中期可闻及干、湿啰音,有时可闻及哮鸣音,后期出现实变,呼吸音降低,并可闻及水泡音。

2.辅助检查

(1)X线检查:早期可无异常,或呈轻度间质改变,表现为边缘模糊的肺纹理增多,继之出现斑片状或大片状的浸润阴影。若两肺有广泛的渗出和实变,在胸片上则表现为典型的"白肺",后期可出现肺间质纤维化的改变。

(2)动脉血气分析:典型的改变为PaO_2降低,$PaCO_2$降低,pH升高。在后期,如果出现呼吸肌疲劳或合并代谢性酸中毒,则pH可低于正常,甚至出现$PaCO_2$高于正常。

(五)治疗

ALI/ARDS治疗的关键在于控制原发病及其病因,最紧迫的是要及时改善患者严重缺氧,避免发生或加重多器官功能损害。

1.原发病的治疗

是治疗ALI/ARDS的首要原则和基础,应积极寻找原发病灶并予以彻底治疗。感染是导致ALI/ARDS的常见原因和首要危险因素,而ALI/ARDS又易并发感染,因此应积极抗感染治疗,宜选择广谱抗生素。

2.纠正缺氧

采取有效措施,尽快提高PaO_2。一般需高浓度给氧,使$PaO_2 \geqslant 60$ mmHg或$SaO_2 \geqslant 90\%$。轻症者可使用面罩给氧,但多数患者需要使用机械通气。

3.机械通气

是 ALI/ARDS 治疗的最为有效的方法之一,ALI 阶段的患者可试用无创正压通气,无效或病情加重时尽快气管插管或气管切开行有创机械通气。机械通气可减少肺不张和肺内分流,减轻肺水肿,同时保证高浓度吸氧和减少呼吸功耗,以达到改善换气和组织氧合的目的。治疗 ALI/ARDS 的关键在于:复张萎陷的肺泡并使其维持在开放状态,以增加肺容积和改善氧合,同时避免肺泡随呼吸周期反复开闭所造成的损伤。目前 ALI/ARDS 的机械通气推荐采用保护性肺通气策略,即小潮气量(6 mL/kg 理想体重)和低气道压力(呼气末平台压小于 30 cmH$_2$O)。基于现有证据,ALI/ARDS 的机械通气建议采取以下步骤:①限制潮气量,理想为 6 mL/kg;②合理的 PEEP,通常使用的 PEEP 水平(5~15 cmH$_2$O);③肺组织的进一步复张;④动脉 PaCO$_2$ 控制。ALI/ARDS 机械通气模式的选择包括:压力控制与容量控制通气、指令通气与自主通气、"双水平"模式、高频通气(HFV)和高频震荡(HFO)通气。ALI/ARDS 机械通气的其他策略包括:镇静和神经肌肉阻滞、俯卧位通气。

4.液体管理

为减轻肺水肿,应合理限制液体入量。在血压稳定和保证组织器官灌注前提下,液体出入量宜轻度负平衡,可使用利尿剂促进水肿的消退。必要时行脉搏指示连续心排血量技术(PICCO)监测患者血管外肺水(EVLW),以指导调整液体入量。

5.营养支持

ALI/ARDS 时机体处于高代谢状态,应补充足够的营养。静脉营养可引起感染和血栓形成等并发症,应提倡全胃肠营养。

6.其他器官系统功能的支持治疗

ALI/ARDS 患者可能并发血流动力学不稳定、急性肾功能衰竭、胃肠道出血、凝血功能异常和神经肌肉病变。因此,其他器官系统功能的支持治疗是 ALI/ARDS 治疗不可分割的一部分。

7.其他治疗

(1)吸入一氧化氮(NO):对于大多数 ARDS 患者,吸入 NO 可降低肺动脉高压,提高 PaO$_2$。但这种作用仅是暂时的,多数情况下并不能使通气治疗有显著改变。目前,ARDS 患者吸入 NO 的最佳适应证是作为更为复杂治疗前的过度治疗措施,用于重度低氧血症患者初期稳定病情。

(2)外源性表面活性物质:ALI/ARDS 患者由于 II 型肺泡细胞受损,肺泡表面活性物质减少或发生功能障碍。表面活性物质缺乏是早产儿呼吸窘迫综合征的主要原因,表面活性物质的替代治疗效果明显,但用在成人并不成功。新剂型和用药方式的改进可能会唤起临床医生使用表面活性物质治疗 ALI/ARDS 的兴趣。

(3)体外膜肺氧合(ECMO):ECMO 可以暂时替代经肺呼吸,使得损伤严重的肺能够得到休息和恢复,维持人体器官组织氧合及血供,从而有效维持生命,为后续治疗受损器官提供足够的时间。因此,在传统方法治疗过程中如病情继续进展或伴心血管功能不稳定的呼吸衰竭,为保持良好的气体交换、避免通气过度和气道高压,ECMO 也不失为一种临时拯救生命的手段。

(4)皮质激素:皮质激素能改善"晚期"ARDS的病程,即ARDS起病7～10天开始的纤维增殖期。激素治疗的主要风险是感染,在整个皮质激素治疗过程中必须仔细寻找感染灶。

二、急性肺损伤/急性呼吸窘迫综合征患者的护理

(一)主要护理问题

1.气体交换受损

与疾病所致肺换气功能障碍有关。

2.清理呼吸道无效

与分泌物增多、痰液黏稠有关。

3.语言沟通障碍

与人工气道建立影响患者说话有关。

4.焦虑/恐惧

与病情、入住ICU及担心预后有关。

5.生活自理能力缺陷

与长期卧床或气管插管有关。

6.营养失调(低于机体需要量)

与慢性疾病消耗有关。

7.有皮肤完整性受损的危险

与长期卧床有关。

(二)护理目标

(1)患者能维持有效的呼吸,经皮血氧饱和度在90%以上。

(2)患者在住院期间呼吸道通畅,没有因痰液阻塞而发生窒息。

(3)护士和患者能够应用图片、文字、手势等多种方式建立有效交流。

(4)患者焦虑减轻或消失,表现为合作,平静。

(5)患者卧床期间生活需要得到满足。

(6)患者每日摄入足够热卡,保证机体能量供应。

(7)患者住院期间未发生压疮。

(三)护理措施

1.病情观察

(1)严密监测生命体征,尤其是呼吸频率、节律、深度的变化,当安静平卧时呼吸频率大于25次/分钟,常提示有呼吸功能不全,是ALI先兆期的表现。

(2)观察缺氧情况,注意观察患者的意识状态及发绀程度,动态观察血气分析,监测血氧饱和度。

2.保持气道通畅,改善通气功能

(1)及时清除气道分泌物,加强气道温化湿化,保持气道通畅。对咳嗽无力或昏迷者定时翻身拍背,必要时可用吸痰管吸痰,对痰液黏稠者给予雾化吸入。

(2)必要时建立人工气道,可以选择插入口咽通气道、气管插管或气管切开。

3.氧疗的护理

迅速纠正缺氧是抢救ALI/ARDS最关键的措施。一般需高浓度(>50%)给氧,使

$PaO_2>60$ mmHg 或 $SpO_2>90\%$。但通常的鼻导管或面罩吸氧难以纠正缺氧状态,必须及早应用机械通气。

4.机械通气的护理

(1)机械通气监测。

1)机械通气期间要严密监测呼吸机工作状况,根据患者病情变化及时判断和排除故障,保证有效通气。

2)密切注意患者自主呼吸频率、节律是否与呼吸机同步;观察实际吸入气量,有效潮气量,同时观察漏气量、吸气压力水平等指标。

3)如患者安静,表明自主呼吸与呼吸机同步;如出现烦躁,则自主呼吸与呼吸机不同步,或由于通气量不足或痰堵,应及时清除痰液或调整呼吸机参数,或遵医嘱给予镇静镇痛。

(2)人工气道管理。

1)妥善固定人工气道:①选择合适的牙垫,防止导管被咬堵塞人工气道;②更换体位时避免气管导管过度牵拉、扭曲;③每班观察导管置入长度及固定情况并交接班,防止导管移位脱出;④气管切开导管固定带应松紧适宜,以能放进一小指为宜,并注意观察受压部位皮肤情况;⑤躁动患者给予适当的保护性约束,或遵医嘱给予适当镇静镇痛。

2)痰液引流:①及时吸痰,吸痰时注意痰的颜色、量、性质及气味;②可采用胸部物理治疗、体位引流、雾化吸入等方法促进痰液引流;③吸痰前后充分氧合;④吸痰时严格执行无菌操作,使用一次性吸痰管,吸痰顺序为气管内→口腔→鼻腔,不能用一根吸痰管吸引气管、口鼻腔;⑤每次吸痰时间不能超过 15 秒。

3)加强气道湿化,保持气道通畅:要求吸入气体温度保持在 37℃,相对湿度 100%。常用的湿化方法与装置有:①主动加热湿化器;②热湿交换过滤器(HME);③雾化吸入;④气管内直接滴注。

4)人工套囊管理:定时检查套囊压力,可采用最小漏气技术、最小闭合容量技术,或采用套囊测压表监测套囊压力,及时清除囊上积液。

5)呼吸机相关性肺炎(ventilator associated pneumonia,VAP)的预防。ALI/ARDS 患者极易发生感染,且感染为致死常见原因之一,因此在护理患者时应做到:①严格无菌操作;②抬高床头 30°~45°;③加强口腔护理;④加强气道管理,充分湿化气道;⑤及时倾倒呼吸机管路冷凝水;⑥每周更换呼吸机管路一次,管路受污染时应随时更换;⑦定时监测气道病原菌的变化,选用合适的抗生素;⑧鼻饲前抬高床头,检查套囊充气情况,防止误吸;⑨有条件的单位应尽量将患者安置于单间病房并安装新风装置,保证室内空气处于低尘、低病原微生物、恒温恒湿的状态。

(3)俯卧位通气患者护理。

1)俯卧前准备:包括患者准备、用物准备及人员准备。

患者准备:①病情评估及俯卧位通气安全性评估;②做好患者及家属的健康宣教,签署知情同意书;③胃肠道准备,操作前停止管喂,并充分胃肠减压;④呼吸道准备,充分吸除口咽部及气道内分泌物;⑤遵医嘱使用镇静镇痛药物;⑥管道准备,整理各种管道,确保各管道长度合适,避免操作时过度牵拉、移位或脱出;⑦仪器设备准备,妥善放置各种仪器设备,各导线长度合适,将心电监护电极片安置位置由前胸移至背部。

用物准备:各种用于减压的水晶枕、软枕、敷料,以及可提高翻身操作效率的移位机等。

人员准备及分工:呼吸治疗师负责保护人工气道,主管医生负责病情观察并协助操作,主管护士负责实施翻身操作。

2)俯卧位通气患者的观察护理。①病情观察:密切观察生命体征变化,观察缺氧情况,监测血氧饱和度,动态观察血气分析。②呼吸道护理:妥善固定人工气道,保持气管导管处于中立位,避免导管移位、脱出、打折;加强气道温化湿化,及时清除气道及口鼻腔分泌物,保持气道通畅。③管道护理:妥善固定各种管道,保持管道通畅,避免打折、堵塞或脱出。④皮肤护理:密切观察受压部位皮肤情况,避免任何关节过度伸展或受压,防止皮肤及神经损伤,各部位轮流减压,定时变换体位;受压部位可垫软枕或用减压敷料保护。⑤确保体位安全,以防坠床。⑥被服整齐,注意隐私保护。

5.出入量监测

准确记录每小时出入量,合理安排输液速度,避免入量过多加重肺水肿。

6.用药护理

(1)糖皮质激素:严重创伤所致 ARDS 易出现消化道大出血,使用糖皮质激素更易导致大出血,因此应密切观察患者胃内容物及大小便的颜色和性状;同时使用糖皮质激素还可并发真菌感染,应注意观察口腔黏膜等部位有无真菌感染,并加强口腔护理,预防感染的发生。

(2)血管活性药物的应用:在应用血管扩张剂时,应严密监测血流动力学变化,及时调整用量;最好应用输液泵经中心静脉输注,防止刺激外周血管。

7.营养和代谢支持

遵医嘱做好营养支持治疗。肠内营养时应注意观察有无胃内潴留,对有消化道出血的患者可进行肠外营养,注意监测血糖变化。

8.基础护理

加强口腔护理,预防口腔溃疡。做好皮肤护理,防止褥疮发生。

9.心理护理

由于病情重,进展快,加上机械通气、ICU 监护等应激因素,患者易出现紧张、焦虑、抑郁、易激动等心理反应,因此应充分理解患者,加强与患者的交流与沟通,采用语言与非语言(图片、手势、写字板等)方式了解患者的需求与不适,提供必要的帮助;同时允许家属短时间的探视,为患者提供情感支持,减轻患者的焦虑和抑郁。

10.健康宣教

(1)急性期宣教。

1)主动向患者介绍环境,消除患者的陌生和紧张感。

2)鼓励患者进行呼吸运动锻炼,教会患者有效咳嗽、咳痰的方法,促进痰液引流。

3)在病情允许的情况下鼓励患者在床上肢体活动。

(2)出院宣教。

1)积极预防上呼吸道感染,避免受凉和过度劳累。

2)适当锻炼身体,劳逸结合,保持生活规律,增强机体抵抗力。

3)指导患者合理膳食,加强营养,增强体质。

4)避免到人多的场合活动,以防发生交叉感染。

5)遵医嘱长期正确用药,切忌自用、自停药物。

6)若有咳嗽加重、痰液增多和变黄、气急加重等,应尽早就医。

(四)并发症及处理

1.气压伤

(1)临床表现:①气胸;②皮下气肿;③纵隔气肿。

(2)护理措施:①限制压力,慎用 PEEP;②监测气胸、皮下气肿吸收情况;③气胸时行胸腔闭式引流,注意保持胸腔闭式引流管通畅。

2.呼吸机相关性肺炎

(1)临床表现:出现用原发病不能解释的肺部病变加重或出现新的肺部浸润影。

(2)护理措施:①合理使用抗生素;②严格无菌技术操作;③清除气囊上滞留物;④抬高床头 30°~45°;⑤加强口腔护理。

3.上消化道出血

(1)临床表现:胃管可见鲜血引出。

(2)护理措施:①禁食;②使用抗酸药、止血药;③监测出血的颜色、性质、量;④胃管内注入冰盐水冲洗。

4.胃肠胀气

(1)临床表现:①腹胀感;②可见腹部膨隆;③X 线片见胃肠大量积气。

(2)护理措施:①禁食;②持续胃肠减压;③服用胃动力药;④协助患者适当活动。

5.低血压

(1)临床表现:血压<90/60 mmHg。

(2)护理措施:①补充血容量;②适当调节呼吸机压力水平;③遵医嘱严格给予升压药。

6.水肿

(1)临床表现:皮肤肿胀、皱纹变浅、弹性差,用手指按压局部皮肤出现凹陷。

(2)护理措施:①严格控制出入量;②纠正低蛋白血症;③适当使用利尿剂;④定时翻身,做好皮肤护理。

第三节　重症哮喘患者的监护

一、概述

重症哮喘即难治性哮喘,指持续超过 24 小时,通过治疗未能控制的哮喘急性严重发作或哮喘呈暴发性发作,发作开始后快速进入危重状态。重者可致呼吸衰竭、循环衰竭而危及生命。哮喘持续状态也包括在重症哮喘中。

二、病因及流行病学

哮喘患者发展成为危重哮喘的原因是多方面的。主要病因有以下 7 个方面。

(1)持续接触大量过敏原。

(2)呼吸道感染未控制和未合理使用 β_2 受体激动剂,使 β_2 受体激动剂出现"失敏"。

(3)骤停糖皮质激素致药物反跳。

(4)严重脱水可使者痰液黏稠,阻塞气道。

(5)精神因素,患者情绪过度紧张。

(6)酸中毒。

(7)有自发性气胸、纵隔气肿或心功能不全等并发症。

哮喘发病率与死亡率近年呈明显上升趋势,发达国家高于发展中国家,城市高于农村。我国发病率为 1‰～4‰,患病率的地区差异较大。

三、病理生理

气管里存在大量的嗜酸性粒细胞和淋巴细胞,炎症使气管重构引起不可逆的气流阻塞,局部通气/灌注(L/Q)降低,功能残气量增加,第一秒用力呼气量占用力肺活量的比值(FEV_1/FVC,%)降低。

四、诊断要点

1. 临床表现

(1)患者卧床休息时仍呼吸极度困难、发绀、端坐呼吸、张口抬肩、大汗淋漓,甚至出现呼吸循环衰竭。

(2)呼吸频率大于 30 次/分,心率增快大于 120 次/分,不能平卧,说话不连贯。

(3)辅助呼吸肌参与呼吸运动,常有奇脉。

(4)发作前可有鼻痒、流涕、打喷嚏的先兆症状,继而胸闷。

2. 体征

(1)口唇发绀,大汗,张口呼吸,重者有三凹征。

(2)哮鸣音可从明显变为减弱或消失。

(3)桶状胸,胸部呼吸活动减弱。

(4)心动过速。

(5)有严重并发症时可出现意识障碍。

3. 辅助检查

(1)血常规。

(2)胸部 X 线检查。

(3)动脉血气分析,重症哮喘患者常有不同程度的低氧血症,$PaO_2 < 60$ mmHg,$PaCO_2 > 45$ mmHg,动脉血氧饱和度(SaO_2)<90%。

(4)痰液检查。

(5)肺功能检查:峰流值 FEF<100 L/min,$FEV_1 < 1$ L。

(6)心电图可呈肺型 P 波、电轴右偏、窦性心动过速。

五、治疗

1. 病因治疗

消除刺激及过敏原。

2. 药物治疗

(1)应用支气管舒张药。

1)β_2 受体激动剂:如吸入沙丁胺醇、特布他林等气雾剂,可迅速舒张支气管平滑肌,抗气道炎症,降低气道阻力。

2)茶碱类:口服或静脉滴注氨茶碱可增强呼吸肌的收缩,抗气道炎症,增强气道纤毛清除分泌物的作用。

3)抗胆碱能药:雾化吸入异丙托溴铵可降低迷走神经兴奋性,缓解支气管收缩,与受体激动剂联合协同作用,对夜间哮喘和痰多的患者效果好。

(2)抗炎药。

1)糖皮质激素:可有效控制气道高反应性,重者应及早静脉给予琥珀氢化可的松或甲泼尼龙,用法、剂量因病情而异。

2)根据药敏结果合理应用抗生素。

3.氧疗

予鼻导管或面罩湿化吸氧,伴 CO_2 潴留者予持续低流量低浓度吸氧。

4.纠正脱水和酸中毒

一般每天需补液 2000~3000 mL,应用碳酸氢钠缓解酸中毒时应动态监测电解质的改变。

5.机械通气治疗

当其他治疗无效或出现呼吸肌疲劳、$PaCO_2>45$ mmHg 和精神、神经等症状时可予机械通气治疗。机械通气治疗可减少患者呼吸做功,降低氧耗,改善缺氧及 CO_2 潴留,及时有效清除呼吸道分泌物,保持呼吸道通畅。

6.并发症的预防及治疗

气胸、痰液阻塞气道、消化道出血、心力衰竭等并发症的治疗。

六、主要护理问题

1.气体交换受损
与支气管痉挛、痰液增多不易咳出、气道阻塞有关。

2.清理呼吸道无效
与痰液黏稠、咳痰无力、呼吸肌疲乏有关。

3.体液不足
与体液摄入不足、丢失增多有关。

4.营养失调(低于机体需要量)
与呼吸困难、疲乏畏食有关。

5.知识缺乏
与不能正确使用雾化吸入器,缺乏预防及应对哮喘发作的相关知识有关。

6.潜在并发症
自发性气胸、呼吸衰竭、心力衰竭及机械通气导致的并发症等。

七、护理目标

(1)呼吸困难缓解,能有效排痰。

(2)并发症得到有效控制。

(3)维持身体清洁,皮肤完整。

(4)出入量平衡。

（5）患者及其家属了解预防及应对哮喘发作的紧急措施。

（6）减少并发症的发生和控制其严重程度。

八、护理措施

1. 一般护理

（1）环境：洁净、通风良好，不铺地毯，不放花草，定期消毒等。

（2）体位：呼吸困难时宜半卧位。

（3）饮食：忌过敏食物如鱼、虾、蛋等，避免过甜、油腻，宜进清淡易消化高蛋白饮食，少食多餐，宜大量饮水，2000～3000 mL/d，严格记录24小时出入量。

2. 用药护理

（1）β_2受体激动剂：易耐受，不宜长期用药，以定量雾化（MDI）吸入的全身不良反应小，操作简便。

（2）茶碱类：有胃肠道反应，心血管症状，偶有呼吸中枢兴奋，可引起抽搐直至死亡。

（3）糖皮质激素：是目前控制哮喘发作的有效药物。不良反应有：①吸入气雾剂易致口咽部霉菌感染，每次用药后应充分漱口，以减少口腔药物残留；②全身用药可有骨质疏松、消化性疾病、肥胖等不良反应；③突然停药可致反跳现象出现，患者病情缓解时应逐渐减量。告知患者应在医生指导下用药，切忌自行停药。

3. 氧疗护理

（1）吸氧方式：面罩吸氧6～8 L/min。

（2）观察：呼吸状况、口唇颜色，呼吸变化时还应注意有无烦躁、恶心、呕吐等氧中毒症状，一经发现立即降低氧流量并通知医生处理。

（3）监测：监测动脉血气分析，及早发现病情变化以便及时处理，在氧疗中尤为重要。

4. 机械通气的护理

（1）严密观察病情变化：注意生命体征及意识、尿量、口唇颜色的改变，动态监测血气分析，及时调节呼吸机参数，观察体位改变对呼吸的影响。

（2）定时雾化吸入、翻身拍背、清除痰液：吸痰时注意血氧饱和度及神态变化，无菌操作防止呼吸道感染和呼吸机相关性肺炎。

（3）密切观察呼吸机使用情况：出现人机对抗呼吸机报警时，应及时找到原因并通知医生，可遵医嘱予镇静剂和肌松剂，针对报警原因予以相关处理，防止意外拔管。

（4）温化湿化气体：防气管干燥和痰液黏稠形成痰栓而堵塞气管。

（5）做好气囊的管理：气管套囊定时放气，防止长期压迫气管。

（6）及时观察应用机械通气导致的并发症并及时处理：如低血压、呼吸机相关性肺炎、气胸等。

（7）防止意外脱管：立即行氧疗同时通知医生并协助再次行气管插管，同时严密观察病情变化，插管失败则迅速行气管切开。

（8）撤机：哮喘症状缓解，各项监测指标及全身情况好转时停机拔管。

（9）做好基础护理，预防呼吸相关性肺炎：如气管插管及气管切开的护理等。

5. 心理护理

哮喘急性发作时患者过于紧张、焦虑、烦躁，担心疾病不能治愈，甚至恐惧，但随着病情加重,患者可出现意识加深,甚至昏迷。医护工作者应尽早给予心理疏导,多与患者沟通,告知疾病相关知识,使患者消除疑虑,保持乐观心态,战胜疾病,一旦出现意识改变,立即通知医生及时处理。

九、并发症处理及护理

重症支气管哮喘可致呼吸衰竭、心力衰竭、肺不张、肺性脑病、气胸及应用机械通气所致呼吸相关性肺炎等严重并发症,甚至危及生命,应及早发现并治疗。

十、预防

(1)平时注意保暖,防止病毒和细菌的感染。

(2)不在寒冷的空气中跑步。

(3)保持稳定情绪,减少兴奋、紧张、激动等情绪活动。

(4)控制环境,远离吸烟、废气、强烈刺鼻气味等。

(5)避免食用易过敏食物及药物,如牛奶、巧克力、鱼、β_2 受体阻断剂等。

第四节　弥散性血管内凝血患者的监护

一、概述

弥散性血管内凝血(disseminated intravascular coagulation,DIC)是许多疾病发展过程中一种严重的并发症,是以特定的始动因素作用而导致机体微血管内广泛微血栓形成,并继发纤溶蛋白溶解系统亢进为特征的获得性全身性出血综合征。它是许多疾病的一个中间病理过程,常导致广泛出血及多器官功能不全(MODS),大多具有起病急、病情复杂、发展迅速、预后差、病死率高等特点,如果不及时诊断和加以干预,常危及患者生命。

二、病因

1.感染性疾病

是 DIC 最常见的病因,占所有病因的 31%～43%,包括各种病原体引起的严重感染,其中以革兰阴性杆菌最多见。

2.恶性肿瘤

占 DIC 发生原因的 23%～34%,常见于血液系统恶性肿瘤以及晚期肿瘤发生转移时。当肿瘤组织存在坏死时,发生率会更高。

3.妊娠并发症

占 DIC 发生原因的 4%～12%,DIC 是产科大出血及产妇死亡的主要原因之一。常见于羊水栓塞、死胎滞留、前置胎盘等。

4.创伤与手术

严重创伤引起的 DIC 占 15%～17%,手术创伤占 1%～5%,常见于胸腹部大手术、严重复合伤、挤压综合征等。

5.休克

各种原因引起的休克均易导致 DIC 的发生,其发生率与休克的严重程度及持续时间有关系。

6.其他

严重肝病、溶血反应、过敏反应、中暑、毒蛇咬伤、重症胰腺炎、肺源性心脏病及血管内植入人造假体等均可诱发 DIC。

三、病理生理

DIC 病理生理可以分为 3 个阶段。

1.高凝血期

为 DIC 发病早期。各凝血因子被相继激活,血液凝固性增高,形成大量凝血酶,使纤维蛋白原转化成可溶性纤维蛋白单体,并相互聚合,在凝血因子Ⅻa 的作用下形成交联纤维蛋白,沉积于全身形成微血栓,同时血小板的活化、聚集也参与了这一过程。大量微血栓的形成妨碍了器官血供,导致 MODS 的发生,同时也引起微血管病性溶血。

2.低凝血期

体内微血栓的广泛形成消耗了大量凝血因子及血小板,导致其浓度不断减小。Ⅻa、Ⅻ碎片通过激活激肽释放酶原形成激肽释放酶,该酶使激肽原转化成缓激肽,消耗了激肽原与激肽释放酶酶原。缓激肽的生成使血管通透性增加,出现低血压和休克,促进 DIC 病情的发展。

3.继发性纤溶期

为 DIC 后期。此时凝血过程逐渐减弱,纤溶系统亢进,纤维蛋白原被降解,凝血因子被酶解。

四、临床表现

1.临床分型

根据起病缓急和演变,可将 DIC 分成急性、亚急性和慢性三型。

2.临床表现

(1)出血:是急性和亚急性 DIC 最突出的临床表现,见于 80％以上的病例。具有自发性、多发性、持续性、原发病因不易解释等特点。表现为手术创面、穿刺部位渗血不止,皮肤黏膜大片融合瘀斑,严重时出现胃肠道、颅内、呼吸道等出血。DIC 常见的死亡原因为肺出血和颅内出血。

(2)休克:急性 DIC 休克的发生率可达 32.3％～66.5％。表现为一过性血压下降或难治性休克,可发生于明显大出血前,休克程度与出血量可不成比例。

(3)微血栓形成和栓塞:微血栓形成是 DIC 最基本的病理改变,易被忽视,却是威胁患者生命、病死率高的关键环节。临床可表现为周围发绀、皮肤坏死、肢体坏疽,也可表现为相应的器官功能不全或衰竭,且可以多个器官或系统同时受累,表现为 MODS。

(4)溶血:临床表现为黄疸、贫血、腰背酸痛、血红蛋白尿等。

五、诊断要点

1999 年 10 月第七届全国血栓与止血学术会议对第五届(1994 年)的修订标准。

1.易致 DIC 的基础疾病

如感染、恶性肿瘤、病理产科、大型手术和创伤等。

2.有以下两项以上的临床表现

(1)严重或多发性出血倾向。

(2)不能用原发病解释的微循环障碍或休克。

(3)广泛性皮肤、黏膜栓塞、灶性缺血性坏死、脱落及溃疡形成,或不明原因的肺、肾、脑等功能障碍或衰竭。

(4)抗凝治疗有效。

3.实验室检查符合以下条件

(1)同时有以下 3 项以上异常。

1)血小板计数<$100×10^9$/L(白血病、肝病<10^9/L)或进行性下降,或有两项以上血小板活化分子标志物血浆水平升高。①β-血小板球蛋白(β-TG)。②血小板第四因子(PF_4)。③血栓烷 B_2(TXB_2)。④血小板颗粒膜蛋白-140(GMP-140,P-选择素)。

2)血浆纤维蛋白原含量<1.5 g/L(肝病<1.0 g/L,白血病<1.8 g/L)或>4.0 g/L,或呈进行性下降。

3)3P 试验阳性或血浆 FDP>20 mg/L(肝病>60 mg/L)或血浆 D-二聚体水平较正常增高 4 倍以上(阳性)。

4)PT 延长或缩短 3 秒以上(肝病>5 秒),APTT 延长或缩短 10 秒以上。

5)抗凝血酶Ⅲ活性<60%(不适用于肝病)或蛋白 C 活性降低。

6)血浆纤溶酶原抗原(PLG:Ag)<200 mg/L。

7)血浆因子Ⅷ:C 活性<50%(肝病必备)。

8)血浆内皮素-1(ET-1)水平>80 ng/mL 或凝血酶调节蛋白(TM)较正常增高两倍以上。

(2)疑难病例的实验室诊断:应有以下两项以上异常。①血浆凝血酶原碎片 1+2(F_{1+2})、凝血酶-抗凝血酶(TAT)或纤维蛋白肽 A(FPA)水平增高。②血浆可溶性纤维蛋白原(SFM)水平增高。③血浆纤溶酶-纤溶酶抑制复合物(PIC)水平升高。④血浆组织因子(TF)水平增高或组织因子途径抑制物(TFPI)水平下降。

(3)白血病 DIC 实验室诊断标准。

1)血小板计数(PLT)<$50×10^9$/L 或进行性下降,或有下列两项以上血浆血小板活化产物水平升高。①β-TG。②PF_4。③TXB_2。④P-选择素。

2)血浆纤维蛋白原含量<1.8 g/L 或进行性下降。

3)3P 试验阳性或血浆 FDP>20 mg/L 或 D-二聚体水平升高(阳性)。

4)PT 延长 3 秒以上或进行性延长,或 APTT 延长 10 秒以上。

5)AT-Ⅲ活性<60%或 PC 活性降低。

6)血浆 PLG:Ag<200 mg/L。

7)以下血浆凝血因子激活分子标志物水平升高:F_{1+2}、TAT、FPA、SFM。

(4)肝病 DIC 实验室诊断。

1)血小板计数<$50×10^9$/L 或进行性下降,或有下列两项以上血浆血小板活化产物水平升高:β-TG、PF_4、TXB_2、P-选择素。

2)血浆纤维蛋白原(Fg)<1.0 g/L 或进行性下降。

3）血浆因子Ⅷ:C 活性<50%（必备选择）。

4）PT 延长 5 秒以上，APTT 延长 10 秒以上。

5）3P 试验阳性或血浆 FDP>60 mg/L 或 D-二聚体水平升高（阳性）。

6）血浆凝血因子激活分子标志物水平升高：F_{1+2}、TAT、FPA、SFM。

（5）慢性 DIC 的实验室诊断。

1）临床存在易致慢性 DIC 的基础疾病，如恶性肿瘤、免疫性疾病、慢性肾病及肺部疾病等。

2）有下列 1 项以上异常：①反复出现的轻度微血管栓塞症状及体征，如皮肤、黏膜的灶性缺血性坏死及溃疡形成等；②反复出现的轻度出血倾向；③原因不明的一过性肺、肾、脑等脏器功能障碍；④病程超过 14 天。

3）实验室检查符合下列条件：①血小板黏附或聚集功能下降或有两项以上血浆血小板活化产物水平升高：β-TG、PF_4、TXB_2、P-选择素；②血浆两项以上凝血因子激活分子标志物水平增高：F_{1+2}、TAT、FPA、SFM；③3P 试验阳性或血浆 FDP>60 mg/L 或 D-二聚体水平较正常升高 4 倍以上（阳性）；④血小板、纤维蛋白原半衰期缩短或转换速度加快；⑤血管内皮细胞损伤分子标记物水平增高：ET-1 和 TM。

（6）DIC 前期（Pre-DIC）的实验诊断：Pre-DIC 是指临床上已有 DIC 病因的存在，同时有凝血和纤溶功能的异常，但尚未达到 DIC 的确诊标准。对 Pre-DIC 的疗效明显好于 DIC 的疗效，所以，对 Pre-DIC 的诊断和治疗显得尤为重要。

1）存在易致 DIC 的基础疾病。

2）有下列一项以上临床表现：①皮肤、黏膜栓塞、灶性缺血性坏死、脱落及溃疡形成；②原发病不易解释的微循环障碍，如皮肤苍白、湿冷及发绀等；③不明原因的肺、肾、脑等轻度或可逆性器官功能障碍；④抗凝治疗有效。

3）有下列 3 项以上实验指标异常：①正常操作条件下，采集血标本易凝固或 PT 缩短>3 秒，APTT 缩短 5 秒以上；②血浆血小板活化分子标志物含量增加：β-TG、PF_4、TXB_2、P-选择素；③以下凝血激活分子标志物含量增高 F_{1+2}、TAT、FPA、SFM；④AT-Ⅲ、PC 抗凝活性降低；⑤血管内皮细胞受损伤分子标志物 ET-1、TM 增高。

六、治疗

1.原发病的治疗

消除诱因，切断 DIC 的启动环节，去除病因是 DIC 治疗的根本措施。尽早抗休克、抗感染、纠正酸中毒、解除微动脉痉挛、及时清除子宫内容物、抗肿瘤治疗等。

2.抗凝治疗

（1）普通肝素：肝素是主要抗凝药物，主张小剂量静脉滴注，每日 6000 IU 即可改善出血症状，只在暴发性紫癜、输血错误和羊水栓塞等时才需用较大剂量。大量研究表明，肝素不能降低 DIC 死亡率，并可加剧器官功能障碍、出血与血小板减少，因此目前肝素对 DIC 的治疗价值已不再过分强调。

（2）低分子肝素：治疗方法一般为 200 U/kg，分 2 次皮下注射；预防用药 50～100 U/kg，分 1～2 次皮下注射，其可减少出血现象和器官功能的衰竭，但对降低死亡率无统计学差异，其效果有待进一步研究证实。

（3）抗凝血酶Ⅲ：在 DIC 时与肝素合用可以提高肝素疗效并减少其用量，防止肝素停药后反跳性血栓形成，同时还具有保护器官功能的作用。可根据病情给予抗凝血酶Ⅲ浓缩剂 1500～3000 U，也可输入新鲜血浆或新鲜全血。

（4）其他抗凝药物：如复方丹参注射液、右旋糖酐、阿司匹林等，为辅助抗凝药物，一般用于轻型、亚急性或慢性 DIC，以及 DIC 诊断不能确定或为了减少肝素用量或停药后的维持治疗。

3. 补充凝血因子和血小板

新鲜血、血浆、冷沉淀、凝血酶原复合物、维生素 K_1 等。

4. 纤溶抑制剂的应用

在 DIC 早中期不主张使用，只有当 DIC 合并原发性纤溶亢进或 DIC 晚期继发性纤溶处于主导地位，出血又无法控制时，可在凝血过程被阻断的基础上加用纤溶抑制剂。常用的有氨甲环酸、对羧基氨苄、抑肽酶等。

5. 肾上腺皮质激素的运用

对于感染性休克、急性呼吸窘迫综合征等并发的 DIC，在原发病治疗需使用时应在肝素抗凝的基础上使用。原则上一般不予采用。

6. 重要器官的维持和保护

DIC 的治愈率在 $50\%～80\%$，死因多为 MODS，因此维持和保护重要器官的功能是降低病死率的重要措施。

七、主要护理诊断

1. 组织灌注不足

与凝血及出血有关。

2. 气体交换受损

与心排血量减少、组织缺氧、呼吸型态改变有关。

3. 疼痛

与组织缺血及侵入性操作有关。

4. 营养失调（低于机体需要量）

与摄入减少和机体消耗增加有关。

5. 焦虑/恐惧

与疾病本身严重及担心预后有关。

6. 潜在并发症

压疮、MODS。

八、护理目标

（1）维持适当的组织灌注和心排血量。

（2）肺通气可以满足组织氧合的需要。

（3）感到舒适，没有疼痛。

（4）焦虑/恐惧情绪得到缓解或消失。

（5）无压疮等并发症发生。

（6）未发生 MODS 或 MODS 得到有效控制。

九、护理措施

1. 维持生命体征平稳

危重患者应安置在 ICU 病房,病室内保持温度 22~24 ℃,湿度 70% 左右,保持空气新鲜和良好通风。予吸氧,保持气道通畅,必要时给予气管插管,呼吸机辅助呼吸。鼓励患者有效咳嗽、深呼吸,必要时行呼吸治疗训练或予排痰仪辅助排痰。严格无菌操作,预防感染,密切观察与感染有关的迹象。

2. 预防和去除病因

如感染、妊娠并发症、休克、溶血反应、过敏、中暑、冻伤等,避免机体启动 DIC 的链式反应。尽早抗休克、抗感染、纠正酸中毒、解除微动脉痉挛、手术清除脓肿、清除子宫内容物(死胎、残留胎盘)抗肿瘤治疗等。

3. 密切观察病情

(1)严密观察生命体征、神志、瞳孔,动态评估和记录,做好生活护理,预防压疮的发生并满足患者日常生活所需。

(2)密切观察患者疼痛的部位、密度及性质,仔细评估,并给予适当的措施进行缓解。侵入性操作前给予止痛药物以缓解疼痛。

(3)严密监测各器官的功能,防止 MODS 的发生。

4. 抗凝治疗的护理

(1)用药的护理:熟悉 DIC 救治过程中常用药的名称、用法。

(2)观察和记录项目:①密切观察生命体征;②出血、栓塞和微循环障碍是否好转或加重,关注实验室检查结果,为肝素的进一步使用提供参考;③出血加重,凝血时间等指标明显延长时应立即停药观察 4~6 小时,必要时应用药物对抗肝素,并视病情决定是否补充血小板及凝血因子。

(3)停药的护理:出血停止、休克纠正、器官功能恢复、实验室指标恢复时,遵医嘱停药;停药前肝素应逐渐减量,停药后仍需密切观察,以防复发。

5. 营养支持

为患者提供足够的营养支持,如果允许,尽快通过胃肠内给予,以尽早恢复胃肠黏膜的功能,防止肠道菌群移位及胃肠功能紊乱,关注反映营养状况的各项指标。

6. 心理护理

评估患者及家属对疾病的反应及焦虑的程度、整个社会支持系统。维持良好、开放的沟通渠道,形成支持性的环境,缓解患者及家属的压力和焦虑情绪。

第五节　多器官功能障碍综合征患者的监护

一、定义

多器官功能障碍综合征(multiple organ dysfunction syndrome,MODS),是指机体在受到严重的脓毒症、创伤、休克、烧伤、大手术或严重炎性损伤等急性病变持续至少 24 小时后,同时或序贯性发生 2 个或以上器官功能障碍,以致无法维持内环境平衡的一组综合征。

MODS 概念上强调：①原发致病因素是急性而继发受损器官可在远隔原发伤部位，不能将慢性疾病器官退化失代偿时归属于 MODS；②致病因素与发生 MODS 必须间隔一定时间（＞24小时），常呈序贯性器官受累；③机体原有器官功能基本健康，功能损害是可逆性，一旦发病机制阻断，并及时救治，器官功能可望恢复。

二、病因

1.休克

长时间有效循环灌注不足导致组织缺血缺氧，毒性因子或体液因子直接损伤各器官功能，尤以创伤出血性休克和感染性休克多见。

2.败血症及严重感染

败血症时菌群紊乱、细菌移位及局部感染灶是产生 MODS 的主要原因。

3.组织损伤

严重创伤、大手术、大面积深部烧伤等。

4.医源性因素

大量快速输血输液、高浓度吸氧、PEEP 值使用不当、药物使用不当等。

5.心搏、呼吸骤停

各器官缺血缺氧，复苏后的"再灌注"损伤，均可能发生 MODS。

6.慢性基础疾病

再遭受急性损伤可致发病。

三、病理生理

MODS 发病机制目前尚未完全明了，比较公认的有炎症失控学说、缺血-再灌注损伤学说、肠道细菌与内毒素移位学说、二次打击学说、基因诱导学说等。

1.炎症失控学说

炎症反应是机体对抗损伤的防御性反应，其作用在于防止损伤范围的进一步扩大，促进受损组织修复。当机体的免疫反应不能有效将炎症控制于局部时，被激活的炎症效应细胞通过释放大量炎症介质对器官产生损害，致使许多器官出现功能障碍。该学说认为 MODS 是由于机体受到创伤或感染等刺激而产生的炎症反应过于强烈以致失控，从而损伤自身细胞的结果，并把参与 MODS 的炎症失控反应过程的基本因素分为刺激物、炎症细胞、介质、靶细胞和效应五部分。

2.缺血-再灌注损伤学说

组织缺血后再灌注损伤是 MODS 的重要发病机制之一。除了组织细胞缺血缺氧造成的直接损伤外，缺血后再灌注促发的大量氧自由基释放是主要损害途径。氧自由基可使细胞受损，增加对 Ca^{2+} 的通透性，导致细胞内钙超载，这也是各种有害介质造成细胞死亡的重要中介。

3.肠道细菌与内毒素移位学说

肠道是人体最大的细菌及毒素储藏库，在 MODS 发生时，肠道既是受损害的靶器官，同时也是应激状态下机体内环境稳定和全身炎症反应的重要调节者。近年来越来越多的文献报道严重创伤、休克、缺血、再灌注后肠黏膜屏障功能损害,会导致肠源性感染的恶性发展。内毒素刺激宿主产生大量细胞因子,这些细胞因子部分或全部通过自我放大形成瀑布样炎症反应,最终导致 MODS。内毒素还能破坏细胞生物膜,导致细胞自溶。此外,内毒素还可以激活凝血系统,启动凝血过程,形成弥散性微血栓。

4. 二次打击学说

Deitch 等提出"二次打击"假说,认为早期创伤、休克等致伤因素被视为第一次打击,此时突出的特点是炎性细胞被激活,处于一种"激发状态",如果感染等因素构成二次打击,即使强度不大,也可激发炎性细胞超量释放炎症介质和细胞因子,形成"瀑布样反应",出现组织细胞损伤和器官功能障碍。

5. 基因诱导学说

缺血-再灌注和 SIRS 能促进应激基因的表达,并且可通过热休克反应等促进创伤、休克、感染、炎症等应激反应,使细胞功能受损,从而导致 MODS 的发生。

四、临床表现

MODS 常在外伤和手术后 3～5 天发病,平均病程 30 天,短者 7～9 天死亡,长者 45 天以上。MODS 的发生常有基础因素,患者年龄偏大,发病前常已存在单一器官功能不全或衰竭。临床各器官功能障碍的表现依赖于基础疾病、感染部位、器官代偿能力、治疗干预措施的不同。

1. 心血管系统
循环需求量增高、水肿、心率增快、休克等。

2. 呼吸系统
肺顺应性降低、呼吸增快、低氧、高碳酸血症、呼吸窘迫、呼吸衰竭。

3. 肾脏
尿量减少、氮质血症、尿闭、电解质和酸碱紊乱。

4. 内分泌与代谢
高分解代谢、胰岛素抵抗、脂代谢障碍、肾上腺皮质功能不全等。

5. 肝脏
黄疸、肝性脑病、凝血功能障碍等。

6. 血液系统
血小板减少、凝血障碍,幼稚细胞、白细胞增加或减少。

7. 神经系统
精神恍惚、嗜睡、谵妄、昏迷。

8. 免疫系统
免疫麻痹、炎症与抗炎失衡。

9. 胃肠道
腹部胀气、肠鸣音减弱,可发展到腹部高度胀气、肠鸣音消失。重者出现应激性出血、麻痹性肠梗阻等。

五、诊断要点

MODS 的诊断标准及严重程度评分,目前国内外尚无统一的标准。但大多数学者强调了对临床综合征的早期诊断的重要性,应从动态的角度对疾病做出诊断。

1. MODS 的诊断依据

(1)诱发因素:包括严重创伤、感染、休克、延退复苏或凝血机制障碍等。

(2)全身炎症反应综合征(SIRS):包括脓毒症或免疫功能障碍的表现及相应的临床症状。

(3)多器官功能障碍:两个或两个以上系统或器官功能障碍。

其中诱发因素可通过体格检查或病史询问获得,对于临床医生来说,早期、准确判断 SIRS 及器官功能障碍是及时诊断 MODS 的关键。

2. SIRS 的诊断标准

见表 6-1。

表 6-1　SIRS 的诊断标准

项目	指标
体温	>38 ℃或<36 ℃
心率	>90 次/分
呼吸	>20 次/分或 $PaCO_2$<32 mmHg
血象	WBC>$12×10^9$/L 或 $4.0×10^9$/L,或不成熟 WBC>10%

3. 器官功能障碍的评分标准

采用的标准主要有 Fry 诊断标准、日本望月标准、Knaus 标准、MODS 分级诊断标准、Marshall 标准、庐山会议标准。临床较多选用的是 Fry 诊断标准,并进行动态评分。

(1)肺:表现为进行性呼吸困难及低氧血症,必须使用机械通气辅助呼吸 2 天以上(有学者主张 3 天、5 天,甚至 7 天)或直至死亡。

(2)肾:排除肾前性因素后,肌酐持续>177 $\mu mol/L$;或有肾病者,肌酐上升超过原基值2倍;尿少于 600 mL/d,称为少尿性肾衰;>600 mL/d,称为非少尿性肾衰;尿素氮>18 mmol/L。

(3)肝:血清胆红素>34 mmol/L,并有黄疸,ALT、AST 及 LDH 超过正常值 2 倍以上。血清白蛋白降低、凝血酶原减少、难治性高血糖等改变。应排除肝、胆疾病引起的这些变化。

(4)胃肠道:大量呕血、便血,而需输血者,内镜或手术证实胃肠道出血是继发性的,具有特征性的急性胃溃疡;不能耐受饮料及食物,胃肠蠕动消失(中毒性肠麻痹)或坏死性肠炎。

(5)凝血系统:临床有出血倾向,实验室检查异常,表现如下。

1)血小板进行性下降,可<$20×10^9$/L。

2)纤维蛋白原(Fib)降低<2 g/L。

3)凝血酶时间(PT)延长>3 秒。

4)凝血酶原时间延长>15 秒。

5)鱼精蛋白副凝固试验(3P 试验)阳性。

(6)循环系统:心源性休克、心肌梗死、心脏停搏、严重心律失常(室速或室颤);血压下降,需升压药维持血压(动脉收缩压 60~80 mmHg、平均动脉压<50 mmHg);多巴胺用量在 10 $\mu g/(kg \cdot min)$ 以上;低心排,CI(心排指数)<2.5 L/$(min \cdot m^2)$;左心舒张末压上升(PAWP 或 PCWP)>10 mmHg。

(7)脑:意识障碍,仅存在痛觉。如采用(GCS)评分法,一般<6分,所有这些需在不用镇静剂情况下进行测评。

六、治疗

1. 消除病因和诱因,积极治疗原发病

控制和治疗原发病是 MODS 治疗的关键。

(1)及时处理创伤及感染。

(2)合理有效使用抗生素。

(3)选择性清洁肠道。

(4)营养支持及代谢调理。

(5)改善组织氧合。

2. 器官功能支持

(1)肺。

1)充分给氧,必要时行机械通气。

2)使用扩张肺血管药物。

3)适当应用糖皮质激素。

4)合理使用抗生素,进行气道湿化和排痰,预防肺部感染。

5)适当补液,预防肺水肿。

(2)心脏。

1)保证有效心排血量。

2)维持动脉血压以保证重要器官的血液灌注。

3)改善微循环。

4)纠正电解质紊乱。

5)监测血流动力学。

(3)肾脏。

1)维持尿量大于 0.5 mL/(kg·h)。

2)血容量补足仍少尿者,可早期使用小剂量多巴胺。

3)尽量避免使用肾毒性药物。

4)发生急性肾衰竭时应及时行 CRRT。

(4)肝脏。

1)营养支持。

2)补充凝血因子。

3)肝性脑病的治疗。

4)血液净化治疗。

5)合理使用保肝药物。

6)合理用药,避免损伤肝功能。

(5)胃肠道。

1)保护胃黏膜,防止胆汁反流。

2)降低胃酸,提高胃 pH。

3)采取适当措施止血。

4)避免使用抑制胃肠蠕动的药物,防止中毒性肠麻痹的发生。

(6)凝血功能。

1)初期可使用小剂量肝素或阿司匹林抑制凝血亢进。

2)高凝状态、明显血栓形成或严重微循环障碍并伴多器官功能障碍时,可用较大剂量肝素和抑肽酶治疗。对伴脑外伤及颅内出血者,禁用肝素。

(7)脑。

1)亚低温治疗、合理镇静、充分供氧以保护脑细胞。

2)降低颅内压。

3)纠正脑缺氧,改善脑组织微循环。

4)维持体液平衡,使用促进脑细胞代谢的药物。

5)有条件者可行高压氧治疗。

七、主要护理问题

1.低效型呼吸型态

与肺水肿、肺不张或中枢神经系统抑制等引起的低通气有关。

2.清理呼吸道低效

与人工气道、分泌物增多、咳痰无力、胸痛等惧怕咳嗽有关。

3.气体交换受损

与肺水肿、支气管痉挛等导致通气/血流比例失调等有关。

4.营养失调(低于机体需要量)

与摄入量减少,机体消耗量增加有关。

5.组织灌注障碍

与休克或微血管广泛凝血有关。

6.潜在并发症

感染、出血。

7.体液过多

与肾功能障碍有关。

8.焦虑/绝望

与意外创伤、病情重、社会支持、经济状况等因素有关。

9.知识缺乏

与缺乏疾病相关知识及信息沟通不良有关。

八、护理目标

(1)保持呼吸道通畅及有效氧合,呼吸状况得到改善。

(2)营养状况得到改善,满足机体需要量。

(3)未发生感染、出血,或感染和出血得到有效控制。

(4)患者了解疾病的相关知识,焦虑情绪得到明显缓解。

(5)维持体液平衡。

九、护理措施

1. 一般护理

(1)环境:将患者置于 ICU,保持空气清新,适当通风,室内温度适宜,做好床单元消毒,防止交叉感染。保持病室安静,限制探视,减少病房人员流动。

(2)皮肤护理:采用交替式充气床垫,定时翻身,拍背,保持床单元整洁、干燥,预防压疮的发生。

(3)营养支持护理:①尽量通过胃肠内营养途径补充营养,必要时给予 TPN、补充电解质、微量元素及维生素等;②避免糖过剩,以免引起脂肪肝或肝功能不全;③改善贫血及低蛋白血症;④补充足够热量;⑤关注反映患者营养状况的各项指标。

(4)病情观察:①重症监护,持续监测心电图、血压、SaO$_2$,动态观察和记录病情变化;②评估 MODS 的病因,掌握病程发展规律,进行预见性护理;③密切观察意识、瞳孔、生命体征、皮肤颜色、温度,指甲色泽等,动态监测和记录病情变化,及时报告医生处理;④了解各系统器官功能衰竭的典型表现和非典型变化,如非少尿性肾衰、非心源性肺水肿、非颅脑疾病的意识障碍等,及时发现并协同医生进行处理。

(5)心理护理:①态度和蔼,主动介绍 ICU 的环境、医护人员、相应的医疗护理活动,消除患者的恐惧心理,建立良好的护患关系;②护士要具有熟练的操作技能、高度的责任心,提供优质护理服务,从而建立信任的护患关系;③尊重患者,保护患者隐私,鼓励患者树立疾病康复的信心;④与患者家属进行良好沟通,以便给予患者最好的社会支持系统。

(6)出入量的护理:①准确记录 24 小时出入量,必要时遵医嘱记录小时出入量;②根据医嘱调整液体输入速度,维持水电解质和酸碱平衡。

(7)药物护理:遵医嘱准确、及时使用抗生素、镇静、镇痛、肌松药物等,并密切观察药物的效果和不良反应。

2. 器官功能障碍的护理

(1)循环:必要时连续监测 CVP 和 PAWP;可输入新鲜血液、平衡液或胶体等,维持 CVP 和 Hb 在正常范围内;适当运用血管活性药物。

(2)肾脏:①准确记录出入量;②维持有效的循环血量、心排血量、肾血流量和尿量;③监测肾脏功能、尿量、尿液成分;④注意避免使用可能损害肾功能的药物;⑤必要时行连续性肾脏替代治疗。

(3)肝脏:①适当限制蛋白质的摄入,保持大便通畅;②注意观察患者的意识改变及黄疸发生的情况;③避免使用对肝脏功能有损害的药物;④监测电解质和血氨的变化,如患者发生肝性脑病则按昏迷患者护理。

(4)呼吸功能:①尽量卧床休息,减少氧耗,给予鼻导管或面罩吸氧;②一旦发生呼吸衰竭应尽早行气管插管或气管切开,保持气道通畅,给予充分湿化,适时吸痰并行细菌培养,预防呼吸机相关性肺炎的发生;③严密监测各项指标,根据病情及血气分析结果调整各项参数。

(5)胃肠:①提倡使用胃肠内营养,宜进流质或无渣、无刺激半流质饮食;②如有呕吐或呕血,应在医师充分评估下决定是否要暂停胃肠内营养;③补充谷氨酰胺,改善胃肠道黏膜结构和功能;④必要时行胃肠减压以防止胃肠胀气;⑤适当运用抗酸剂,预防应激性溃疡,以防出血和穿孔。

(6)脑：①密切观察患者的意识、瞳孔及血压、脉搏、呼吸等并动态记录；②如患者出现意识障碍加重，两侧瞳孔不等大，呼吸浅慢，提示发生脑疝，应及时行脱水治疗；③使用脱水剂时要保证用药的速度，一般250 mL甘露醇应在30分钟内输完；④必要时可行亚低温治疗或给予镇静剂，以降低脑代谢和脑细胞耗氧量；⑤充分供氧。

(7)免疫功能：①加强营养，行免疫治疗；②保护性隔离，减少人员流动和探视；③严格无菌操作。

(8)凝血功能：①根据医嘱可预防性使用抗凝药物；②对已发生血栓的治疗则须较大剂量使用抗凝药物，可酌情补充凝血因子；③密切观察患者皮肤及消化道、呼吸道的出血情况并积极协助医生处理。

参考文献

[1]梁名吉.呼吸内科急危重症[M].北京:中国协和医科大学出版社,2019.

[2]穆凌杰.腹腔镜粘连松解术治疗粘连性肠梗阻的效果及预后探讨[J].临床研究,2020(5):41-42.

[3]石秀玲,孟祥丽,王红卫,等.临床危重症诊疗及护理[M].昆明,云南科技出版社,2019.

[4]朱敏,许东奎,岳亮,等.腹腔镜肠粘连松解术与开腹手术治疗粘连性肠梗阻的Meta分析[J].解放军医学杂志,2018(2):140-148.

[5]杨帅君.现代急危重症临床新进展[M].汕头:上海交通大学出版社,2019.

[6]周文来,郑祥德,李充沛,等.两种有创机械通气模式在肺挫伤患者的比较研究[J].中外医疗,2016(2):12-14.

[7]杨琳,程正波,吴兴明,等.急危重症救治与护理[M].长春,吉林科学技术出版社,2018.

[8]李渼淇.俯卧位通气联合呼气末正压治疗急性呼吸窘迫综合征的疗效观察[J].临床医药文献电子杂志,2019(1):73-74.

[9]Juan A. Asensio,Donald D. Trunkey.创伤外科危重症治疗学[M].北京:北京大学医学出版社,2019.

[10]刘曼华,尹琼,万书平,等.急性肺栓塞47例临床分析[J].中国实用医刊,2014(1):60-63.

[11]周亚东,马勇,张洪泉,等.临床急危重症救护精要[M].北京,中国纺织出版社,2018.

[12]张艳.美托洛尔与卡维地洛治疗慢性心力衰竭临床效果探讨[J].中国社区医师,2017(12):27+29.

[13](美)Joseph Loscalzo.哈里森呼吸系统疾病与危重症医.3版,英文版[M].北京:北京联合出版公司,2018.

[14]高飞,尹纪来,王永存.乌司他丁联合奥曲肽对急性重症胰腺炎患者的临床研究[J].中国临床药理学杂志,2019(18):2013-2015.

[15]赵倩,王标,李晓斌,等.危重症临床综合治疗学[M].天津,天津科学技术出版社,2019.

[16]苑昭奖,冯雪亮,尹兆强,等.乌司他丁对严重腹腔感染患者免疫状态及肠屏障功能的影响[J].疑难病杂志,2018(4):382-386.

[17]王平,刘鹃锋,王丽君.重组人脑利钠肽联合左西孟旦治疗急性心肌梗死合并心力衰竭的临床效果[J].中国现代医生,2019(28):40-43.

[18]张军利,汤庆宾,张宪静.急诊医学与危重症学[M].汕头:汕头大学出版社,2019.

[19]黄巍.乌司他丁对重症脓毒症患者肠屏障功能及菌群移位的影响[J].临床医学研究与实践,2018(1):16-17.

[20]杨光霞,董海鹏,郑海涛,等.急危重症救治操作实践[M].长春,吉林科学技术出版社,2019.

[21]邓超,李景辉,吴平安.奥曲肽联合乌司他丁治疗急性重症胰腺炎的临床研究[J].中国临床药理学杂志,2016(18):1653-1656.

[22]申红玲,杜延会,林义,等.危重症临床救护精要[M].长春,吉林大学出版社,2019.